HEYNE BÜCHER

## DIE AUTOREN

PROF. DR. KLAUS MIEHLKE ist Rheuma-Spezialist und Internist. Von 1961 bis 1988 war er Medizinischer Direktor und Chefarzt der Rheumaklinik Wiesbaden. Prof. Dr. Miehlke hat bereits mehr als 180 medizinische Schriften veröffentlicht und genießt einen guten Ruf als international anerkannter Experte im Bereich der systemischen Enzymtherapie bei Rheumatischen Erkrankungen. Er ist ständiges Mitglied der Deutschen Gesellschaft für internationale Medizin.

PROF. DR. R. MICHAEL WILLIAMS ist Medizinprofessor und Chef der Onkologischen Abteilung der Medizinischen Universität Chicago. Er gehörte 1989 zu den Gründungsmitgliedern des »Cancer Treatment Center of America« und ist dort heute noch medizinischer Geschäftsführer. Ferner ist er Gründungsdirektor und Vorsitzender des Wissenschaftlichen Beirates der »Cancer Treatment Research Foundation«. Die Aufgabe dieser Stiftung ist die streng wissenschaftliche Untersuchung von Krebstherapien auf immunologischer, molekularischer Basis bzw. die Auswirkungen bestimmter Ernährungsweisen auf das Krebsgeschehen.

## HINWEIS

Alle Angaben in diesem Buch beruhen auf dem neuesten Stand von Wissenschaft und Forschung. Grundsätzlich sollten jedoch alle Befindlichkeitsstörungen mit einem Arzt besprochen werden, ehe eine Selbstbehandlung vorgenommen wird. Insbesondere muß geklärt werden, daß die Beschwerden nicht Symptome von Krankheiten sind, die dringender ärztlicher Hilfe bedürfen. Für den Erfolg bzw. die Richtigkeit der Anwendungen in jedem Einzelfall können Autoren und Verlag keinerlei Gewähr übernehmen.

PROF. DR. KLAUS MIEHLKE
PROF. DR. R. MICHAEL WILLIAMS

# ENZYME

Die Bausteine des Lebens

---

Wie sie wirken, helfen und heilen

WILHELM HEYNE VERLAG
MÜNCHEN

HEYNE RATGEBER
08/5322

*Umwelthinweis:*
Dieses Buch wurde auf
chlor- und säurefreiem Papier gedruckt.

2. unveränderte Auflage
Originalausgabe 9/99

http://www.heyne.de
Eine frühere Ausgabe dieses Buches erschien unter der
Titelnummer 08/9217 von den Autoren Dr. Wilhelm Glenk und
Dr. Sven Neu ebenfalls im Wilhelm Heyne Verlag.
Printed in Germany 2001
Lektorat: Barbara Imgrund
Umschlaggestaltung: Atelier Bachmann & Seidel, Reischach
Innenabbildungen: Mucos Pharma, Geretsried
Herstellung: H + G Lidl, München
Satz: Fotosatz Völkl, Puchheim
Druck und Bindung: Presse-Druck Augsburg

ISBN 3-453-16798-8

# INHALT

KAPITEL 1

# Quelle des Lebens

In jedem lebenden Organismus finden wir Milliarden von kleinen Helfern, die Lebensfunktionen steuern und erhalten. Kein Mensch, kein Tier und keine Pflanze können ohne sie existieren – sie sind die Quelle allen Lebens: eine magische Kraft, deren vollständige Beherrschung uns den Göttern gleichmachen würde – zu Herren über Leben und Tod. Jeder sollte über sie Bescheid wissen, bereits in der Schule über sie gehört haben. In Wirklichkeit aber haben von diesen phantastischen kleinen Helfern, den Enzymen, die meisten Menschen bis heute nur eine vage Vorstellung.

Kaum zu glauben, stellen Enzyme doch einen grundlegenden Faktor unseres Lebens und unserer Gesundheit dar. Je größer unser Wissen über sie, um so besser die Einsatzmöglichkeiten in Technik, Industrie, Umweltschutz und Medizin. Dieses Wissen kann heute schon so erfolgreich genutzt werden, daß es jahrelang ertragene Leiden lindert oder sie sogar heilt, vor drohenden Krankheiten schützt und Ihnen ein insgesamt gesünderes und längeres Leben schenkt. Die Grundlagen der Nutzung von Enzymen zur Vorbeugung und Linderung von Krankheiten sind in vieler Hinsicht erforscht, und auch die konservative Schulmedizin setzt sich zunehmend damit auseinander.

Das Leben auf der Erde wurde durch Enzyme geschaffen. Ihre Anwesenheit führt dazu, daß unbelebte Materie sich in belebte wandelt, daß ein geregelter biochemischer Stoffwechsel stattfindet und Lebensenergie zur Verfügung steht. Enzyme sind die unentbehrlichen Beschleuniger aller biochemischen Vorgänge und verdienen deshalb die Bezeichnung

»Quelle des Lebens«. Blitze und UV-Licht gaben wahrscheinlich den ersten Energiestoß, der zur Bildung der Bausteine des Lebens benötigt wurde. Diese Bausteine sind Amino- und Nukleinsäuren, und die Zusammensetzung, Veränderung und Vervielfältigung ganzer Ketten solcher Moleküle verdanken wir den Enzymen.

Enzyme selbst bestehen ebenfalls aus Aminosäureketten. Sie sind Proteine, also Eiweiß. So unterschiedlich die Erscheinungsformen des Lebens sind, so unterschiedlich sind auch die jeweils erforderlichen Enzyme. So kann man die Entstehung des Lebens auf der Erde bis zum heutigen Tag verfolgen, wenn man die zu jedem Zeitpunkt für die Evolution vorhandenen Enzyme und Enzymsysteme betrachtet. Der Sauerstoff in der Luft zum Beispiel entstand dadurch, daß bestimmte Enzyme ihn aus einfachen Pflanzen und Mikroorganismen freisetzten. In den Pflanzen wiederum lösten gewisse Enzyme aus dem Kohlendioxid der Luft und anderen Stoffen diesen Sauerstoff heraus – es entstand die Photosynthese, über die wir erstaunlich gut Bescheid wissen.

Viele Enzyme, die derartige Reaktionen auslösen, kennt man mittlerweile genau. Einige Wissenschaftler erhielten für ihre Arbeit an der Entschlüsselung den Nobelpreis. Kopieren wir die Schöpfung, wenn wir solche Enzyme nachbauen?

So verzeichnete man erste Erfolge bei der Erforschung und Nachahmung der Photosynthese. Wenn wir Bakterien gentechnologisch beeinflussen, stellen sie genau diejenigen Enzyme her, die wir für die Erzeugung von Leben in seiner primitivsten Erscheinung benötigen. Ob wir hier von einer Art Schöpfung sprechen können, mögen Moraltheologen diskutieren. Immerhin schlagen wir damit eine Brücke zwischen der berechenbaren Welt biologischer Gesetzmäßigkeit und dem Bereich metaphysischer Allmacht. Was für den Theologen die Seele ist, das sind für den Biochemiker die Enzyme. Wir sind allerdings noch weit davon entfernt, irgendeinem Roboter wirkliches Leben einzuhauchen und je nach Wunsch entweder Frankenstein-Monster oder liebreizende Schönheitsköniginnen im biochemischen Labor zu schaffen. Wir haben ja vorerst nur einige der einfachsten Enzyme im Griff. Die primitive Urzelle, aus der das Leben auf der Erde entstand, verdankte ihre Existenz der Anwesenheit von solchen simplen Enzymen. Je vielfältiger die Arten von Enzymen sich im Verlaufe der Evolution zu einer interagierenden Kette von Reaktionen zusammenschlossen, um so vielfältiger wurde der lebendige Organismus, der sich daraus entwickelte und vermehrte. Bis hin zum wahrscheinlich kompliziertesten lebenden Organismus auf Erden, zum Menschen. Um sich lebenslang zu verändern und zu erneuern, benötigt unser Körper die Anwesenheit und Aktivität von mehr als 50.000 verschiedenen Enzymen, die in zum Teil hoher Geschwindigkeit damit beschäftigt sind, alles zu ermöglichen, was das Leben braucht. Millionen Körperzellen sterben in jeder Minute eines Menschenlebens, werden so zerlegt und abtransportiert.

An ihrer Stelle werden ebenso viele neue geschaffen, in einem auch durch den Einsatz aller Computer der Welt kaum nachvollziehbaren Netzwerk enzymatischer Abläufe. Dies geschieht sozusagen neben den unendlich vielen Aufgaben, die zur Erhaltung des Lebens und der Gesundheit erledigt werden müssen.

Vielleicht finden wir hier einen möglichen Grund für die Ablehnung mancher Menschen, sich mit Enzymen so zu beschäftigen, wie diese erstaunlichen Helfer es verdienen. Sie kapitulieren vor der Ungeheuerlichkeit ihrer Bedeutung, vor dieser allumfassenden Vielfalt an Aufgaben und Wirkungen und endlich den Konsequenzen, die sie daraus ziehen müßten.

Ein anderer Grund mag die von manchen Menschen instinktiv gefühlte Schwellenangst sein, hier einen Bereich zu betreten, der tabu bleiben sollte. Wir haben nicht das Recht, eine als göttlich empfundene Ordnung zu manipulieren oder gar nachzuahmen. Doch keine Angst vor der Rache der Götter: Denn was nutzt es uns, die besten Enzyme nachzuahmen, wenn wir nicht erfahren, welche Naturgesetze das Gleichgewicht aufrechterhalten innerhalb der völlig unterschiedlichen, gleichzeitig agierenden und reagierenden Enzymsysteme?

Welches höhere Prinzip herrscht über die reine Mechanik, die Chemie und Physik? Die Wissenschaft sieht sich nicht in Konkurrenz zur göttlichen Schöpfungskraft. Ziel ist nicht, durch immer tiefere Erkenntnis über mit Enzymen zusammenhängende Vorgänge neues Leben zu erschaffen. Vielmehr wünschen wir uns ein immer größeres Verständnis darüber, wie das Leben funktioniert, um es dadurch besser zu erhalten und durch Krankheit beeinträchtigtes Leben gesunden zu lassen: Wissen schaffen und Wissen nutzen. Auf dem Weg zu diesem Ziel sind die in der ganzen Welt tätigen Enzymforscher schon erstaunlich weit fortgeschritten. Es gibt aber auch viele unbekannte Gebiete, die auf ihre Entdecker warten. Doch Tag für Tag wächst das Verständnis der Zusammenhänge im Enzymsystem. Immer besser können wir dieses Enzymsystem stärken und damit unsere Gesundheit wiederherstellen und erhalten. Wir können die Menschen, denen bereits jetzt durch den Einsatz der Enzyme geholfen werden kann, nicht auf eine ferne Zukunft vertrösten. Wir müssen vielmehr das nutzen, was uns heute bereits an Wissen, an Können und an Möglichkeiten zur Verfügung steht.

KAPITEL 2

# Geschichte: Der magische Zauberstab

Wann wir Menschen die unsichtbare Lebenskraft der Enzyme erahnten, können wir nicht genau sagen. Es war zu jener Zeit, als wir der Schrift noch nicht mächtig waren, denn es gibt keine Aufzeichnungen, denen wir dies entnehmen könnten. Möglicherweise waren es die Chinesen, die zuerst erkannten, daß bestimmte energetische Kräfte allem Lebendigen zu Harmonie verhelfen, zum Gleichgewicht des Lebens.

Ganz ohne Zweifel ahnten jedoch die Ägypter, Griechen und Araber des Altertums, daß es eine für sie unsichtbare Kraft gab, die dazu diente, Lebendiges zu verändern – eine geheimnisvolle Energie, die wie von selbst einen Stoff in einen anderen verwandelt: Milch zu Käse, Gerstensaft zu Bier, Traubensaft zu Wein oder Teig zu Brot.

Die Ägypter glaubten an einen magischen Zauberstab zur Verwandlung der Stoffe. Sie erhofften sich die Macht und den Reichtum, der mit dem Besitz eines solchen Stabes verbunden sein würde. Die Griechen dachten, nur Götter seien in der Lage, etwas so Wunderbares zu vollbringen, und scheuten sich, diesem Geheimnis weiter auf den Grund zu gehen.

Ein Grieche schließlich wagte es, den Göttern ins Handwerk zu pfuschen. Er goß deshalb geduldig viele Stoffe zusammen und versuchte, daraus neue zu gewinnen; das griechische Wort *chyme* bedeutet unter anderem »Guß«. Dieser Grieche war der Chymiker Zozeen. Um wegen seiner gotteslästerlichen Tätigkeit nicht angeklagt und verurteilt zu werden, zog Zozeen vorsichtshalber gegen Ende des dritten Jahrhunderts vor Christus nach Ägypten. Dort begann er, gemeinsam mit den besten Wissenschaftlern des Landes, die geheimnisvolle Kraft der Götter zu erforschen.

Die Araber nannten seine Tätigkeit *al-kimija,* woraus schließlich unser Begriff »Alchimie« entstand; die gesuchte göttliche Kraft bezeichnete Zozeen als *xerion.* Für die Araber handelte es sich bei der *al-kimija* nicht um die Nachahmung eines göttlichen Gesetzes, sondern um die Suche nach dem ersehnten »Stein der Weisen«; auf arabisch: *al-iksir.*

Als »Elixier« kehrte die Bezeichnung für den Stein der Weisen zu uns zurück. Jenes allmächtige Elixier, das von den Alchimisten des Mittelalters nach den vieldeutigen Anweisungen der eingeweihten Araber in der Erde, in den Metallen, in den Pflanzen, in den Tieren und im Menschen gesucht wurde: die jegliches Heil versprechende magische Kraft einer Wandlung von Krankheit zur Gesundung, von Tod zu Leben, von Vergänglichkeit zum ewigen Gold.

Es gab tausend Vermutungen, was es mit der Kraft auf sich haben könnte; doch an der realen Existenz des unbekannten Elixiers herrschten keinerlei Zweifel. Es fehlte nur an greifbaren Hinweisen, wo es sich befand und wie es wirkte.

## Der Magen der Milane

Der erste Wissenschaftler unserer Zeit, der sich der Lösung dieser Fragen näherte, war Réaumur. Man erinnert sich heute nur an ihn, weil er eine Temperaturskala erfand und man noch lange Zeit die Temperatur in Reaumur-Graden gemessen hat. Réne Antoine Ferchant de Réaumur, der von 1683 bis 1757 hauptsächlich in Paris lebte, hat noch mehr geschaffen. Er gehörte zu jenen Universalwissenschaftlern, die heute im Zeitalter der Spezialisierung kaum noch denkbar sind. Denn er war Techniker, Physiker, Naturwissenschaftler und genoß besonders als Insektenkundler einen über die Grenzen Frankreichs weit hinausreichenden Ruf.

Réaumur hatte in seinen letzten Lebensjahren die Idee, die

geheimnisvolle Kraft der Verwandlung dort zu suchen, wo sie besonders deutlich zu erkennen ist, nämlich bei der Umwandlung der Nahrung in Energie – bei der Verdauung.

Man war damals der Meinung, die Nahrung würde im Magen entweder mechanisch klein gemahlen oder mit Hilfe des Magensaftes zum Verdauungsbrei verflüssigt. An dieser Theorie zweifelte Réaumur. Er unterhielt sich darüber mit einem jungen und vielversprechenden Kollegen und Freund, Lazzaro Spallanzani, einem ungewöhnlichen Priester aus Pavia.

Wenn man, so meinte Réaumur damals zu dem Priester, beispielsweise einem Raubvogel eine kleine, mit einem Fleischbrocken gefüllte und durchlöcherte Metallkapsel zu schlucken gebe, die der Vogel danach wie das unverdauliche Gewölle wieder hervorwürge, könne man sehen, ob das Fleisch in der Kapsel noch unversehrt geblieben sei, weil es sich nicht mechanisch zerkleinern ließ – oder aber ob es durch die im Magen vermutete, verwandelnde Kraft zerkleinert würde.

Réaumur stellte daraufhin erste Versuche dieser Art an und bemerkte, daß tatsächlich das Fleisch aus der vom Raubvogel wieder herausgewürgten durchlöcherten Metallkapsel verschwunden war – und daß der Magen die Nahrung also nicht, wie bislang angenommen, mechanisch zerkleinert hatte.

Dieser Versuch gefiel Lazzaro Spallanzani. Der Jesuit und Biologe liebte derartig ungewöhnliche und eigentlich gegen die biblische Ordnung verstoßende Experimente. So hat Spallanzani durch geniale Experimente die Kraft der Regeneration an der Fähigkeit von Eidechsen nachgewiesen, ihren Schwanz zu verlieren und neu zu bilden. Er war auch der erste Mensch, der eine künstliche Befruchtung durchführte, nämlich bei Hunden – was zu jener Zeit für einen Priester eine etwas außerhalb der Norm liegende Tätigkeit darstellte.

Weitere 30 Jahre vergingen, ehe Spallanzani dazu kam, sich mit den Versuchen von Réaumur näher zu beschäftigen. Er

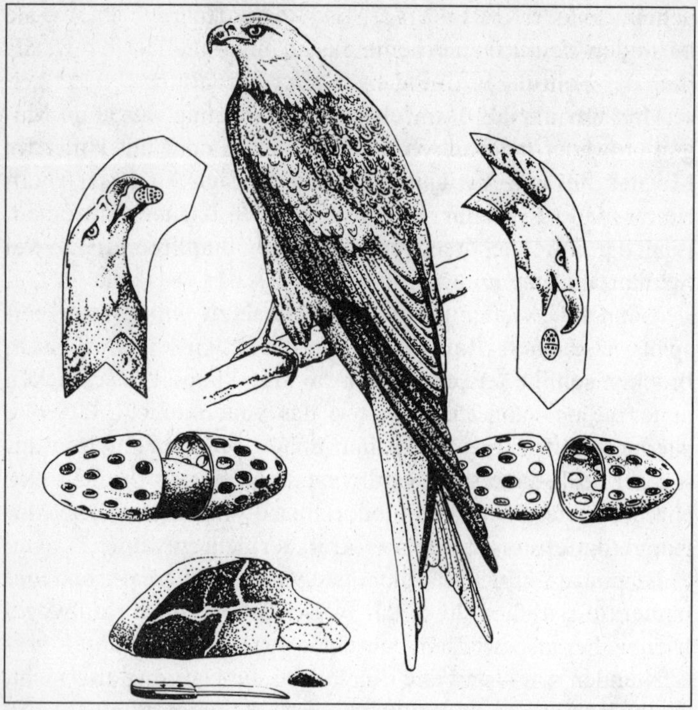

Ein in eine durchlöcherte Metallkapsel eingeschlossenes Stück Fleisch wird im Magen des Raubvogels verdaut.

ging zu diesem Zweck im Jahr 1783 in eine Falknerei und ließ zunächst wiederum wie Réaumur die mit Fleischbrocken gefüllten und mit Löchern versehenen Metallkapseln an Milane und Bussarde verfüttern. Wie bei Réaumur waren auch hier die wieder herausgewürgten Metallkapseln leer.

Doch mit diesem Ergebnis gab sich Spallanzani nicht zufrieden. Er ging weiter und folgerte, daß sich die Kraft der Nahrungsverwandlung im Magensaft befinden mußte, woraufhin er die gleichen Metallkapseln diesmal mit einem kleinen

Schwamm füllte, der im Magen des Raubvogels den Magensaft aufsog. In einem Gefäß setzte er den gewonnenen Magensaft den Fleischstücken zu und beobachtete, wie sich das Fleisch tatsächlich auflöste. Damit war zum erstenmal bewiesen, daß es im Magensaft eine eiweißauflösende Substanz geben mußte. Die neue Erkenntnis wurde überraschend schnell verbreitet. Schon zwei Jahre nach diesem Versuch erschien in Leipzig ein Buch in deutscher Sprache mit dem wohlklingenden Titel *Herrn Abt Spallanzani's Versuche über das Verdauungs-Geschäfte des Menschen, und verschiedener Thierarten; nebst einigen Bemerkungen des Herrn Senebier.*

Wobei man die Bemerkungen des Herrn Senebier keinesfalls hintanstellen sollte. Denn dieser Jean Senebier (1742–1809) – ein jüngerer Freund von Spallanzani – war ein ungemein vielseitiger, einfallsreicher Naturwissenschaftler und Mann der Kirche. Er war Minister für kirchliche Angelegenheiten der Republik Genf und hatte den tierischen Magensaft bei einigen Patienten auf schlecht heilende Wunden und offene Beingeschwüre gestrichen. Mit Erfolg: Das wuchernde, entzündete Gewebe wurde aufgelöst, der Heilvorgang setzte ein.

Senebier war damit aber nicht der erste Anwender von eiweißauflösenden, sogenannten proteolytischen Enzymen in der Medizin: Die Methode gab es bereits in grauer Vorzeit bei manchen sogenannten primitiven Völkern. Nur war er wohl der erste Enzymtherapeut, der auch eine Ahnung davon hatte, was er hier tat und warum es wirkte.

## Die Entdeckung der Enzyme

Bei der Suche nach der Ursache der Auflösung stellte man fest, daß der Magensaft etwas Salzsäure enthält. Ein halbes Jahrhundert lang galt deshalb die Lehrmeinung: Es ist die Salzsäure, die das Eiweiß in der Nahrung spaltet und für den Körper nutzbar macht. Auch wenn weitere diesbezügliche Versuche diese Annahme nicht bestätigten, änderte das nichts an der Gültigkeit der bestehenden Lehrmeinung.

Erst 1836, also fast hundert Jahre nach den ersten Versuchen von Réaumur, konnte der Arzt und Biochemiker Theodor Schwann, dem wir die ersten Erkenntnisse über die Zellstruktur und den zellulären Stoffwechsel verdanken, einen Stoff aus dem Magensaft isolieren und konzentrieren, der in der Lage war, Eiweiß besonders stark zu spalten und aufzulösen; es war nicht die Salzsäure. Diesen Stoff nannte er Pepsin.

Bald ahnte man, daß es mehrere, vielleicht sogar sehr viele ähnliche Stoffe wie das Pepsin geben müsse. Der Begriff fehlte noch für die seit Urzeiten gesuchten Stoffe, deren Energie auf so erstaunliche Weise das Eiweiß – den Grundbaustein allen Lebens – verändert.

Damals konnte man lediglich darüber spekulieren, wie die Wirkung derartiger Stoffe zustande kam. Der schwedische Naturwissenschaftler Jöns Jacob Freiherr von Berzelius witterte bei seinen Überlegungen die richtige Fährte. Im gleichen Jahr, in dem Schwann das Pepsin beschrieben hatte, veröffentlichte Berzelius eine Arbeit, in der es hieß: »Wir bekommen begründeten Anlaß zu vermuten, daß in den lebenden Pflanzen und Tieren Tausende von katalytischen Prozessen zwischen Geweben und Flüssigkeiten vor sich gehen und die Menge ungleichartiger Zersetzungen hervorbringen, die wir künftig vielleicht in der katalytischen Kraft des organischen Gewebes, woraus die Organe des lebenden Körpers bestehen, entdecken werden.«

Katalysatoren! Besser gesagt Biokatalysatoren: Das war es also – bestimmte Stoffe, deren Anwesenheit wie ein Katalysator die Veränderung in einer organischen Substanz wie der lebenden Zelle bewirkt und beschleunigt.

Aber auch viele Kräfte, die außerhalb einer lebenden Zelle

eine Verwandlung bewirken – wie es beispielsweise bei der alkoholischen Gärung geschieht –, zählen ebenfalls zu den Biokatalysatoren. Auf dem Gebiet der Unterscheidung zwischen innerhalb einer lebenden Zelle und außerhalb einer lebenden Zelle wirksamen Biokatalysatoren engagierte sich besonders intensiv Louis Pasteur. Er war es auch, der die zur alkoholischen Gärung – fachlich genannt Fermentation – notwendigen Biokatalysatoren erstmals mit dem Begriff »Fermente« bedachte.

Allerdings galt die Bezeichnung »Ferment« bald auch für die innerhalb einer lebenden Zelle reagierenden Fermente. Erst der deutsche naturwissenschaftliche Philosoph, Mediziner und Professor für Physiologie in Heidelberg, Willy Kühne, gab allen eiweißverändernden Biokatalysatoren im Jahr 1878 den Namen »Enzyme«.

Offiziell wurde das daraufhin folgende Durcheinander von »Ferment« und »Enzym« bereits 1897 beendet. Man legte sozusagen amtlich fest, daß alle Biokatalysatoren unter der Bezeichnung »Enzym« zusammengefaßt wurden. Viel hat es nicht geholfen. Bis zum heutigen Tage werden die beiden Begriffe häufig noch zur allgemeinen Verwirrung nebeneinander oder gar gegeneinander gebraucht. Vergessen wir also die Fermente und bleiben wir von nun an bei der allein gültigen und einzig richtigen Bezeichnung »Enzyme«.

Es ist nun an der Zeit zu erklären, welch unglaublich faszinierende Alleskönner sie sind. Wir werden ein wenig den Schleier lüften, der den magischen Zauberstab des Lebens noch immer umgibt.

KAPITEL 3

# Biochemie: Das gelöste Rätsel

Was Enzyme sind, woraus sie bestehen und wie sie wirken, ist heute weitgehend bekannt. Eine Anzahl von Rätseln bleibt jedoch noch zu lösen, ehe wir das gesamte Spektrum der Enzyme kennen und jenen magischen Zauberstab beherrschen, von dem man seit Jahrtausenden träumt.

Die Enzymforschung ist dem allgemeinen Wissensstand weit voraus. Viele wissenschaftliche Arbeiten über die Natur der Enzyme warten noch auf ihre Auswertung und werden wiederum von der Flut nachfolgender Arbeiten fast erstickt.

Was in diesem Kapitel über die Natur der Enzyme erklärt wird, kann nicht die letzten Forschungsergebnisse der Biochemiker berücksichtigen, die fast täglich in Fachzeitschriften veröffentlicht werden und das Bild der Enzyme verändern und ergänzen. Wir werden die biochemischen Grundlagen darstellen; jedes tiefere Eindringen in die Materie wäre sicherlich faszinierend, aber für den fachlich weniger interessierten Leser verwirrend und ermüdend.

## Anwesenheit genügt

Ein Enzym funktioniert wie ein »Katalysator«, genauso wie derjenige, den wir in den meisten Autos finden. Er dient dazu, zusammen mit der Wärme des Auspuffgases das hochgiftige Kohlenmonoxid in das weniger gefährliche Kohlendioxid zu verwandeln. Das erledigt der Katalysator vor allem durch seine Anwesenheit, ohne sich dabei chemisch zu verändern und ohne selbst dafür Energie zu benötigen.

Wollte man versuchen, das Kohlenmonoxid ohne Katalysator zu Kohlendioxid zu verwandeln, müßte man dazu einen Apparat in der Größe des gesamten Motors und mit einem höheren Energiebedarf, als der Motor selbst besitzt, in das Auto einbauen.

Die Natur leistet sich eine derartige Verschwendung von Aufwand und Energie nicht. Sie wählt immer den ökonomischsten Weg und übertrifft darin alle Ingenieure und Techniker der Welt bei weitem. Der Trick mit den energiesparenden Katalysatoren ist ein besonderer Liebling der Natur.

Wählen wir ein anderes Beispiel für die Wirkung des Katalysators. Es ist der von Liebe erfüllte Mann, der plötzlich das Foto seiner Geliebten erblickt und von dem Foto verändert wird: Seine Wangen erröten, sein Puls wird schneller, sein Atem ebenfalls, noch einige andere körperliche Reaktionen mögen folgen – allein ausgelöst durch die Anwesenheit des Katalysators, des Fotos, das sich dabei nicht verändert.

Oder wählen wir ein passenderes Beispiel aus der Chemie. Man nimmt ein Stück Würfelzucker und hält ein brennendes Streichholz daran. Der Zucker wird nicht brennen. Streut man aber etwas Zigarettenasche auf den Zucker und hält wiederum das Streichholz daran – dann brennt der Zucker. Denn in der Asche befindet sich der zur Verbrennung, also zur biochemischen Reaktion benötigte Katalysator.

Es gibt nichtorganische und organische Katalysatoren. Wir beschäftigen uns in diesem Buch mit den organischen Katalysatoren, den in unserem Organismus wirksamen Enzymen. Es sind, um es fachlich zu formulieren, großmolekulare, komplex strukturierte, biokatalytisch aktive Eiweißkörper.

Um zu verstehen, was in jedem menschlichen Organismus passiert, warum er gesund ist oder aber unter Umständen krank wird und warum er möglicherweise dank dieser für alles mitverantwortlichen Enzyme wieder gesund werden kann, sollte man kurz auf die wichtigsten Eigenschaften der Enzyme eingehen.

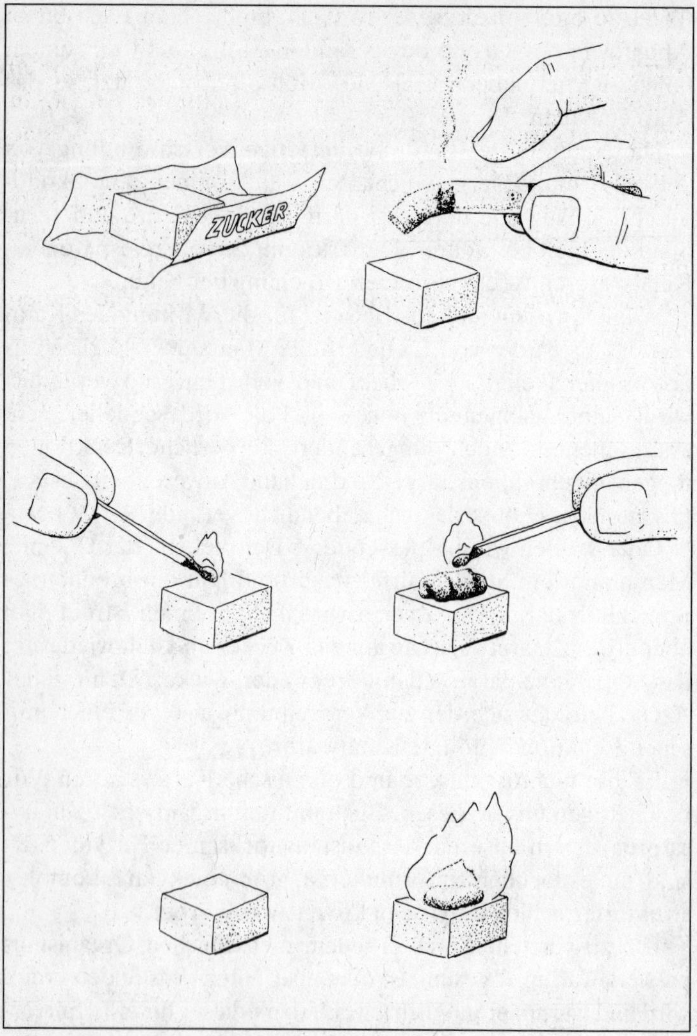


Zucker alleine brennt nicht *(links)*, die Asche enthält den zur Verbrennung benötigten Katalysator *(rechts)*.

## Wie sie entstehen, wie sie wirken

Man weiß seit über hundert Jahren, daß Enzyme aus Eiweiß aufgebaut sind, das wiederum aus einer Kette von Aminosäuren besteht. Aber erst seit 1959 hat man dank der immer feineren Analysetechnik feststellen können, aus wie vielen verschiedenen Aminosäuren die Enzyme gebildet werden. Es sind 20 verschiedene Säuren, deren Namen man sich nicht merken muß.

Jede Art von Enzymen unterscheidet sich durch die Reihenfolge, in der die 20 verschiedenen Aminosäuren eine mehr oder weniger lange Kette bilden. Sie sehen deshalb auch alle etwas anders aus. Vereinfacht kann man sie sich aber folgen-

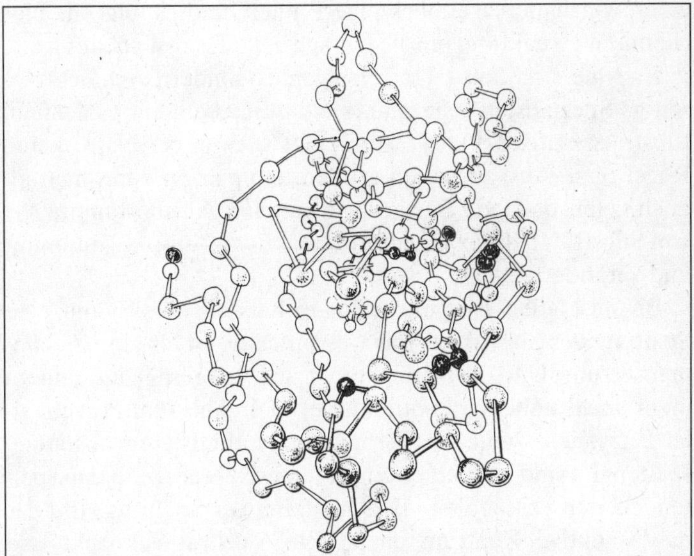

Enzymmolekül: »Die lange Perlenkette der aneinandergeknüpften Aminosäuren kringelt sich zunächst wie ein Bindfadenknäuel ...« (die dunkel gezeichneten Stellen des Moleküls sind am aktiven Zentrum beteiligt)

dermaßen vorstellen: Die lange Perlenkette der aneinandergeknüpften Aminosäuren kringelt sich zunächst wie ein Bindfadenknäuel und bildet dann an einer Stelle eine Höhle – eine ganz präzise geformte Öffnung. Diese Öffnung ist das, worauf es eigentlich ankommt. Es ist das aktive Wirkzentrum.

Zur Wirkung der Enzyme muß man sich vergegenwärtigen, daß sich in jedem Organismus eine enorme Menge der unterschiedlichsten biochemischen Gebilde befindet, die man Substrate nennt. Das sind Baustoffe für jede zum organischen Leben erforderliche Tätigkeit. Sie kommen an einem Enzym vorbei und werden vom aktiven Wirkzentrum nur dann angezogen, wenn sie exakt in die spezifisch geformte Öffnung hineinpassen. Ist das der Fall, bilden Substrat und Enzym für einen winzigen Augenblick eine Einheit, und es folgt die biochemische Reaktion, für die das spezielle Enzym gebaut ist.

Enzyme sind keine Universalgenies, sondern ziemlich einseitige Spezialisten – sie sind, wie die Biochemiker es nennen, substratspezifisch. Oder fast: Es gibt auch in der Natur keine Regel ohne Ausnahme. Im großen und ganzen kann man jedoch sagen, daß jede Enzymsorte nur eine ganz bestimmte Art von Substrat in ihr exakt geformtes aktives Zentrum aufnimmt und verändert.

Bei fast allen Enzymwirkungen handelt es sich um eine Spaltung des Substrates, was viel einfacher ist als eine Zusammensetzung. Und die Natur strengt sich, wie gesagt, nur ungern mehr an als unbedingt nötig. Nur etwa drei bis fünf Prozent aller Enzyme setzen etwas zusammen, synthetisieren, anstatt zu spalten. Es sind »anabole« Enzyme im Gegensatz zu den spaltenden, den »katabolen« Enzymen. Bei der Spaltung wird das in das aktive Zentrum eingepaßte Substrat geknackt und anschließend in Form von zwei Teilen entlassen. Man spricht nun von zwei Produkten. Eines der Produkte kann sich als Substrat ein nächstes Enzym suchen, um dort wiederum verändert zu werden – bis endlich der biochemische Grundstoff enzymatisch entsteht, der für eine bestimmte Aufgabe im Organismus benötigt wird.

## Schlüssel und Schloß

Außerdem ist jede Enzymsorte wirkungsspezifisch. Sie kann mit dem Substrat nur eine einzige bestimmte Veränderung vornehmen, also nur eine einzige Wirkung erzeugen.

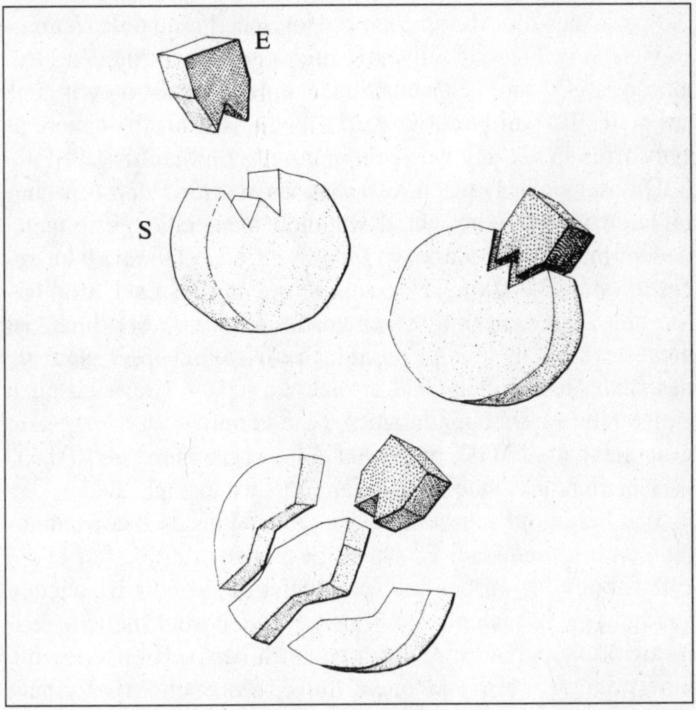


Ein Substrat (S) paßt genau in das aktive Zentrum eines Enzyms (E). Das Substrat wird gespalten, das Enzym bleibt unverändert.

Dieses Prinzip hat Professor Fischer, einer der ersten Biochemiker, die sich damit intensiv beschäftigt haben, einmal sehr schön am Beispiel von Schloß und Schlüssel verdeutlicht. Das Enzym ist demnach ein Schloß mit einer ganz bestimmten Halterung. Das Substrat ist der Schlüssel. Nur wenn der Bart des Schlüssels exakt in die Halterung des Schlosses paßt, kann er bewegt werden; und zwar nur auf eine einzige bestimmte Weise: Der Schlüssel kann entweder nur nach links oder nach rechts gedreht werden, es kann ein Riegel geöffnet werden, ein Hahn aufschnappen oder sonst etwas Sinnvolles geschehen.

Spätestens hier drängt sich die logische Frage auf: Wenn es so viele verschiedene Substrate und so viele verschiedene Reaktionen gibt und für jedes Substrat, jede Reaktion ein ganz spezielles Enzym benötigt wird – wie viele verschiedene Enzymsorten benötigen wir dann in unserem Organismus?

Das ist eine der Fragen, an deren Antwort die Enzymforscher bis heute arbeiten. Im Jahr 1831 kannte man erst ein Enzym genauer. Im Jahr 1930 waren es ganze 80. Und 1984 hatte man immerhin rund 2.700 verschiedene Enzyme in Klassen, Unterklassen und Unterunterklassen eingeteilt. Ein Ende der Suche ist nicht abzusehen, auch wenn manche Wissenschaftler glauben, das Ende des Tunnels bald erreicht zu haben. Hier sind noch einige Überraschungen möglich. Man vermutet, daß insgesamt weit mehr als 50.000, möglicherweise sogar mehr als 100.000 verschiedene Enzyme in unserem Organismus tätig sind.

Wie bekommt man eine gewisse Ordnung in diese Sammlung unterschiedlicher Enzyme? Es gibt zur Zeit, so hat es die Enzymkommission der Internationalen Union für Biochemie »endgültig« festgelegt, sechs grundsätzlich verschiedene Enzymwirkungen. Die eine Gruppe sorgt beispielsweise für die Übertragung von Elektronen von einem Spender zu einem Empfänger, was unter anderem für die Zellatmung entscheidend wichtig ist. Eine andere überträgt dagegen ganze Molekülgruppen von einem Spender auf einen Empfänger, bringt also Bruchstücke von einer Stelle einer Aminokette an eine andere. Wieder andere verändern das Substrat, indem sie nur bestimmte Moleküle des Substrates verlagern. Eine weitere Gruppe kann durch Spaltung energiereicher Substrate die für andere Biosynthesen benötigte Energie hervorzaubern. Die fünfte Gruppe läßt jeweils ein Substratmolekül in zwei Teile zerfallen. Die letzte Gruppe schließlich ist die bereits erwähnte Gruppe, die zusammengesetzte Verbindungen zu spalten vermag. Dies geschieht unter Einlagerung von Wasser, man nennt die Enzyme daher Hydrolasen.

Wenn in der Biochemie etwas mit der Endung »-asen« bezeichnet wird, kann man ziemlich sicher sein, daß es sich um eines der 2.700 bekannten Enzyme handelt. Nur zu Beginn der Entdeckungszeit gab man den Enzymen noch Namen, die meist mit »-in« endeten – wie das schon erwähnte Pepsin oder das Trypsin.

Auf die Gruppe der Hydrolasen wird in diesem Buch besonders eingegangen, weil sie für uns von großer Bedeutung sind. Es handelt sich hierbei um Enzyme, über die wir schon sehr viel wissen und die wir gezielt zur Wiederherstellung und zum Schutz unserer Gesundheit einsetzen können.

## Ein Stück fehlt im Puzzlespiel

Den Großteil der verschiedenen Enzyme stellt unser Körper unentwegt reichlich selbst her. Das ist eine großartige Leistung unseres Organismus mit einer kleinen Einschränkung: Für einige Enzyme fehlt uns bei der Herstellung des aktiven Zentrums ein Stück zur Perfektion der Paßform. Oder aber es fehlt ein die Wirkung auslösendes zusätzliches Signal. Das Substrat würde darum ohne den Zusatz dieser fehlenden Komponenten unverändert wieder aus der unvollständigen Höhle des Wirkzentrums verschwinden.

Manches Enzym benötigt also einen genau passenden Zusatz, ein sogenanntes Ergänzungsstück. Man spricht dabei von einem Coenzym.

Ohne das Coenzym ist der restliche Enzymkörper – das sogenannte Apoenzym – nicht in der Lage, seine Funktion zu erfüllen. Erst Apoenzym und Coenzym bilden gemeinsam die wirksame Einheit, das Holoenzym. Zur Herstellung solch eines das Apoenzym perfektionierenden Coenzyms müssen wir daher unbedingt das dafür benötigte Material mit der Nahrung zu uns nehmen. Zum Teil sind dafür nur winzige Mengen nötig: Ohne die Zufuhr des Baumaterials für die Coenzyme funktioniert also die Herstellung bestimmter Enzyme nicht. Und ohne diese Enzyme wiederum gerät der gesamte Enzymhaushalt aus dem Gleichgewicht, wir werden krank. Fällt die Materiallieferung für die benötigten Coenzyme auf längere Zeit aus, sterben wir.

Dieses Baumaterial für die Herstellung der Coenzyme kennen wir alle. Und wir wissen, daß sie lebenswichtig sind. Es handelt sich hierbei um Vitamine, Spurenelemente und Mineralstoffe wie etwa Vitamin A, C, E sowie Zink und Selen. Ihre Aufgabe ist natürlich nicht nur die Herstellung von Coenzymen, sie sind auch aus anderen Gründen unverzichtbar.

Beim Bau der Coenzyme sind hauptsächlich die Vitamine B1, B2, B6, B12 sowie Vitamin C und einige weniger geläufige Vitamine beteiligt.

Das Vitamin B1 ist unter anderem in der Schale des Reiskorns enthalten. Wer sich fast ausschließlich von poliertem Reis ernährt, leidet daher unter B1-Mangel und erkrankt an der geradezu klassischen Avitaminose Beriberi – übrigens ein singhalesisches Wort, das »große Schwäche« bedeutet. Mangel an B12 führt dagegen zu einer Form der Blutarmut, die man als perniziöse Anämie bezeichnet. Man denke an Seefahrer aus vergangener Zeit, die monatelang kein frisches Gemüse und

Obst zu essen bekamen und durch den Mangel an Vitamin C an Skorbut erkrankten.

Bei jedem auf Dauer gestörten Enzymhaushalt entsteht grundsätzlich eine Erkrankung. Nicht nur mancher Vitaminmangel trägt dazu bei, sondern auch, wenn wir weiteres Material zum Bau von Coenzymen mit der Nahrung nicht herbeischaffen. Etwa Metalle und Minerale in kleinsten Mengen: Kupfer und Eisen, Nickel, Mangan, Molybdän, Selen, das wichtige Magnesium sowie Natrium und Kalium. Oder auch Zink. Allein das Spurenelement Zink ist als Bestandteil bestimmter Coenzyme für die Herstellung von 80 verschiedenen Enzymen unbedingt erforderlich.

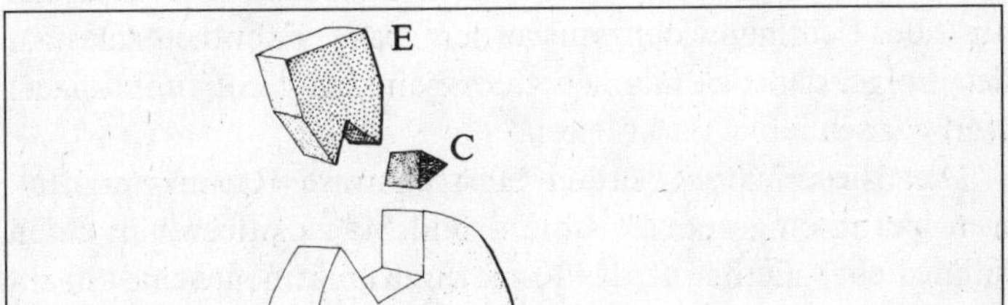

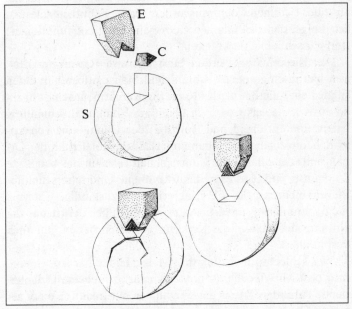


Das Substrat (S) paßt erst mit dem Enzym (E) zusammen, nachdem das aktive Zentrum durch ein Coenzym (C) ergänzt wurde.

Coenzyme sind meistens aus anderem Stoff als die Enzyme selbst. Enzyme bestehen aus Eiweiß, die Coenzyme nicht.

Enzyme sind recht große Moleküle, Coenzyme dagegen sind recht klein. Enzyme werden bei ihrer Tätigkeit im eigentlichen Sinn nicht verbraucht, Coenzyme aber werden dabei verbraucht und müssen darum ständig regeneriert oder erneuert werden.

Doch wir begeben uns schon zu weit in die Tiefen der Biochemie. Darum abschließend noch eine sicherlich interessante Geschichte im Zusammenhang mit den Coenzymen: Es gibt Stoffe, die solchen Coenzym-Bausteinen genau entsprechen. Sie sind ihnen zum Verwechseln ähnlich. Tatsächlich irrt sich der Organismus bisweilen und läßt diesen ähnlichen Stoff anstatt des richtigen Coenzyms an sein aktives Zentrum. Das hat zur Folge, daß das falsch ergänzte Enzym nicht funktioniert und wir schließlich erkranken.

Auf diese Weise werden beispielsweise Ratten vergiftet. Ein häufig eingesetztes Ratten- und Mäusegift enthält einen pflanzlichen Duftstoff, das Kumarin. Kumarin sieht fast exakt so aus wie das als Coenzym benötigte Vitamin K: Vitamin K spielt eine entscheidende Rolle bei der Herstellung von Enzymen, die zur Blutgerinnung unerläßlich sind. Erhält der Organismus das pflanzliche Kumarin, hält er es für das benötigte Vitamin K und baut es in das Enzym ein. Und schon funktionieren mehrere für die Blutgerinnung zuständige Enzyme nicht mehr. Das Blut verflüssigt sich schließlich derart, daß die Ratten oder Mäuse, die Kumarin gefressen haben, innerlich verbluten.

Was schlecht für Ratten und Mäuse endet, hat jedoch eine sehr positive Wirkung für manche unter »zu dickem Blut« leidende Patienten: Durch die Einnahme oder Injektion einer geringen Dosis kumarinhaltiger Medikamente wird das zu dickflüssige Blut verdünnt.

## Beste Arbeitsbedingungen erwünscht

Selbstverständlich versucht die Forschung ständig, Wege zu finden, wie man Enzyme zum Wohl der Menschen steuern und gezielt einsetzen kann. Eine Voraussetzung dafür ist die Kenntnis der Bedingungen, unter denen jedes Enzym optimal funktioniert. Denn Enzyme stellen erhebliche Ansprüche an ihre Umgebung, ehe sie sich wohl fühlen und wirken.

Sie sind beispielsweise temperaturabhängig: Die im Menschen wirkenden Enzyme entwickeln ihre Aktivität abhängig von der Körpertemperatur, ansteigend bis zu hohem Fieber: Bei etwa 40 Grad Fieber sind die Enzyme in einem wahren Aktivitätsrausch. Im Falle einer Krise erhöht unser Körper deshalb – übrigens auch mit Hilfe von anderen Enzymen – die Temperatur zur stärkeren Aktivierung der für die Bekämpfung der Krise dringend erforderlichen Enzyme. Das macht unser Körper allerdings ungern und nur im Notfall. Denn wenn die Temperatur nur ein wenig weiter erhöht und der optimale Höhepunkt nur um ein oder zwei Grad Celsius überschritten wird, bricht die gesamte Enzymtätigkeit zusammen: Das Eiweiß der Enzyme koaguliert, es verfestigt sich, wie wir es von einem gekochten Hühnerei kennen. Damit stirbt jedes Enzym – und auch der Mensch.

Andererseits verringert sich die Enzymtätigkeit mit sinkender Temperatur. Darum halten auch Butter und Käse länger, wenn sie schön kühl im Eisschrank lagern. Denn durch die verringerte Enzymtätigkeit verändert sich die lebende Materie in der Butter und im Käse viel langsamer.

Wenn Chirurgen abgetrennte Finger oder Zehen wieder annähen sollen, raten sie dringend, das abgetrennte Glied beim Transport in das Krankenhaus möglichst so kühl wie Sekt zu halten. Nur Frost verträgt das lebende Gewebe nicht so gut, weshalb man es nicht unter null Grad aufbewahren soll. Ähnlich verhält es sich auch beim Transport von Leber, Nieren und anderen Organen zur Transplantation.

Eine weitere ideale Arbeitsbedingung von Enzymen ist das richtige Milieu. Jede Enzymsorte bevorzugt ein bestimmtes Milieu – sie braucht entweder eine eher saure oder eine eher basische Umgebung; biochemisch ausgedrückt: Jedes Enzym besitzt ein pH-Optimum.

Letztendlich machen Enzyme ihre Arbeitslust davon abhängig, ob viel Substrat auf Veränderung wartet oder ob schon viel von dem daraus entstandenen Produkt vorhanden ist. Je mehr Substrat, desto höher die Enzymaktivität. Je mehr Produkt bereits daraus entstanden ist, um so träger die Enzymaktivität.

## Wie groß, wie klein?

Versuchen wir noch die Frage zu beantworten, die in unserem von Zahlen und Daten beherrschten Zeitalter immer wieder gestellt wird: Wie groß und wie schnell sind Enzyme?

Enzyme sind relativ große Moleküle – jedenfalls im Verständnis der Biochemiker, die in anderen Dimensionen denken. Nur ein Beispiel für die relative Größe: Das Enzym Trypsin, eines der ersten erforschten Enzyme aus den Anfangszeiten der Enzymwissenschaft, würde – wenn der Mensch 40.000 Kilometer groß wäre, und sich deshalb einmal um den gesamten Äquator herumlegen könnte – ganze zehn Zentimeter lang sein.

Und wie lange brauchen sie, um ein Substrat in das aktive Zentrum zu locken, es zu verändern und wieder auszustoßen? Die Antwort darauf ist typisch für die Enzymologie: Es kommt ganz darauf an. Denn jedes Enzym entwickelt ein eigenes Tempo, das sich nach den jeweils gegebenen Arbeitsbedingungen richtet. Man kann sich jedoch eine ungefähre Vorstellung von der Geschwindigkeit der Enzymwirkung machen, wenn man an das langsamste aller Enzyme denkt, das wir zur Zeit kennen – nämlich das Lysozym (es hilft z. B. bei der Vernichtung von Bakterien), das die Veränderung von rund 30 Substratmolekülen pro Minute schafft, während der schnellste Spalter unter den Enzymen, die Carboanhydrase, in einer Minute phantastische 36 Millionen Substrate verändert. Die Geschwindigkeit der Substratumwandlung ist nicht immer gleichbedeutend mit der Wirkungsintensität. Warum das im einzelnen so ist, würde eine umständliche Erklärung erfordern. Nur soviel: Auch das hat etwas mit den jeweiligen Arbeitsbedingungen zu tun.

## Leben und sterben für das Allgemeinwohl

Arbeiten die Enzyme überhaupt? Die Tätigkeit der Enzyme ist im eigentlichen Sinn keine. Denn es genügt bereits ihre Anwesenheit, um eine Wirkung zu erzielen. Der enzymatische Eiweißkörper verändert sich selbst dabei meistens kaum.

Jedes Eiweiß unterliegt im Laufe der Zeit einem Wandel und altert. Deshalb altern auch Enzyme und lassen in ihrer Perfektion nach: Irgendwann ist das aktive Zentrum nicht mehr so paßgetreu geformt, und Fehler schleichen sich ein. Sobald ein Enzym derartige Verschleißerscheinungen zeigt und damit dem Organismus nicht mehr dienen kann, kommt ein anderes Enzym und macht kurzen Prozeß: Der »Kollege« wird zerspalten, aufgelöst und abtransportiert. Dieser Kannibalismus funktioniert, weil Enzyme denaturiertes, also schlecht gewordenes Eiweiß bevorzugen. Wenn so ein Kollege denaturiert, dann ist er eben ein besonderer Leckerbissen.

Manche Enzyme bleiben nur rund 20 Minuten intakt und müssen danach von neu hergestellten Enzymen dieser Sorte ersetzt werden. Andere bleiben mehrere Wochen aktiv, ehe auch sie aus Altersgründen ausscheiden.

Zu den besonders faszinierenden Eigenschaften des Enzymsystems zählt die Fähigkeit aller Enzyme, miteinander zu kooperieren. Wenn es erforderlich ist, schließen sie sich zu Gemeinschaften zusammen, die wiederum mit anderen Enzymgemeinschaften ständig Informationen austauschen und somit die Harmonie innerhalb aller Lebensvorgänge aufrechterhalten.

Oft reicht ein einzelnes Enzym nicht aus, um bestimmte umfangreiche Aufgaben im Organismus zu erledigen und das System im idealen Gleichgewicht zwischen Zuwenig und Zuviel zu halten. Daher arbeiten sie oft in hintereinander geschalteten Stufen, in sogenannten Enzymkaskaden.

Ein Enzym aktiviert dabei das nächste, dieses wiederum ein

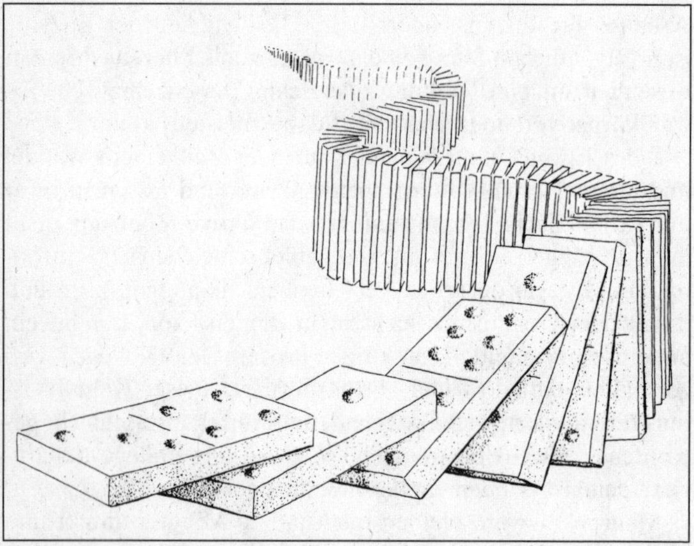

Enzymkaskade: Wie hier ein Dominostein den nächsten anstößt, dieser wieder den nächsten usw., aktiviert ein Enzym das nächste, dieses ein weiteres und so fort.

weiteres, bis endlich ein letztes Enzym die beabsichtigte Wirkung auslöst. Das geschieht zum einen aus Sparsamkeit, weil solche kleinen Einzelschritte viel weniger Energie erfordern als ein großer und komplizierter Schritt. Und zum anderen geschieht es zur Sicherheit: zum Beispiel bei der Blutgerinnung oder der Blutverflüssigung, bei der Verengung oder Erweiterung der Blutgefäße, bei der Aktivierung und Hemmung der Abwehrkräfte. Bei diesen Vorgängen ist die Balance zwischen Zuviel und Zuwenig für den Organismus von lebenswichtiger Bedeutung.

Zur Regulierung dieses Gleichgewichtes sind wir auf die Enzyme angewiesen. Kippt beispielsweise das Verhältnis zwischen Blutverdünnung und Blutgerinnung, können wir an Arteriosklerose erkranken oder in Gefahr geraten, bei der nächsten Verletzung zu verbluten.

Ohne die kontrollierte Balance – die sogenannte Homöostase – würden wir unter Bluthochdruck oder zu niedrigem Blutdruck leiden; oder bei einem fehlerhaft arbeitenden Abwehrsystem dem nächsten Angriff von Körperfeinden erliegen oder bei einer ungebremsten Arbeit des Immunsystems unseren Organismus selbst zerstören.

## Sicher ist sicher

Es muß sichergestellt werden, daß die an der Regelung beteiligten Enzyme tatsächlich je nach Situation von Aktivierung zu Hemmung und umgekehrt schalten. Das ist von Natur aus nicht ihre Stärke, denn Enzyme sind sture Spezialisten, die quasi auf Knopfdruck ihre auf eine Reaktion begrenzte Wirkung ausüben. Noch dazu ist es ihnen vollkommen egal, ob das Substrat, das ihnen präsentiert wird, aus dem menschlichen Organismus stammt, aus Tieren oder Pflanzen.

Wenn die Form des Substrates mit dem aktiven Zentrum

übereinstimmt und die allgemeinen Arbeitsbedingungen in Ordnung sind, üben die Enzyme ihre spezifische Wirkung aus. Das begründet einerseits ihre vielfache Anwendbarkeit, andererseits kann das aber auch gefährlich werden, falls sie unkontrolliert drauflosarbeiten. Deshalb gibt es in jedem lebenden Organismus eine doppelte Sicherung gegen den unbeabsichtigten oder schädlichen Einsatz dieser Enzyme.

Besteht nicht überhaupt die Gefahr, daß die eiweißauflösenden Enzyme auch uns selbst auflösen? Schließlich bestehen wir zum größten Teil aus Eiweiß! Die Sicherung funktioniert – vereinfacht ausgedrückt – etwa folgendermaßen: Die Enzyme, die wir in unserem Organismus ständig neu herstellen, sind zunächst nicht aktiv.

Diese inaktiven Enzyme werden allgemein als Proenzyme bezeichnet. Die Aktivierung eines Proenzyms – also die Umwandlung des zunächst nicht aktiven Proenzyms in das wirksame Enzym – kann nur einmal im Leben eines Enzymmoleküls geschehen: Sie ist nicht umkehrbar. Einmal aktiviert, kann das Enzym nicht mehr in ein Proenzym zurückverwandelt werden.

Enzyme besitzen in ihrer Aminosäurenkette spezielle Stellen, die jede Aktivität zunächst hemmen. Sie funktionieren wie der blockierende Sicherungshebel bei einer Waffe. So schwimmen die neutralisierten Enzyme zunächst untätig im Blut- und Lymphstrom herum. Es sind viele Millionen absolut ungefährlicher Gebilde. Erst dann, wenn an einem Ort im Organismus eine bestimmte Enzymreaktion benötigt wird, beißt ein für diesen Zweck wiederum spezielles Enzym den Sicherungshebel vom neutralisierten Enzym ab. Jetzt erst ist es bereit zum Empfang und zur Veränderung seines passenden Substrates. Es gibt also eine Sicherung zur gezielten Aktivierung.

Zur Sicherung dienen auch die sogenannten Enzyminhibitoren, die man bis vor wenigen Jahren dafür verantwortlich machte, bei einer zu großen Anzahl aktiver Enzyme durch Anlagerung an das aktive Zentrum diese Enzyme außer Gefecht zu setzen, sie zu hemmen.

Dann erkannte man jedoch, daß die im Blut- und Lymphkreislauf erscheinenden proteolytischen Enzyme zwar an Enzyminhibitoren gebunden werden, die man als »Antiproteinasen« bezeichnet, da man sie für einen Gegenspieler der Proteinenzyme, also der Eiweißenzyme hielt. Doch mit dieser Anbindung wird ein ganz anderer Mechanismus eingeleitet. Die für die Enzyme wichtigsten Vertreter der Antiproteinasen sind die Alpha-1-Antitrypsine und besonders die Alpha-2-Makroglobuline, die von den Makrophagen des Immunsystems gebildet werden.

Zu ihren Aufgaben gehört es, sich sofort ein freies eiweißauflösendes Enzym zu greifen und möglichst dorthin zu transportieren, wo es gebraucht wird. Sie packen die Enzyme dabei genau dort, wo sich die Bestandteile des Enzyms befinden, die es als Eiweiß kennzeichnen. Gelangen als Medikament eingenommene eiweißauflösende Enzyme in den Blut- und Lymphkreislauf, so könnten sie eigentlich als Fremdeiweiß erkannt werden und zu allergischen oder anaphylaktischen Schockreaktionen führen. Da die Antiproteinasen aber die Merkmale des Fremdeiweißes abdecken, sind sie neutralisiert und werden toleriert. Die Teile des Enzyms, die zur Enzymwirkung benötigt werden, bleiben dagegen unberührt.

Es gibt auch andersgeartete Enzyminhibitoren, die tatsächlich eine Enzymwirkung unterbinden. Zum Beispiel das bereits erwähnte Rattengift Kumarin. Schlangengifte und Insektengifte wirken durch derartige Enzyminhibitoren, die in dem vom Gift betroffenen Organismus gewisse Enzyme durch die Besetzung des Wirkzentrums schachmatt setzen und dadurch den Stoffwechsel so aus dem Gleichgewicht bringen, daß der

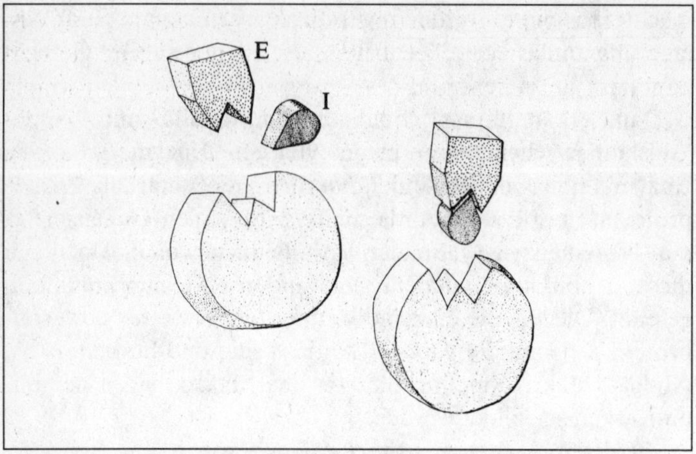


Ein Enzyminhibitor (I) blockiert das aktive Zentrum des Enzyms (E).

Organismus sterben kann – es sei denn, die fehlenden Enzyme werden rechtzeitig ersetzt.

Man hat zahlreiche weitere Hemmstoffe entdeckt, mit deren Hilfe man gezielt Enzyme neutralisiert, um damit absichtlich störend in den Ablauf des Stoffwechselgeschehens eingreifen zu können. Das berühmteste Medikament der Welt funktioniert nach diesem Prinzip – was man lange Zeit nicht wußte und es dennoch jahrzehntelang in unvorstellbaren Mengen verabreichte, weil es ganz offensichtlich wirkte: Aspirin.

Aspirin besteht aus Acetylsalicylsäure. Diese Säure kann sich als fremder Stoff fest an ein Enzym mit dem komplizierten Namen Cyclooxygenase anlagern, das im Blutgerinnungs- und Entzündungsablauf eine Rolle spielt. Auf diese Weise hemmt die Säure die Blutgerinnung, das Blut wird dünnflüssiger. Sie hemmt auch den Entzündungsvorgang, und der damit verbundene Schmerz wird verringert.

Das sind nur einige Beispiele für die Nutzung unseres Wissens über die Enzyme – eines Wissens, das nur angedeutet werden kann, um die Geduld des Lesers nicht allzusehr zu strapazieren. Geduld, die sich allerdings lohnt: Das Wissen über das Wesen der Enzyme kann jedem Menschen helfen, die eigene Gesundheit zu verstehen und entscheidend zu stärken. Es muß nur gelingen, die Kraft der Enzyme in ihrem gesamten Ausmaß zu erkennen, sie zu zähmen und zu Dienern zu machen – und sie dort einzusetzen, wo sie der geschwächte, gesundheitsgefährdete oder gar kranke Organismus braucht.

KAPITEL 4

# Natur und Technik: Der Geist aus der Flasche

Uralte Märchen sind voller Bedeutung und Symbolkraft. Erinnern wir uns an das Märchen aus *Tausendundeinenacht*, in dem ein junger Mann am Meeresstrand eine Flasche findet und sie öffnet. Es entsteigt ein Hauch, der sich zu dem Geist formt, der alles schafft, was immer der Mann begehrt. Wir stoßen in dieser Geschichte auf das alchimistische Wissen der Araber. Sie erinnert an die Versuche der Alchimisten des Mittelalters, aus der gläsernen Retorte den Spiritus des wahren Elixiers zu zaubern, die Kraft, die man seit Jahrtausenden suchte, weil sie zu Gesundheit, langem Leben und damit zu Glück verhalf.

Man ahnte, daß solch eine Kraft in allem Lebendigem verborgen sein mußte. Es war nur die Frage, wie man sie nutzen und zu einem willigen Diener machen konnte, der alle Wünsche erfüllte: Wie wurde der Traum vom Einsatz der allmächtigen Enzyme wahr?

Es hat wenig Sinn aufzuzählen, wo die Enzymkraft in der Natur verborgen ist. Sie ist allgegenwärtig, wo es um Leben geht: im Menschen, in den Tieren, in den Pflanzen und in den winzigen Mikroorganismen, die sich an der Grenze zwischen belebter und unbelebter Materie bewegen. Wir können lediglich einige Beispiele dafür nennen, wie die Natur die Enzyme nutzt und zu welchen besonderen Zwecken sie – außer zur Produktion und Reproduktion des Lebens – eingesetzt werden.

## Seit Adam und Eva

Als Adam in den von Eva angebotenen Apfel biß, hätte er, wenn er in diesem Augenblick nicht mit anderen Dingen beschäftigt gewesen wäre, bereits eine Wirkung von Enzymen beobachten können: Der Apfel überzog sich nämlich an der Bißstelle mit einer immer bräunlicher werdenden Schicht. Dieser von Enzymen ausgelöste Vorgang ist der sofortige Versuch des Apfels, die große Wunde zu verschließen. Es handelt sich um eine Schutzschicht, die das Innere vor Austrocknung, Bakterien, Schimmelpilzen und anderen Gefahren bewahren soll. Zugleich soll unter der Schutzschicht ein Heilungsvorgang durch andere dafür geeignete Enzyme ermöglicht werden. Wenn wir uns verletzen, bildet sich nach einem ähnlichen Prinzip über der Wunde sofort eine unter Mithilfe von alarmierten und aktivierten Enzymen gebildete Schutzschicht.

Stets wird der Schutz vor feindlichen Einflüssen, aber auch der Angriff auf Feinde des Organismus auf vielfältige Weise in der Natur nur mit Hilfe raffinierter Enzymsysteme bewerkstelligt.

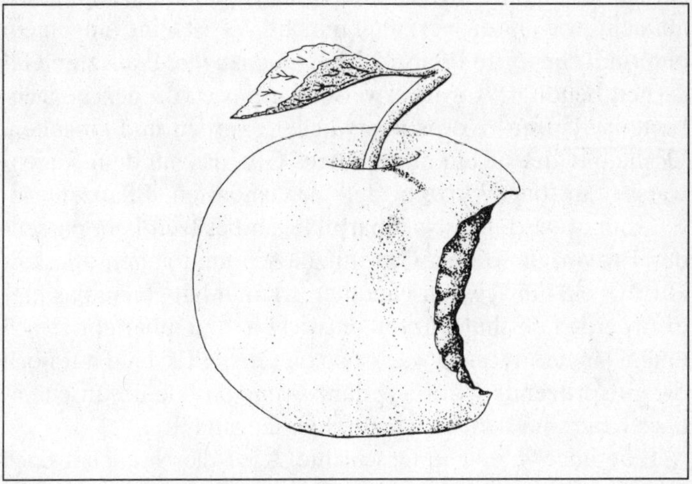

Mit Hilfe von Enzymen bildet der Apfel über der Bißstelle eine Schutzschicht.

Pilze sind eigentlich schutzlos. Da sie keine Stacheln tragen, keine harte Schale haben, versuchen sich manche von ihnen vor dem Gefressenwerden zu schützen, indem sie Gifte herstellen, die den Fresser enzymatisch schädigen. Wir Menschen besitzen keine Enzyme, die fähig sind, die Pilzgifte einzufangen, aufzulösen und abzutransportieren. Manche Tiere dagegen haben im Laufe der Evolution gelernt, derartige Enzyme zu entwickeln. Schweine zum Beispiel, die uns ansonsten physiologisch erstaunlich ähnlich sind, besitzen im Gegensatz zu uns derartige Enzyme, die das Eiweiß von Pilzgiften knacken können. Hergestellt werden diese Spezialenzyme von einem Bakterium im Magen des Schweins. Es gibt auch viele Tiere, die dank ihrer besonderen Enzyme gegen Schlangenbisse oder Insektenstiche unempfindlich sind, an welchen andere Tiere sofort sterben würden.

Für diesen Enzymkrieg gibt es unter den Pflanzen ein kurioses Beispiel. In Afrika wächst eine Pflanze, die so ähnlich aussieht wie unser Vergißmeinnicht. Es ist eine ungemein empfindliche, zarte Pflanze, die noch dazu viel Platz zum Gedeihen benötigt. Normalerweise würde sie von den benachbarten Pflanzen rigoros überwuchert werden und eingehen. Deshalb bildet sie ein fluorhaltiges Gift, das mit dem Regenwasser an die Wurzeln der benachbarten Pflanzen geschwemmt wird. Die Nachbarpflanzen besitzen kein passendes Enzym, um dieses Gift aufzulösen, und gehen allesamt ein; nur ein einziges, unscheinbares Kraut hat genau das hier erforderliche Schutzenzym entwickelt und überlebt. Nach einem längeren Regen wächst an diesen Stellen bald nur noch die giftspritzende »Mörderpflanze« und das kleine, unscheinbare Kraut mit dem enzymatischen Gegenmittel.

Eine ungewöhnliche Geschichte. Aber die Natur hat noch merkwürdigere Phänomene zu bieten: Enzyme schaffen es, Licht zu produzieren, ohne zusätzliche Energie dafür aufzuwenden, kaltes Licht. Jedes Glühwürmchen ist dazu in der Lage. Dieses Phänomen nennt man Biolumineszenz, also etwa »Lebensleuchten«.

Nicht nur die Glühwürmchen und ihre blinkenden Verwandten in vielen tropischen Ländern lassen ihr Lebenslicht leuchten: Biolumineszenz findet sich auch bei vielen Fischen, Krebsen, Schwämmen in der Dunkelheit der Meerestiefen und auch bei Käfern, Tausendfüßlern und Würmern. Ein besonders leuchtendes Beispiel dafür ist der sogenannte Eisenbahnwurm aus Uruguay. Er bringt es sogar fertig, zweifarbig zu glühen: Rechts und links an den Seiten des Körpers leuchten in einer Reihe lauter kleine grüne Lichter, vorn am Kopf hat er dagegen zwei rote Lämpchen. Nur er allein weiß bis jetzt warum.

Auf der Suche nach einem weiteren Lebewesen, das zur Biolumineszenz fähig ist, brauchen wir nicht in Meerestiefen zu tauchen oder nach Uruguay zu reisen. Wir selbst sind in dieser Beziehung ziemliche Leuchten, wenn auch schwache: Die Makrophagen – die wichtigsten Zellen in unserem Immunsystem – können leuchten. Auch im Darm kann es zum Leuchten kommen: durch körperfremde Mikroorganismen, die über ein dafür speziell wirkendes Enzym verfügen. Die in jeder lebenden Zelle vermuteten Biophotonen zählen ebenfalls zu den lichtproduzierenden Phänomenen, die enzymatisch entstehen können.

Es scheint kaum Grenzen für die Enzyme zu geben. So hat es die Natur fertiggebracht, die eigentlich temperaturabhängigen Enzyme im Organismus von Embryos einer Garnelenart so zu verpacken, daß die Embryos quasi unbegrenzt im ewigen Eis oder in der Trockenheit der Wüste überleben können. Man hat Mikroorganismen entdeckt, deren Enzyme sich in 100 Grad heißer Vulkanlava wohl fühlen und sterben, wenn die Lava nicht mehr kocht. Es gibt also Leben in der Lava der Vulkane. Es gibt auch Leben im Schwefel, weil Schwefelbakterien sich enzymatisch vom Schwefel ernähren können. In manchen Eisenerzminen existieren winzige Mikroorganismen, die Eisen enzymatisch umwandeln.

## Nach der Natur die Technik

Die Alchimisten ahnten nur, was der dienstbare Geist in der Flasche bewegen konnte. Die Wissenschaft liefert seitdem nach und nach die Erklärung. Und je mehr die Wissenschaft über die Welt der Enzyme erfahren hat, um so stärker wurde verständlicherweise der Wunsch, diese zu allem fähige Kraft in den Dienst unserer Gesundheit zu stellen.

Das Gebiet, auf dem die Wissenschaftler das zu erreichen suchen, ist die Biotechnologie. Sie entwickelte sich in vier Stufen:

1. Vom Beginn der Menschheit an bis etwa zum Jahr 1800, als man einige biologisch ablaufende Prozesse zwar einsetzte, aber kaum eine Ahnung hatte, welcher Mechanismus diesen Prozessen zugrunde lag.
2. In der Zeit zwischen 1800 und 1900, einer Periode, in der man die ersten wichtigen Prinzipien der Biochemie entdeckte und die biologische Umwandlung von Stoffen bewußt zu nutzen begann.
3. In der Zeit zwischen 1900 und 1970, als die Industrie die grenzenlosen Möglichkeiten der Biotechnologie erkannte und in immer größerem Ausmaß entwickelte und einsetzte.
4. In der Zeit seit 1970, dem Beginn der Gentechnologie und damit dem Beginn eines Zeitalters, in dem uns auch die Dressur der Enzyme zu gelingen scheint.

Bereits in der Bibel finden sich zahlreiche Hinweise auf die Biotechnologie. Dort ist die Rede von der Verwandlung von

Trauben in Wein, von Teig in Brot, von Milch in Käse. Wer ein Glas Wein trinkt, ein Stück Brot und ein Stück Käse ißt, der nimmt damit die ältesten Ergebnisse einer vom Menschen gezielt eingesetzten Biotechnologie zu sich. Das ist der Grundstock, auf dem die Bioindustrie weitere Erkenntnisse aufgebaut hat. Bis hin zu dem heute erreichten Standard, der unser tägliches Leben und sicherlich auch unser Überleben auf der Erde bestimmt.

Bleiben wir bei den einfacheren Dingen der Biotechnologie, etwa bei der Herstellung von Bier: Den mengenmäßig größten Verbrauch an Enzymen haben wohl die Bierbrauer. Viele tausend Tonnen mit dem Malz verbundener Amylasen sorgen für die Gärung. Amylasen sind Verdauungsenzyme, die wir auch selbst in unserem Organismus bilden. Das Wort »Amylase« ist aus dem lateinischen *amylum* gebildet und bedeutet Stärke. Die Wirkung der Amylasen im Bier beispielsweise hat etwas mit der Umsetzung von Stärke in Zucker zu tun, also mit Gärung. Sie wird heute von den Brauereien mit immer komplizierteren und raffinierteren biotechnologischen Prozessen gesteuert.

Die Amylase ist es auch, die in der Hefe den Teig zu Brot verwandelt; sie ist demnach auch das ursprüngliche Enzym. Das aus dem Griechischen entlehnte Wort »Enzym« bedeutet »im Sauerteig«: Damit war die darin enthaltene, die Verwandlung bewirkende Hefe gemeint. Wie wir heute wissen: Es ist die Amylase.

Stärke wird durch Amylase zerlegt. Das ist ein aus der Nahrungsmittelindustrie nicht mehr fortzudenkender Prozeß. Lieferant für die Amylase waren früher Malz, Getreide, aber auch Mikroorganismen wie etwa Schimmelpilze. Schokoladesirup wird beispielsweise hergestellt, indem man Kakaostärke von verschiedenen aus Pilzen gewonnenen Amylasen zersetzen läßt.

Heute hat man die Herstellung der meisten Amylasen ziemlich sicher im Griff. Die Bioindustrie kann sie fast nach Bedarf liefern. Dieser Bedarf ist riesig. Er beschränkt sich längst nicht auf die Amylasen, sondern umfaßt eine kaum noch zu überschauende Anzahl weiterer Enzyme. Sie werden beispielsweise bei der Herstellung von Mayonnaise oder Milchpulver und Cornflakes genutzt oder um Süßstoffe herzustellen, Obstsäfte zu klären und tausend andere Dinge mehr.

## Die Zartmacher

Die Fleischindustrie setzt voll auf Enzyme, wenn es darum geht, Fleisch zart zu machen. Daß Enzyme Eiweiß im Fleisch spalten, weiß man seit den berühmten Versuchen von Réaumur und Spallanzani. Man weiß auch, warum Fleisch zart wird, wenn man es in Kühlhäusern »abhängen« läßt: Denn bei dieser Temperatur arbeiten die eiweißspaltenden Enzyme, die Proteasen, nur mit gebremster Kraft. Man kann daher gut kontrollieren, wie das Fleisch langsam schön zart wird. Es landet in unseren Töpfen und Pfannen, wenn der richtige Zeitpunkt der enzymatischen Zersetzung gekommen ist – bevor das Fleisch also durch weitere Spaltung ungenießbar wird. Bei höheren Temperaturen wäre die Tätigkeit der Proteasen derart angekurbelt, daß sie das Fleisch rasch zersetzen, sogar verflüssigen würden. Zusätzlich wäre das Fleisch dann den Angriffen von Bakterien ausgesetzt und würde faulen.

## Nichts als Käse

Wenn wir einer alten Legende Glauben schenken dürfen, ist die Erfindung des Käses durch Fügung des Schicksals einem arabischen Händler geglückt – Allah sei Dank. Dieser Händler schaukelte ahnungslos auf seinem Kamel quer durch die

Wüste und hatte zu seiner Erfrischung Milch mitgenommen, die er in einem aus Schafsmagen hergestellten Beutel an die Seite des Tieres gehängt hatte. Durch die Hitzeeinwirkung, das Schaukeln und das im Schafsmagen verbliebene Verdauungsenzym, das sogenannte Labferment, verwandelte sich die Milch in Molke und in weichen Käse. So hatte der arabische Händler zu essen und zu trinken und wurde damit zum »Vater« des Käses.

Man fand heraus, daß dieses sich im Schafsmagen befindliche Labferment der eigentliche Starter jeder Käsebildung ist. Es heißt heute in der Biotechnologie nicht mehr Labferment,

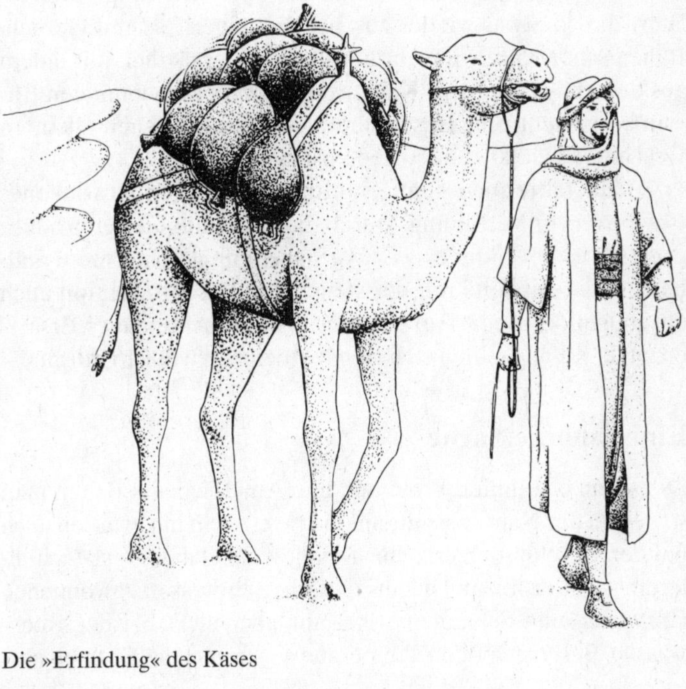

Die »Erfindung« des Käses

sondern wird Chymosin oder Rennin genannt, und es ist das erste Enzym, das man isolieren konnte.

Jahrhundertelang wurde chymosinhaltiges Lab zur Käseherstellung benutzt. Diesen Stoff gewann man aus dem vierten Magensegment der Wiederkäuer. Dies funktionierte nur bei jungen Kälbern und Lämmern, die noch nicht entwöhnt waren. Begannen die Tiere Gras zu fressen, wurde neben Chymosin auch das Verdauungsenzym Pepsin freigesetzt, das es verdrängte. Dieses Enzym konnte man zur Käsegewinnung nicht gebrauchen, da es unter anderem den Geschmack veränderte. Auch Säuglinge haben Chymosin im Magen, das erst bei veränderter Nahrungsaufnahme aus dem Verdauungssystem verschwindet. Spuckt ein ausschließlich mit Milch gefüttertes Baby davon etwas wieder aus, hat dies einen käsigen Geruch. Italienischer Käse wird übrigens vielfach zusätzlich mit einem aus den Halsdrüsen der Kälber und Lämmer gewonnenen Enzym hergestellt, eine Besonderheit, die den typischen pikanten Geschmack vieler Käsesorten ausmacht.

Früher hatte man genügend aus Kalbsmagen gewonnenes Chymosin zur Verfügung. Durch die steigende Fleischproduktion gab es aber immer weniger ganz jung geschlachtete Kälber, zudem entstand mit der steigenden Käseproduktion auch ein steigender Bedarf an Chymosin. Man suchte daher Ersatzenzyme. Keines schien sich so gut zu eignen wie Chymosin.

## Eine saubere Sache

Die schon erwähnten Proteasen und Amylasen, mit denen man soviel bei der Nahrungsmittelindustrie erreicht hat, wurden auch bei der Waschmittelherstellung eingesetzt. Dabei ergab sich allerdings ein Problem: Die aus tierischen Proteasen gewonnenen Enzyme lösten Schmutzpartikel auf, aber nicht bei der Kochwäsche. Bei solch hohen Temperaturen starben die Enzyme ab.

Man löste dieses Problem, indem man änliche Enzyme aus bestimmten Bazillen wählte, die weniger temperaturempfindlich waren und sich durch Fermentation gut vermehrten. Das war die Geburt der enzymatischen Detergentien.

Die ersten Waschmittel, die diese Detergentien enthielten, kamen nicht etwa in den USA auf den Markt, wie man annehmen könnte, sondern 1963 in Holland. Allerdings nur als Vorwaschmittel bis 40 Grad. Denn höhere Temperaturen vertrugen auch diese Bazillenenzyme nicht.

Das erste enzymatische Vollwaschmittel, dem man fast so viel Hitzestabilität eingeimpft hatte, wie sie die Enzyme in der Vulkanlava besitzen, erschien dann 1967. Es verursachte jedoch bisweilen Hautirritationen und Allergien. Die Enzyme wurden darum mehrfach verändert und schließlich verboten. Die Bioindustrie ist noch heute damit beschäftigt, die optimalen Enzyme für Waschmittel zu finden.

Bei der Fleckenentfernung und chemischen Reinigung spielen selbstverständlich die eiweißauflösenden Enzyme eine unentbehrliche Rolle – ebenso bei der Reinigung von Abflußrohren, bei der Trinkwasseraufbereitung, in der Textil- und Lederindustrie, bei der Vernichtung der in der Papierindustrie massenhaft anfallenden Zellulose sowie bei der Auflösung von Ölteppichen und in vielen anderen Bereichen.

## Enzymherstellung nach Wunsch

Die bisher erzielten Erfolge in der Biotechnologie sind erstaunlich. Der dienstbare Geist ist zwar noch nicht bereit, alle unsere Wünsche zu erfüllen, wir sind aber auf dem besten Wege dazu, seitdem es gelungen ist, dank geduldiger Forschung immer mehr Enzyme zu zähmen und ihnen etwas von ihrer Empfindlichkeit zu nehmen.

Dies gelang hauptsächlich mit Hilfe von Mikroorganismen –

ein Begriff, der nun schon mehrfach aufgetaucht ist. Mikroorganismen sind mit dem bloßen Auge nicht sichtbare, pflanzliche und tierische Kleinstlebewesen. Zu dieser Gruppe zählen wir Bakterien, Pilze, Algen und Einzeller wie Amöben, Geißeltierchen, Wimperntierchen und viele andere. Bei manchen Mikroorganismen rätselt man sogar, ob sie Tiere oder ob sie Pflanzen sind. Sie alle besitzen einen einfachen Enzymhaushalt und sind bereit zur Herstellung anderer Enzyme, die sie bisweilen großzügig an ihre Umgebung abgeben. Man kann deshalb ihre Enzyme verhältnismäßig leicht herausfiltern.

Andere, erheblich empfindlichere Enzyme können im Labor an feste Stoffe gebunden werden: Sie werden dadurch immobilisiert. Damit vertragen sie eine viel gröbere Behandlung und leben länger. Gerade auf dem Gebiet der immobilisierten Enzyme erhoffen sich die Biotechniker die größten Fortschritte, bis hin zu einer generellen Beherrschung der wichtigsten enzymatischen Prozesse.

Die Projekte, an denen sie arbeiten, hören sich phantastisch an. Erinnern wir uns an den bereits erwähnten Garnelenembryo, der viele Jahre lang unbeschadet im ewigen Eis überleben kann. Professor Steven Hand von der University of California hat dieses Naturgeheimnis gelüftet. Er untersuchte die Embryos dieser Garnelenart, denen es nichts ausmacht, wenn man sie einfriert oder trocknet. Man kann sie jahrelang in einem Zustand belassen, den man allen äußeren Zeichen nach als »tot« bezeichnen würde. Es gibt mehrere andere Lebewesen, die auf ähnliche Weise in diese Starre verfallen. Dazu gehören manche Muscheln und Wüstenpflanzen.

»Wenn man derartige Organismen über lange Zeit hinweg trocken daliegen läßt und dann Wasser zusetzt, erwachen sie zu perfekten Lebewesen. Wie Kaffeepulver: Wasser zusetzen, und schon haben wir aromatischen Kaffee«, erklärte Professor Hand. Er fand heraus, daß der Garnelenembryo seine Enzyme in einer dicken Flüssigkeit einlagert, die einen Trehalose genannten Zucker enthält. Dieser Zuckersirup schützt die Enzyme vor Kälte und Austrocknung. Daraufhin löste Hand andere, normalerweise sehr temperaturempfindliche Enzyme in einer Trehalose-Zink-Lösung auf, fror sie ein, taute sie auf, fror sie ein, taute sie auf – und stellte fest, daß auch nach dieser mehrfachen Prozedur die Aktivität der Enzyme so gut wie keinen Schaden genommen hatte. Wenn die Kinderkrankheiten dieser neuen Methode überwunden sind, könnte sie zahllose Anwendungen finden. So wäre es beispielsweise damit möglich, das sehr temperaturempfindliche Insulin zu stabilisieren.

Auf einem ganz anderen Weg, mit Hilfe der Gentechnik, baut die Firma Genencor in San Francisco die Kette der Aminosäuren von Verdauungsenzymen derart um, daß sie sowohl ihre Empfindlichkeit gegenüber Temperaturen als auch gegenüber dem herrschenden Säure-Basen-Milieu verlieren. Solche gentechnisch veränderten Enzyme könnten in Zukunft billiges Palmöl zu Kakaobutter verwandeln oder andere Kunststücke vollbringen.

## Noch einmal: Es werde Licht

Nicht jeder Fortschritt in der Forschung bringt automatisch sofort erkennbaren Nutzen. Bisweilen werden auch Ergebnisse erzielt, deren Wert uns zunächst fragwürdig erscheint; etwa die Sache mit der Biolumineszenz: Wir wissen nicht, warum der schon erwähnte Eisenbahnwurm in Uruguay zweifarbig leuchtet. Aber wir wissen hingegen, wie er biotechnisch sein Lebenslicht anknipst.

Denn Biolumineszenz wird generell immer nach dem gleichen Prinzip erzeugt: Luziferase, ein nach dem Teufel benanntes Enzym, bringt unter Mitwirkung von Sauerstoff ein komplexes Molekül namens Luziferin zum Leuchten. Diese Methode hat man im Labor nachvollzogen. Die aus Leuchtkäfern gewonnene Luziferase und das Luziferin wurden in einem Teströhrchen mit Magnesiumionen versetzt und ein wichtiger energiespendender biochemischer Stoff namens ATP zugegeben. Der Inhalt des Röhrchens begann zu leuchten.

Dr. David Ow von der University of California in San Diego war ein Spezialist auf diesem Gebiet. Er ging mit Luziferin und Luziferase so souverän um, daß es für ihn theoretisch möglich war, jeden lebenden Organismus damit zum Leuchten zu bringen. Er baute beispielsweise in das Erbgut eines Tabakpflanzenkeimes das Luziferase-Gen ein, stellte den Keim in eine Luziferin-Lösung, und schon sproß der Keim und leuchtete geheimnisvoll grün.

Das hat durchaus einen Sinn: Denn durch die Perfektion dieser Methode kann man völlig neue Tests vornehmen. An der Leuchtkraft derart behandelter und durch Klonen vermehrter Pflanzen kann man zum Beispiel optisch verfolgen, ob deren Erbgut durch Mutation verändert wurde oder nicht.

Meeresbiologen am Scripps Oceanographic Institute in San Diego verwendeten die Biolumineszenz auf ähnliche Weise. Sie holten aus den Mikroorganismen, die das Meeresleuchten erzeugen, ein selbstleuchtendes Genpaket, das sie LUX nannten und das natürlich ebenfalls Luziferin und Luziferase enthält. Sie setzten es in krankheitserregende Bakterien. Durch das Leuchten damit infizierter Pflanzen kann man genau erkennen, wo sich die Bakterien befinden.

In der medizinischen Diagnostik werden biotechnische Kunststücke dieser Art natürlich auch einmal ihren Wert zeigen. Nur ein Nebenprodukt dieser faszinierenden wissenschaftlichen Errungenschaft ist nicht unbedingt das, worauf wir dringend gewartet haben: Man könnte, so überlegen nämlich die amerikanischen Meeresbiologen, dieses Leuchtpaket LUX genausogut in die Blumen am Straßenrand oder in die Weihnachtsbäume einbringen. Und nachts fährt man so an geheimnisvoll leuchtenden Blumen vorbei oder steht andächtig unter einem Weihnachtsbaum, der aussieht, als wäre er von einer Schar Glühwürmchen besetzt. Es genügt, daß man die Leuchtkraft bei der Herstellung von bunt leuchtenden Spiralen und Ketten nutzt, die auf Jahrmärkten angeboten werden.

Nähern wir uns lieber der Bedeutung der Enzyme, die den Leser sicherlich mehr interessieren: die Nutzung der Enzyme in der Medizin.

KAPITEL 5

# Medizin: Gehorsame Diener

In der Bibel steht im 2. Buch der Könige, Kapitel 20, geschrieben: Als König Hiskia in jenen Tagen auf den Tod erkrankte, begab sich der Prophet Jesaja, der Sohn des Amoz, zu ihm und sagte zu ihm: »So hat der Herr gesprochen: Bestelle dein Haus, denn du mußt sterben und wirst nicht wieder gesund werden!« König Hiskia war an Krebs erkrankt. Weinend erflehte er von Gott Errettung. Der Herr erhörte ihn und sagte zu Jesaja, als der Prophet gerade den Vorhof des Palastes verlassen wollte, er habe beschlossen, Hiskia wieder gesund werden zu lassen. Hiskia solle sogar noch weitere fünfzehn Jahre leben. Darauf sagte Jesaja: »Bringt ein Feigenpflaster her!« Da holten sie ein solches und legten es auf das Geschwür: Da wurde er gesund.

Das könnte man als ältesten belegten Fall einer Enzymtherapie bei Krebs mit dem Erfolg der vollständigen Heilung bezeichnen.

Auch primitive Naturvölker in Afrika, Asien, Australien und Amerika kannten und verwendeten diese Hilfe bei Geschwüren, Wunden und anderen Krankheiten. Manche träufelten den Saft des Feigenbaumes auf die Wunden, andere legten das Fleisch der Papayafrucht darauf oder zerquetschten frische Ananas. In diesen Pflanzen sind besonders viele eiweißauflösende Enzyme enthalten, die erwähnten Proteasen.

Ähnliche Methoden wurden auch in Europa jahrhundertelang oft mit gutem Erfolg von den Kräuterweibern, den Wundärzten und Badern angewendet. Es handelte sich um Erfahrungsmedizin. Niemand wäre auf die Idee gekommen, solch eine Behandlung abzulehnen, nur weil man nicht wußte, auf welchem Wege sie wirkt. Eine mögliche Hilfe kranken Menschen aus diesem Grund zu verweigern, hat erst die Schulmedizin gefordert, deren oberstes Gesetz die Wissenschaft ist.

Natürlich ist die wissenschaftliche Erforschung der Wirkmechanismen jeder medizinischen Behandlung wichtig. Sie bringt uns neue Erkenntnisse, die wir zur Gesundung und Gesunderhaltung nutzen können. Schließlich verdanken wir der wissenschaftlichen Forschung die Enträtselung der in der klassischen Schulmedizin bislang unbekannten Enzyme. Wissenschaftler erkannten damals bereits, welche aufregenden Chancen eine Dressur der Enzyme zu gehorsamen Dienern bedeutete. Im letzten Jahrhundert haben wir mit der gezielten, bewußten und nicht mehr blind instinktiven Nutzung der Enzyme in der Medizin begonnen.

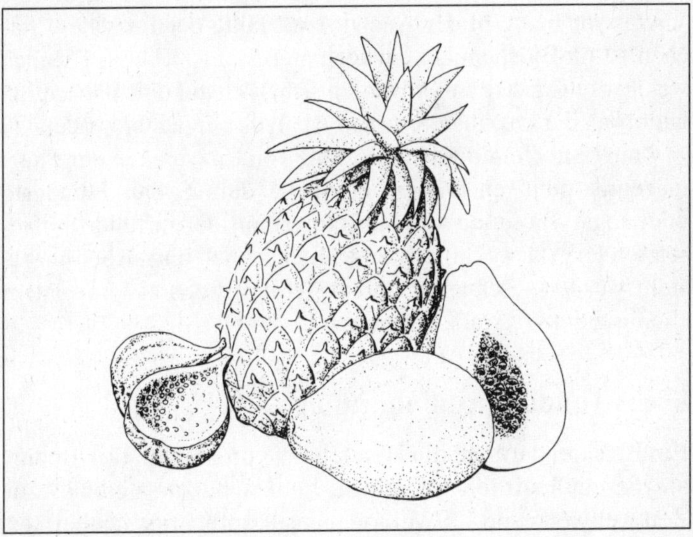

Feigen, Papaya und Ananas sind besonders reich an Proteasen.

Man unterteilte diesen Einsatz der Enzyme grob in die folgenden drei Gebiete:

a) Analytik und Diagnose
b) Pharmazeutik
c) Therapie.

Um bestimmte Enzyme in der Medizin gezielt einsetzen zu können, mußte man zunächst einmal in der Lage sein, die einzelnen Enzyme zu isolieren, was nicht so einfach war. Viele Versuche schlugen fehl, viele Theorien blieben nur Theorien, weil die Enzymextrakte zuviel fremdes Eiweiß enthielten, das unser Organismus erkennt und bekämpft. Noch heute ist es eine der Hauptaufgaben in der Enzymologie, auf immer perfekterem und ökonomischerem Wege isolierte Reinenzyme zu gewinnen. Je besser dies gelingt, desto umfassender werden die Anwendungsgebiete und desto zuverlässiger die Ergebnisse sein.

Was wir heute in der Analytik mit Hilfe der Enzyme erreichen, ist für Biochemiker ein hochinteressantes Thema. Fachlich weniger engagierte Leser werden sicherlich auf eine nähere Erläuterung der enzymgesteuerten Analytik verzichten wollen.

Zum biotechnologischen Einsatz von Enzymen in der Pharmazeutik genügen wenige Hinweise darauf, daß Hunderte oder sogar Tausende von Substanzen mit der raffiniert eingesetzten Hilfe der gehorsamen Diener schnell und sicher hergestellt werden – schneller und sicherer, als das auf normalem chemischem Weg möglich wäre.

## Sechs Tonnen Insulinhormon

Ein Beispiel dafür ist die Herstellung von Insulin. Der Bedarf an diesem Hormon ist enorm. Laut Schätzung gibt es zur Zeit weltweit rund 120 Millionen insulinpflichtige Diabetiker, davon allein in der Bundesrepublik etwa 500.000. Die fünf bis sechs Tonnen an Insulin, die jährlich für Diabetiker benötigt werden, entnimmt man den Bauchspeicheldrüsen von Schweinen: Um 100.000 Patienten mit Schweine-Insulin zu versorgen, müssen 3,5 Millionen Tiere geschlachtet werden.

Schweine sind uns Menschen physiologisch ungemein ähnlich. Sie sind die einzigen zur Verfügung stehenden Spendertiere für das beim Diabetiker fehlende Insulin. Das Schweine-Insulin unterscheidet sich vom Human-Insulin durch eine einzige Aminosäure in der ziemlich langen Aminosäurenkette und eignet sich daher nur bedingt für unsere Nahrung. Um diesen Unterschied zu beseitigen, kommen proteolytische Enzyme zum Einsatz: Durch einen gezielten Spaltvorgang trennen sie diese für uns Menschen nicht geeignete Aminosäure ab, und schon steht Human-Insulin zur Verfügung.

Allerdings bestand lange Zeit noch das Problem der Reinigung dieses Insulins. Zu Beginn der Insulinproduktion war es nämlich nicht möglich, das vom Schwein gewonnene Insulin völlig von Fremdeiweiß zu befreien. In den menschlichen Organismus eingebrachtes Fremdeiweiß kann zu allergischen Schockzuständen führen. Heute wird vielfach hochgereinigtes Human-Insulin eingesetzt.

## Der gewollte Irrtum

Eine sehr wichtige Rolle spielen in der Pharmazeutik auch die bereits erwähnten Enzymhemmer – jedoch nicht etwa unsere körpereigenen, die sich mit den Enzymen verbinden, sie an den Einsatzort transportieren und gemeinsam mit den Enzymen regulierend in das gesamte Immunsystem eingreifen, sondern jene Stoffe, die Coenzymen täuschend ähnlich sehen, aber keine Funktion haben und damit das Enzym blockieren.

Man könnte dies als eine gezielte Schädigung des Organismus bezeichnen. Jede künstlich herbeigeführte Enzymhemmung macht von unserem Organismus benötigte Stoffwechselschritte unmöglich. Deshalb sind enzymhemmende Medikamente wie Zytostatika (zur Hemmung der Zellteilung bei Krebskranken) oder Antibiotika immer mit dem Risiko erheblicher Nebenwirkungen verbunden. Man sollte sie nur in wenigen Notfällen auf längere Zeit einnehmen, um die Nebenwirkungen zu begrenzen.

Eigentlich wäre die Aktivierung der bei einer Gesundheitsstörung erwünschten Enzyme sinnvoller als die Hemmung der bei einer Gesundheitsstörung unerwünschten; in dieser Richtung haben die Pharmakologie und die Medizin schon viel erreicht. Dieses Prinzip wird noch gesondert erklärt.

## Wissen, was man hat

Wohl jeder Mensch, der einmal beim Arzt war, hat von der enzymatischen Diagnostik profitiert. Denn sie ist Routine in jeder ärztlichen Praxis, in jeder Klinik.

Die Geschichte der enzymatischen Diagnostik ist noch verhältnismäßig jung. Zu Beginn unseres Jahrhunderts haben vor allem in Berlin Forscher wie der Bakteriologe Wassermann und der Internist Wohlgemuth entdeckt, wie man aus der Aktivität von spezifischen Enzymen auf Störungen im Organismus schließt. Wassermann konnte mit Hilfe tierischer Enzyme das Vorliegen einer Syphilis nachweisen. Seit Wohlgemuth ist es möglich, aus der Aktivität körpereigener Enzyme mit großer Sicherheit beispielsweise eine Pankreatitis (Bauchspeicheldrüsenentzündung) zu diagnostizieren.

Die geniale Methode, der im Blut, in der Gehirn-Rückenmarks-Flüssigkeit, im Fruchtwasser, Speichel, Bauchspeicheldrüsensekret, Magensaft und Urin festgestellten Enzymaktivität heute sicher und schnell diagnostische Hinweise zu entnehmen, läßt sich aus der täglichen Arbeit des Arztes nicht mehr fortdenken. Sie hat die Diagnostik revolutioniert.

Früher war es zeitraubend, auf Grund chemischer Reaktionen etwa den Blutzuckerspiegel des Patienten zu bestimmen. Das war kompliziert, dauerte mindestens zwei Stunden, und die Blutzuckerwerte, die man erhielt, waren zudem noch ungenau. Heute ist das in wenigen Minuten erledigt und läßt präzise Aussagen zu. Jeder, der mit einem nur Pfennige kostenden Teststreifen seinen Harnzucker selbst bestimmt, kann das bestätigen.

Die enzymatische Diagnostik läßt sich noch weiterentwickeln, seit man weiß, daß sich spezifische Enzyme nach einem festen Muster in einzelnen Organen konzentrieren. Es gibt sogenannte Enzymprofile, an denen man ablesen kann, wo etwas von der Norm abweicht oder nicht.

Fast alle in unserem Organismus befindlichen Enzyme sind in unserem Blut zu finden. Deshalb wird die Reaktion mit den aus dem Blut gewonnenen Enzymen sicherlich noch auf lange Zeit die gebräuchlichste Diagnosemethode bleiben.

## Fehler korrigieren

Zugleich mit der enzymverbundenen Analytik, Diagnose und Pharmazeutik hat man darüber nachgedacht, wie man die gehorsamen Diener dazu bringen könnte, auch in der Therapie ihre guten Dienste zu leisten. So setzen wir heute die Enzymtherapie ein, um Störungen des Stoffwechsels – der Organfunktionen oder der Zellbildung – zu beheben, um Stoffwechselvergiftungen zu beseitigen und genetische Defekte zu reparieren.

Genetische Defekte, das haben die Wissenschaftler aus den Erkenntnissen über die neuen biochemischen Werkzeuge zur Herstellung jeder lebenden Materie geschlossen, müßten durch den Einsatz von Enzymen entweder zu korrigieren oder aber wenigstens zu neutralisieren sein. Außerdem gehen genetische Defekte einher mit enzymatischen Defekten.

Bis jetzt hat man in der medizinischen Literatur mehr als 150 verschiedene Krankheiten beschrieben, die alle auf genetisch bedingten Enzymfehlern beruhen. Entweder bildet der Organismus des Patienten irgendein Enzym überhaupt nicht, oder aber er produziert an Stelle des fehlenden Enzyms ein ähnliches, viel schwächer wirkendes Enzym.

Jeder Mensch wird bereits mit einem Enzymmangel geboren, auch jeder Menschenaffe: Es fehlt im Gegensatz zu allen anderen Säugetieren das Enzym Urikase. Diese Urikase übernimmt eine wichtige Aufgabe beim Abbau der Harnsäure. Wir schaffen den Harnsäureabbau ohne Urikase nicht so gut wie alle anderen Säugetiere und versuchen den Fehler mühsam mit einem Ersatzenzym auszubügeln. Das Ergebnis: Menschen und Menschenaffen lagern unter Umständen die ungenügend abgebauten Harnsalze vornehmlich in Gelenken und deren Umgebung ab – was sich in Form der überaus unangenehmen Gicht zeigt.

Etwa die Hälfte aller Japaner leidet an einem anderen »vererbten Irrtum des Stoffwechsels«, wie man solche Mangelzustände auch genannt hat. Ihre Leber bildet nicht genügend Enzyme, die zum Abbau von Alkohol erforderlich sind (Aldehyd-Dehydrogenase). Steigt bei Alkoholkonsum die Menge eines der hierbei gebildeten Stoffe an, weil er von dem Enzym nicht genügend abgebaut wird, führt das zu Überreaktionen wie starker Erregbarkeit und Unwohlsein. Das erklärt, warum manche Japaner, die ohne Alkohol nur selten eine Gemütsbewegung erkennen lassen, nach Alkoholgenuß völlig außer Kontrolle zu geraten scheinen und oft generell abstinent sind. Die Kenntnis dieser Reaktion erklärt auch, warum Frauen leichter alkoholisiert sind als Männer: Denn auch

Frauen bilden dieses zum Abbau benötigte Enzym in geringerer Menge.

Manche genetisch bedingten Enzymmängel oder Enzymfehler sind kaum spürbar, andere haben einen merklichen Krankheitswert, und einige wenige führen sogar zu lebensbedrohlichen Zuständen, besonders bei Säuglingen und Kindern.

Eine der bedeutendsten Erkrankungen, die in diesem Zusammenhang erwähnt werden muß, ist die Mukoviszidose (auch als zystische Fibrose bezeichnet). Hier kann durch eine gezielte Zufuhr von schleimlösenden Enzymen versucht werden, den Enzymdefekt auszugleichen und damit den Zustand des Patienten spürbar zu verbessern.

Man spricht von Enzymdefekten, wenn durch einen genetisch bedingten Defekt die Synthese eines Enzyms nur ungenügend stattfindet oder fehlt, oder aber eine Strukturveränderung vorliegt, die zur gestörten Funktion des Enzyms führt. Die mit derartigen Stoffwechselstörungen im Zusammenhang stehenden sogenannten Enzymopathien reichen von A bis Z: vom Albinismus (Mangel an Farbpigmenten der Haut, Haare und Augen) bis zu Zellvergiftungen.

## Gift und Gegengift

Die Folgen einer Enzymopathie bestehen meistens in der Ansammlung und Ablagerung der wegen eines gestörten oder mangelnden Enzyms nicht verarbeiteten Stoffe. Sie wirken dann wie Körpergifte. Bei der Entgiftung ist man einige Schritte vorangekommen.

Ein berühmtes Beispiel dafür ist die Behandlung von Giftgasopfern. Eines der furchtbarsten Giftgase ist das Nervengas Lost, auch Senfgas genannt. Es wirkt durch Enzymhemmung bei der Übertragung von Nervenimpulsen. Seltsamerweise besitzt eine Art von Tintenfischen genau das Enzym, das dazu fähig ist, den im Senfgas wirkenden Enzymhemmer zu zerstören. Das Tintenfisch-Enzym wurde isoliert und kann nunmehr – rechtzeitig angewendet – das Leben von Giftgasopfern retten.

Ein anderes Beispiel ist die Dialyse zur Entgiftung der enzymatisch nicht abgebauten Stoffwechselschlacken aus den Nieren. Auch eine Funktion der Leber wird man bald nachahmen können. Die Enzyme, die in der Leber für die Entfernung einiger Stoffwechselgifte zuständig sind, hat man in Mikroorganismen eingebaut. Diese Mikroorganismen produzieren von da an fleißig Enzyme, die Stoffwechselgifte aus der Leber entfernen, indem sie die giftigen Schlacken durch Spaltvorgänge wasserlöslicher machen. Die Schlacken können dadurch leichter auf natürlichem Wege aus unserem Organismus ausgeschieden werden. Noch bestehen gewisse Schwierigkeiten bei der Aktivierung dieser in unseren Stoffwechsel eingeschleusten biochemisch hergestellten Leberenzyme.

Bedenkt man die relativ kurze Zeit, die seit den ersten Versuchen in Richtung Enzymtherapie vergangen ist, können die Wissenschaftler guter Hoffnung sein, daß sie in den kommenden Jahren einen weiteren gewaltigen Sprung nach vorn machen werden.

## Rohr frei

Die größten Erfolge hat die Medizin derzeit bei der enzymtherapeutischen Behandlung von Durchblutungsstörungen erzielt; genauer gesagt bei der Auflösung von Blutpfropfen, den sogenannten Thromben.

Die Auflösung der Thromben ist deshalb ein Lieblingskind der Enzymologen. Ohne an dieser Stelle bereits die etwas komplizierte Geschichte mit dem Blutfließgleichgewicht zu schildern, sei ganz allgemein gesagt, daß aus verschiedenen Gründen Blutplättchen in Arterien und Venen aneinanderkleben und an den Gefäßwänden Pfropfen bilden können, die das Gefäß dann zu verschließen drohen. So können an Engstellen verschleppte Thromben möglicherweise eine tödliche Embolie verursachen. Auch der Herzinfarkt wird meist von einem Thrombus in den Arterien des Herzens verursacht.

Kein Wunder, daß man alles zu unternehmen versucht, um die Thromben aufzulösen, also die sogenannte Thrombolyse zu fördern. Für die Thrombolyse ist in unserem Körper ein Enzym zuständig, das Plasmin heißt. Plasmin befindet sich in großen Mengen in unserem Blut, hauptsächlich im gesicherten Zustand. Es ist nicht aktiv, weil es an einem Sicherungshebel hängt, der die Aktivierung verhindert. In diesem gesicherten Zustand heißt das Enzym Plasmin noch Plasminogen: Es muß erst »scharf« gemacht werden wie eine Waffe. Die Aktivierung des Plasmins bestimmt darüber, wie viele Thromben und wie rasch sie aufgelöst werden. Daher ist die Plasminogenaktivierung von vorrangiger Bedeutung bei der Auflösung der gefährlichen Blutpfropfen.

Plasminogenaktivatoren sind spezielle Enzyme. Man kann sie per Infusion in den Blutkreislauf oder direkt per Katheter an den Ort schicken, an dem ein Blutpfropf sitzt. Sie haben nichts anderes zu tun, als dem dort befindlichen inaktiven Plasminogen den Sicherungshebel abzuspalten und es dadurch in das aktive Plasmin zu verwandeln, das dann gezielt die Thromben auflöst und alles wieder in Ordnung bringt.

Die enzymatische Auflösung einer Blutgerinnung wird auch als Fibrinolyse bezeichnet. Das erste in der Schulmedizin zur Thrombolyse eingesetzte Fibrinolytikum wurde aus Kugelbakterien namens *Streptococcus haemolyticus* gewonnen. Diese Bakterien finden sich hauptsächlich in der Mundschleimhaut und können Angina, Scharlach oder eine Mittelohrentzündung verursachen. Ausgerechnet diese Bakterien besitzen ein Enzym, das fähig ist, Blut, das zu sehr klebt, flüssiger zu machen –

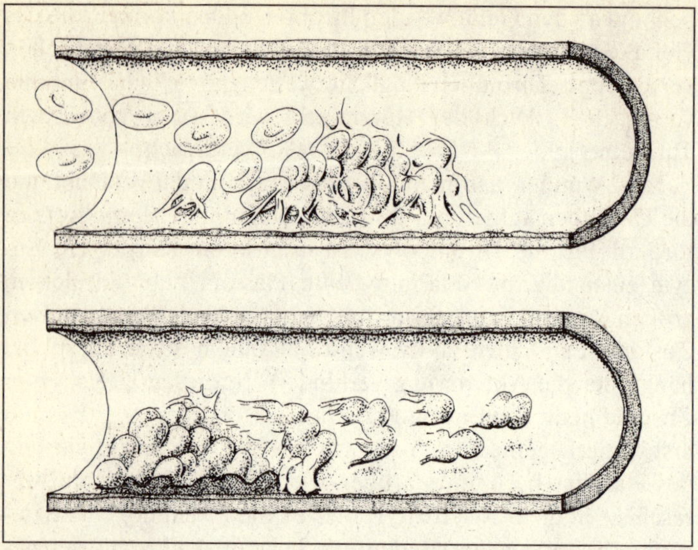

*Oben:* Blutplättchen kleben aneinander und bilden an der Gefäßwand einen Pfropfen. *Unten:* Thrombolyse: Auflösung des Blutpfropfens.

durch Fibrinolyse. Dieses Enzym heißt Streptokinase und wird zur Aktivierung von inaktivem Plasminogen genutzt, das sich nun zum aktiven Plasmin verwandelt.

Man hat Streptokinase erstmals kurz vor dem Zweiten Weltkrieg in Amerika in der Hoffnung eingesetzt, auf diese Weise alle mit einer Blutgerinnung verbundenen Krankheiten – vom Verschluß der Beinarterien (dem »Raucherbein«) bis hin zum Herzinfarkt – endgültig besiegt zu haben. Die Hoffnung war verfrüht. Denn es stellte sich heraus, daß viele Menschen durch die häufigen Infektionen mit den in der Mundschleimhaut ständig anwesenden Streptokokken bereits zahlreiche Antikörper dagegen bilden, so daß intravenöse Gaben von Streptokinase zu Unverträglichkeiten führen können.

Die Probleme der Unverträglichkeit bis hin zum allergischen Schock bekamen die Hoechst-Werke 1962 in den Griff, als sie eine reine und stabilisierte Streptokinase auf den pharmazeutischen Markt brachten. Sie wurde per Infusion über Stunden hinweg den an Thrombose leidenden Patienten in die Blutbahn geträufelt oder auch mittels Katheter direkt an den Thrombus gebracht. Ganz zufrieden war man jedoch immer noch nicht. Denn die Kraft zur Plasminogenaktivierung war nicht groß genug; zudem gab es einige Probleme mit der exakten Steuerung des Gleichgewichtes zwischen Blutverdünnung und Blutgerinnung. Eine besondere Komplikation trat auf, wenn zuviel Plasmin aktiviert wurde und sich somit eine Plasminogenerschöpfung einstellen konnte.

## Wertvoller Urin

Auf der Suche nach einem besseren und kräftigeren Plasminogenaktivator fand man schließlich ein Enzym, das wir mit dem Harn ausscheiden und das darum den Namen Urokinase erhielt. Die Urokinase ist ebenfalls ein ausgezeichnetes Fibrinolytikum: Sie sucht das Plasminogen auf und aktiviert es direkt zu Plasmin, das nun gezielt das klebrige Eiweiß aus den Blutgerinnseln und Blutpfropfen löst. Die Gefahr ist damit gebannt, daß das Blutgefäß an dieser Stelle verklebt oder durch Thromben verstopft wird.

Man muß allerdings die Urokinase – wie die Streptokinase – in der Klinik unter Kontrolle der Blutgerinnung per Infusion oder mittels Katheter direkt in die Gefäße einbringen. Es gibt bei der Urokinase aber weniger Probleme mit Allergien oder Unverträglichkeiten als bei der bakteriellen Streptokinase.

Schwierigkeiten gab es eher bei der Gewinnung der Urokinase. Denn die Tatsache, daß wir unentwegt mit dem Harn Urokinase ausscheiden, bedeutet nicht, daß dies in nennenswerten Mengen geschieht. Aus 2.300 Litern Harn können ganze 29 Milligramm gereinigte Urokinase gewonnen werden. Das machte die Anwendung natürlich zunächst ziemlich teuer. Mittlerweile ist es aber im Labor gelungen, Zellgewebe aus den Nieren zu züchten und es mit einigen biotechnischen Tricks dazu zu bringen, Urokinase gentechnologisch in ausreichender Menge herzustellen.

Die Anwendung der Urokinase bei Patienten mit Thrombose blieb trotzdem eine komplizierte und nicht billige Angelegenheit, die nur in der Klinik durchzuführen war. Man suchte deshalb nach weiteren Enzymen, die vielleicht noch mehr bei der Plasminogenaktivierung leisten können, sicherer und einfacher anzuwenden sind. Man prüfte Tiere, die über Gifte verfügen, die durch enzymatische Auflösung von Eiweiß im Blut wirken. Versuche mit Bienen-, Kröten- und Schlangengiften wurden unternommen. Sie finden in bestimmten Fällen durchaus einen Platz in der Pharmakologie. Zur Steuerung der Plasminogenaktivierung sind sie allerdings weniger geeignet.

Auch mit Hyaluronidase versuchte man Thromben aufzulösen. Das ist ein eiweißauflösendes Enzym mit besonderen Aufgaben: Unter anderem verdankt jedes Kind der Hyaluronidase seine Entstehung. Im Hoden des Mannes wird der Samen mit Hyaluronidase versehen, deren Aufgabe es ist, beim Andocken an die weibliche Eizelle den sogenannten Zellkitt der Eizelle aufzulösen und so dem Sperma das Eindringen und damit die Befruchtung zu ermöglichen.

Eine weitere Form der enzymatischen Thrombolyse könnte der Einsatz von t-PA (*tissue-type plasminogen activator*) sein, einem rasch und relativ sicher wirkenden Plasminogenaktivator. So plant man, nach und nach alle Rettungswagen in der Bundesrepublik mit einem Infusionsbesteck für t-PA auszurüsten, damit im Notfall bei einem Infarktpatienten bereits an Ort und Stelle das t-PA infundiert und damit das Leben des Patienten möglicherweise eher gerettet werden kann.

KAPITEL 6

# Verdauung: Mittel zum Leben

Was immer wir essen – ob Gänsebraten mit Knödel, Schokoladentorte mit Sahne oder Knäckebrot mit Radieschen –, wir nehmen damit fast ausschließlich Eiweiß, Fett und Kohlenhydrate zu uns.

Um diese drei Grundnahrungsstoffe in Stoffe zu verwandeln, die für uns biochemisch verwertbar sind, benötigen wir drei Gruppen von Enzymen: nämlich eiweißspaltende, »proteolytische« Enzyme (Proteasen), fettspaltende, »lipolytische« Enzyme (Lipasen) und kohlenhydratspaltende, »glykolytische« Enzyme (Amylasen).

Dieser enzymatische Umbau beginnt bereits im Mund. Denn die Nahrung wird beim Kauen durch die im Speichel enthaltenen Amylasen daraufhin kontrolliert, ob Arbeit für sie da ist, Kohlenhydrate aufgeschlossen und verarbeitet werden müssen. Unser Organismus zeigt eine gewisse Vorliebe für Kohlenhydrate: Auf sie stürzt sich das Verdauungssystem zuerst, dann auf das Eiweiß und zuletzt auf das Fett.

Begleiten wir die Nahrung vom Mund auf dem Weg zur weiteren Verarbeitung: Die zerkaute, mit dem Speichel zu Brei vermengte Nahrung wird durch die Speiseröhre in den Magen transportiert. Je weiter die Nahrung durch das Kauen und den Speichel bereits zerkleinert und aufgeschlossen wurde, um so besser für den Magen. Er nimmt die Sendung aus der Speiseröhre in Empfang und meldet über bestimmte Hormone an die Gallenblase und die Bauchspeicheldrüse, daß man sich durch die Bereitstellung von genügend Enzymen auf Arbeit im Darm vorbereiten soll.

Außerdem kümmern sich die im Magen befindlichen Amylasen um die von den Kollegen im Speichel begonnene Umarbeitung der Kohlenhydrate. Gleichzeitig wird das im Nahrungsbrei enthaltene Eiweiß aufgeschlossen. Für diese Aufgabe produziert der Magen jeden Tag – angeregt durch örtliche, psychisch-nervliche und hormonelle Einflüsse – zwischen einem und drei Liter Magensaft, der hauptsächlich aus Salz-

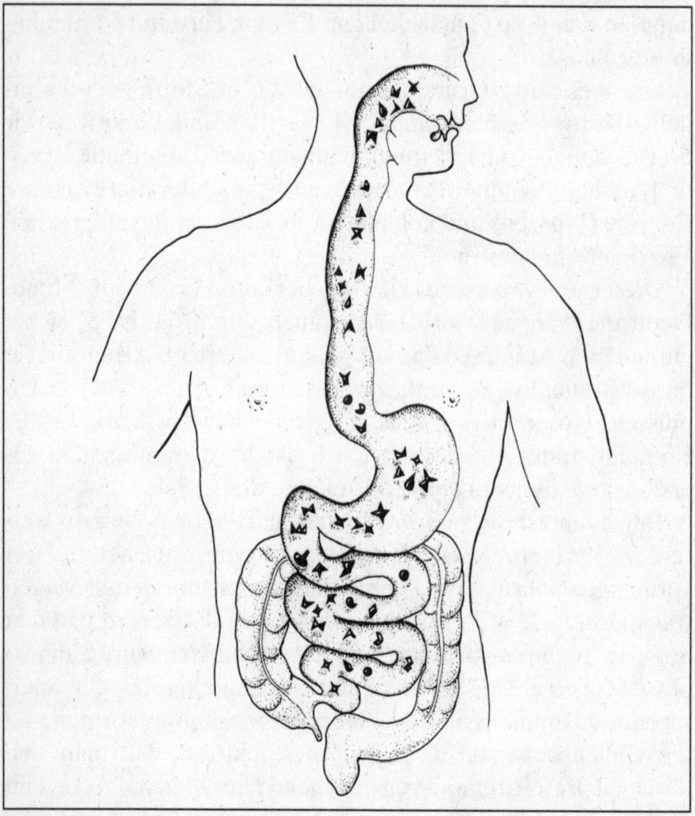

Eine große Zahl von Enzymen sorgt im Magen-Darm-Trakt für die Verdauung.

säure, Schleim und mehreren eiweißspaltenden Proteasen wie dem Pepsin und Kathepsin besteht. Bei Säuglingen kommt noch das für die Nutzung des Milcheiweißes besonders wichtige Labferment hinzu, das bereits erwähnte Enzym Chymosin.

Die Salzsäure aktiviert die im Magen wartenden eiweißspaltenden Enzyme wie etwa das Pepsin. Sie regt zudem die Hormonproduktion im Magen an, zerstört manche im Nahrungsbrei mitgelieferte Bakterien und fördert zudem die Aufnahme von Mineralstoffen und Spurenelementen in die Blutbahn. Andererseits vernichtet die Salzsäure auch Eiweißmoleküle, sie werden »denaturiert«, um sie für die eiweißspaltenden Enzyme (Proteasen) besser und leichter spaltbar zu machen.

Eigentlich müßte die Salzsäure auch die Magenwand selbst angreifen. Der Magen schützt sich davor mit schleimproduzierenden Zellen, die unsere Magenwand mit einer Schleimschicht überziehen. So sprechen wir denn auch von der Magenschleimhaut.

Der Magenpförtner entläßt den Brei nun schubweise vom Magen in den ersten Abschnitt des Dünndarms. In den Zwölffingerdarm, der seinen Namen dem Umstand verdankt, daß er – wie Ärzte vor einigen hundert Jahren festgestellt haben – etwa zwölf Fingerbreit lang ist. Heute nennt der Arzt den Zwölffingerdarm etwas sachlicher das Duodenum.

Entgegen der Annahme, der Magen sei der Hauptschauplatz der Nahrungsverarbeitung, wird vielmehr die gründlichste Arbeit im Zwölffingerdarm geleistet. Dort herrscht im Gegensatz zum Magen ein alkalisches Milieu, welches die mit dem Magenbrei angekommene Magensäure schnell neutralisiert und den meisten Verdauungsenzymen ein angenehmeres »Betriebsklima« bietet.

Um den Verdauungsvorgang zu optimieren, ist es auch wichtig, daß der Magen dem Hormon Gastrin die Nachricht weitergegeben hat, daß mit Arbeit zu rechnen ist. Denn das ist die

Voraussetzung dafür, daß nunmehr dem Darm genügend Pankreassaft aus der Bauchspeicheldrüse zur Verfügung steht.

Die Bauchspeicheldrüse produziert jeden Tag – neben Hormonen wie Insulin und Glukagon – rund anderthalb Liter Verdauungssaft und befördert ihn in den Zwölffingerdarm. Er enthält im wesentlichen die schon genannten drei Enzymgruppen:

- *Proteolytische Enzyme (Proteasen)*
  Zu ihnen zählen Trypsin, Chymotrypsin sowie die Peptidasen und Elastasen. Sie sind in der Lage, stündlich bis zu 300 Gramm Eiweiß abzubauen.

- *Lipolytische Enzyme (Lipasen)*
  Sie können stündlich bis zu 175 Gramm Fett abbauen. Um diese Arbeit zu schaffen, wird das Fett zuvor durch Galle, also den Saft der Gallenblase, löslich gemacht. Man nennt dieses Löslichmachen des Fettes »Emulgieren«.

- *Glykolytische Enzyme (Amylasen)*
  Sie schaffen einen stündlichen Abbau von bis zu 300 Gramm Kohlenhydrate.

## Zur Aufnahme bereit

Nachdem die Nahrungsstoffe im Zwölffingerdarm durch die Enzyme so verändert worden sind, daß sie nunmehr aus kleinen, für den Körper leicht verwertbaren Bruchstücken bestehen, werden sie in die nächsten beiden Abschnitte des Dünndarms transportiert. Diese Abschnitte heißen in der Medizin Jejunum und Ileum. Dort erfolgt die Aufnahme des Großteils der verwertbaren Baustoffe in den Organismus: Sie werden resorbiert.

Die Resorption in den Dünndarmabschnitten kann man sich vorstellen wie das Aussortieren bestimmter Teile auf einem Fließband: Auf der ganzen Strecke werden einzelne Baustoffe herausgepickt und durch die Dünndarmwand in den Blutkreislauf gebracht. Ist die Aufnahme über die Dünndarmwand in den Blutkreislauf gestört, funktioniert natürlich bald das gesamte Verdauungssystem nicht mehr. Der davon betroffene Mensch leidet dann unter unklaren Magen- und Darmbeschwerden.

Daß bei der Aufnahme der Baustoffe aus dem Darm in den Blutkreislauf Enzyme eine entscheidende Rolle spielen, dürfte niemanden mehr verwundern. Es gibt mehrere Enzyme, die zur Zerkleinerung und zum Transport der nutzbaren Baustoffe unentbehrlich sind.

Nicht verwertbare Baustoffe verbleiben als Schlacken im Darm, wo ihnen Wasser entzogen wird; sie werden eingedickt und landen im Dickdarm, schließlich als Stuhl im Mastdarm. Selbst hier kann es noch zu einer gewissen Feinauswertung kommen, denn im gesamten Verdauungskanal – besonders in Dickdarm und Mastdarm – befinden sich Mikroorganismen, die sich aus den verarbeiteten und weitgehend ausgewerteten Nahrungsstoffen, welche eigentlich nur noch Verdauungsmüll sind, etwas heraussuchen, das ihnen zum Leben dient.

Es sind fremde Lebewesen, die sich in unserem Darm eingenistet haben: Schmarotzer. Unser Körper aber toleriert ihre Anwesenheit, obgleich sie als Fremdkörper eigentlich von unserem Immunsystem erkannt und angegriffen werden müßten. Aber hier wurde auf interessante Weise ein Waffenstillstand geschlossen, der – sobald wir ihn verstanden haben – bei dem Problem der Abstoßung nach Organverpflanzungen eine Bedeutung erlangen könnte.

Unser Körper macht diese Ausnahme bei den fremden Bakterien der Darmflora, weil er davon profitiert: Es ist ein Geschäft, bei dem alle gewinnen, eine Symbiose. Beim Verdauungsvorgang dieser Mikroorganismen fallen Nebenprodukte an, die unser Körper gut gebrauchen kann – zum Beispiel das Vitamin K, das bei der Blutgerinnung benötigt wird.

## Eßt mehr Enzyme!

Mit der Nahrung nehmen wir neben den drei Grundstoffen Eiweiß, Fett und Kohlenhydrate (und Alkohol, der eine Sonderrolle spielt) auch noch einige andere Stoffe in geringen Mengen zu uns: Vitamine, Mineralstoffe, Spurenelemente und natürlich auch Enzyme. Welche Enzyme und wie viele es sind, hängt von der Art der Nahrung und dem Zustand ab, in dem sich die Nahrung befindet. Frische, natürlich gereifte Ananas ist beispielsweise reich an dem eiweißspaltenden Enzym Bromelain, in der Ananas aus der Dose dürfte sich kaum noch etwas davon finden.

Mit dem Erhitzen der Nahrung haben unsere Vorfahren zwar unserer Zunge und unseren Zähnen möglicherweise einen Gefallen getan, nicht aber unserem Verdauungssystem. Denn durch die hohen Temperaturen werden so gut wie alle Enzyme in der Nahrung zerstört.

Auch die Nahrungsmittelindustrie hat nicht immer alles unternommen, um den Gesundheitswert der Lebensmittel zu sichern. Zu den eher gesundheitsschädlichen Produkten gehören die sogenannten Auszugsmehle und der raffinierte Zucker und leere Kohlenhydrate, die Mitschuld tragen an vielen Zivilisationskrankheiten, unter denen wir heute leiden.

Es ist nicht zu erwarten, daß alle Schnellrestaurants aus Rücksicht auf unseren Enzymbedarf aufhören werden, Pommes frites, Ketchup, Weißbrot und Softdrinks der üblichen Art zu verkaufen. Es ist auch nicht damit zu rechnen, daß wir plötzlich damit beginnen, das Fleisch nicht mehr zu grillen oder davon absehen, eigentlich gesunde Lebensmittel auf andere Weise in weniger gesunde Nahrungsmittel zu verwandeln.

Wir würden uns schon viel Gutes tun, wenn wir beispielsweise vor der Hauptmahlzeit einen Salatteller, etwa mit Karotten, Fenchel, Lauch, roten Rüben oder Sellerie, auf den Tisch stellen oder Gemüse nur dünsten würden; und wenn wir – auch das ist auf Umwegen ein Enzymhemmer – mit dem Salz sparsamer umgingen. Wir sollten zum schwerverdaulichen Fleisch wenigstens so enzymreiche Lebensmittel wie rohes Sauerkraut, Zwiebeln, Knoblauch oder frische Kräuter als Verdauungshilfe reichen.

Viele Japaner sündigen zwar in mancher Hinsicht bei ihren Eßgewohnheiten, auf der anderen Seite ernähren sie sich instinktiv gesund, wenn sie rohen Fisch und rohe Meeresfrüchte essen – aus hoffentlich sauberen Gewässern. Fleisch reichen sie mit verhältnismäßig viel Sojasauce.

Die Sojasauce ist vielleicht das älteste »Enzymmittel« überhaupt. Seit Jahrtausenden kennt man in Asien deren verdauungsfördernde Wirkung. Zu ihrer Herstellung wird Sojamehl mit Gerste oder Reis vermischt und mit Hilfe eines Pilzes zur Gärung gebracht. Der Schlauchpilz *Aspergillus oryzae* enthält stark wirksame Enzyme, denen man den schönen Namen Pronasen gegeben hat. Die Pronasen behalten in der erst nach Jahren der Gärung gebrauchsfertigen Sojasauce – auch die berühmte Worcestersauce ist dem Prinzip nach kaum etwas anderes – ihre Kraft, die sie bei der Spaltung des Fleischeiweißes einsetzen. Man hat in Japan mittlerweile diesen Schlauchpilz hochgezüchtet und daraus sozusagen Super-Pronasen gewonnen.

Wir essen nicht immer, was uns Instinkt und Vernunft zu sagen versuchen. Wir essen weder zur richtigen Zeit die richtige Menge noch auf die richtige Weise die richtigen Lebensmittel. Die Folgen können Verdauungsstörungen, Fettablagerungen oder Übergewicht sein. Und damit sind zahlreiche weitere Gesundheitsstörungen bis hin zu Herz- und Kreislauferkrankungen verbunden. Mit den weitverbreiteten Abmagerungsdiäten und Abführmitteln sind meist nur kurzfristige Besserungen zu erzielen, die sich in einer vorübergehenden Gewichtsreduzierung erschöpfen und auf die Dauer den Gesundheitszustand eher verschlechtern.

## Hilfe für die Verdauung

Um den überlasteten Verdauungsapparat zu stützen, können wir natürlich Verdauungsenzyme schlucken. Es gibt Dutzende von Mitteln dieser Art. Das bekannteste ist wohl der Pepsin-Wein, der Peptide enthält, die wichtige Aufgaben in Magen und Darm zu erfüllen haben.

Auch der Bierhefe sollten wir mehr Aufmerksamkeit schenken. Die Zellen der frischen Brauereihefe stellen unserem Organismus reichlich Vitamine, Mineralstoffe und Spurenelemente zur Verfügung, die im Darm die Enzymaktivität ankurbeln, welche einer Generalreinigung gleichkommt. Gesundheitsschädliche Bakterien werden dabei entfernt, gesundheitsfördernde können sich an deren Stelle ansiedeln. Dieser »Frühjahrsputz« des Darmes läßt sich unterstützen durch die Einnahme von Präparaten, in denen sich nützliche Schmarotzer befinden, die bereits erwähnten und willkommenen Gäste in der Darmflora.

Die erhältlichen Enzympräparate, die man häufig bei gestörter Verdauung, Völlegefühl, Aufstoßen, Blähungen, Verstopfung oder Durchfall verordnet bekommt oder sich in der Apotheke oder Drogerie besorgt, werden meist aus dem Bauchspeicheldrüsensaft von Schweinen gewonnen und enthalten viele Enzyme, die zur Aufspaltung von Eiweiß, Fett und Kohlenhydraten erforderlich sind. Einige Präparate sind zudem mit Enzymen des Schlauchpilzes, *Aspergillus oryzae*, oder mit Ochsengalle und anderen Helfern angereichert.

Einige Präparate wie etwa Pepsin-Wein wirken bereits im Magen, andere werden durch eine Ummantelung vor den Angriffen der Salzsäure im Magen geschützt, um ihre Aktivität erst im Dünndarm voll zu entfalten. Sie unterstützen dort die von der Bauchspeicheldrüse gelieferten Enzyme, an denen es gerade bei älteren Menschen oft mangelt, wenn deren Enzymleistung immer schwächer wird.

Derartige Enzympräparate leisten bei Verdauungsproblemen, besonders im Dünndarm, oft sehr gute Dienste. Aber warum wirken sie nicht auch im gesamten Organismus so segensreich? Bereits im Magen oder im Dünndarm aus dem Nahrungsbrei aufgenommen, werden sie dort aktiv und verschleißen.

Die in der Systemischen Enzymtherapie eingesetzten Enzymgemische werden im Gegensatz dazu vor oder lange nach den Mahlzeiten eingenommen, sind durch ein besonderes Herstellungsverfahren vor den Angriffen der Magensäure geschützt und für die Aufnahme durch die Darmwand in den Gesamtorganismus vorbereitet, um erst dort wirksam zu werden.

## Hilfe für den gesamten Organismus

Davon träumten die Mediziner schon lange: Anstatt mühsam die vom Organismus benötigten Enzyme per Infusion einzubringen – mit allen damit verbundenen Komplikationen und Einschränkungen –, würden sie gern diese Enzyme wie ein gewöhnliches Medikament dem gesamten Organismus zur Verfügung stellen.

Welche Möglichkeiten tun sich da auf: Der Mensch, der unter einem Mangel an bestimmten Enzymen leidet, könnte diese fehlenden Helfer einfach schlucken. Und wenn ein Kranker einen stark gestiegenen Bedarf an einwandfrei funktionierenden Enzymen hat – und jede Krankheit ist im Grunde mit gestörter Enzymfunktion und mit erhöhtem Enzymbedarf verbunden –, könnte man ihm diese Enzyme einfach verordnen.

Viele Wissenschaftler haben nach einem Blick in ihre Lehrbücher von diesem Traum wieder Abstand genommen. Denn dort war zu lesen, daß er nicht funktioniert und nicht funktionieren kann: Denn Enzyme könne man zwar schlucken, auch innerhalb des Verdauungssystems durch die Einnahme von Enzymen gezielt eine begrenzte Enzymtherapie durchführen – doch das sei auch schon alles. Eine Aufnahme der Enzyme in den gesamten Organismus – also eine Resorption – sei nicht möglich, da Enzyme großmolekulare Eiweißkörper seien. Und zwar seien ihre Moleküle so groß, daß sie nicht durch die engen Zotten der Dünndarmwand hindurch den Weg in die Blut- und Lymphbahn und damit in den gesamten Organismus finden. So steht es in den alten Lehrbüchern, die man getrost wegwerfen kann, denn sie mußten korrigiert werden.

Richtig ist die heute wissenschaftlich fundierte Erkenntnis, daß die systemische, also den gesamten Organismus erfassende, gezielte Zufuhr von entscheidend wichtigen Enzymen zur Vorbeugung sowie zur wirkungsvollen begleitenden Behandlung fast aller Krankheiten möglich ist.

Das ist wohl die wichtigste Mitteilung dieses Buches, denn sie stellt die Grundlage für eine jedem Menschen zur Verfügung stehende Hilfe dar: die Systemische Enzymtherapie, deren Einsatz von Tag zu Tag einen immer bedeutenderen Stellenwert in der gesamten Medizin erhält.

KAPITEL 7

# Enzymtherapie: Die Gesundmacher

An welcher Krankheit ein Mensch auch leiden mag, man kann stets davon ausgehen, daß die in seinem Körper befindlichen Enzyme nicht optimal arbeiten. Es ist daher notwendig, bei fast jeder Gesundheitsstörung Enzyme von der jeweils erforderlichen Art und Menge schnellstens heranzuschaffen, um den offensichtlich zu schwachen, unterlegenen oder kranken körpereigenen Enzymen zu helfen, die Gesundheitsstörung zu beheben.

Man kann zusätzlich Enzymdragees schlucken, damit die Gesundmacher ihr Werk tun. Wenn es ganz schnell gehen soll oder große Mengen benötigt werden, kann man sie auch injizieren oder per Mikroklistier durch den Enddarm einbringen. Sinnvoll ist es auch, Enzyme bereits vorsorglich einzunehmen und damit eine schlagkräftige Truppe bereitzustellen, sobald mit einer Bedrohung der Gesundheit und damit einem vermehrten Bedarf an Enzymen zu rechnen ist – etwa bei einer drohenden Erkältung oder bei sportlichen oder beruflichen Tätigkeiten, die oft mit Verletzungen einhergehen.

Was wie Utopie klingt, ist heute tatsächlich weitgehend möglich. Wir sind zwar noch nicht in der Lage, alle 2.700 bisher bekannten oder sogar die insgesamt rund 100.000 im Organismus vermuteten verschiedenen Enzyme nach Wunsch dem von Störungen bedrohten Organismus zur Verfügung zu stellen. Aber jeder Mensch kann bereits eine Mischung der für die Gesundung und Gesunderhaltung wichtigsten Enzyme einnehmen und so dem gesamten Organismus zuführen.

Diese Enzyme regulieren die körperliche Abwehrkraft und sind wichtig für alle Entzündungsvorgänge. Sie sorgen für gute

Durchblutung und helfen bei der Heilung von Wunden aller Art, greifen sogar schützend beim Wachstum entarteter Zellen ein. Und sie bekämpfen Viren.

## Warum denn nicht gleich?

Die Einnahme solcher Enzymmischungen zur Behandlung von Krankheiten sowie deren Vorsorge wird seit mehr als 40 Jahren erfolgreich praktiziert. Wir fragen uns natürlich, warum eine so grundlegende, vielseitige, erfolgreich anzuwendende Methode nicht längst zum Standard jeder ärztlichen Praxis gehört – warum nicht jeder von uns längst diese fast allmächtigen Gesundmacher im Badezimmer neben dem Zahnputzbecher zur Einnahme parat hat.

Das liegt sicherlich zu einem großen Teil an der in den vergangenen Jahrzehnten von der etablierten Medizin vielfach vertretenen Einstellung: »Das kann nicht sein, sonst würden wir es doch alle machen«.

Versuchen wir, die Argumente nicht auf dem heutigen Stand der Enzymwissenschaft befindlicher Mediziner zu widerlegen, um auch ihnen nahezubringen, daß die Systemische Enzymtherapie – also die Einnahme im gesamten Organismus wirksamer proteolytischer Enzyme per Dragee, Tablette oder Mikroklistier – funktioniert.

An dem Begriff »Systemische Enzymtherapie« nehmen manche Mediziner bereits Anstoß. Genaugenommen ist zum Beispiel auch die Infusion von Urokinase oder anderen Enzymen über die Ellbogenvene in den Blutkreislauf eine Systemische Enzymtherapie. Schließlich gelangen auch hier die Enzyme in das gesamte System des Organismus. Mögen sich die Vertreter der Systemischen Enzymtherapie und der Schulmedizin selbst darüber einigen, wie sie die Behandlungsweise bezeichnen. Es hat für die Sache selbst keinerlei Bedeutung.

Der Unterschied zur bisherigen Nutzung der Enzyme liegt unter anderem in dem, was man die »perorale Phase« der Enzymtherapie nennt, die Einführung der Enzyme in den gesamten Organismus durch das Einnehmen der Enzympräparate in Form von Tabletten oder Dragees oder im ähnlichen Sinn durch Mikroklistiere in den Enddarm.

In Amerika wagten es in den dreißiger Jahren einige Wissenschaftler – zunächst rein pragmatisch und ohne Rücksicht auf geltende Lehrmeinungen – zur Behandlung von Entzündungsprozessen und von Blutgerinnungsstörungen dafür geeignete Enzyme, etwa Streptokinase und Trypsin, den Patienten als Medikament zu verabreichen. Es wirkte zwar nicht so deutlich wie bei der Infusion, zeigte aber dafür weniger Nebenwirkungen, war einfacher und sicherer zu handhaben.

In Deutschland war es der Biochemiker Gaschler, der 1937 erstmals gegen bestimmte Krebsformen wirksame einzelne Enzyme nicht nur injizierte, sondern auch als Medikament einnehmen ließ. Die Vermutung, daß Enzyme wirksam gegen Krebs einzusetzen sind, war nicht neu. Instinktiv hatten schon die Mayas und andere Völker beispielsweise Papayablätter und -saft auf bösartige Geschwüre aufgetragen. Das darin enthaltene Papain ist ein stark wirksames Enzym zur Auflösung von »ungesundem« Eiweiß.

Und vor knapp hundert Jahren hatte ein britischer Arzt namens Beard den Bauchspeicheldrüsensaft frisch geschlachteter Kälber seinen Krebspatienten injiziert. Er erzielte damit derart sensationell erscheinende Erfolge, daß man ihn als Scharlatan verlachte. Als man schließlich auf den Druck der Patienten hin seine Behandlungsmethode prüfen wollte, nahm man dazu – aus praktischen Gründen, wie man meinte – Bauchspeicheldrüsensaft, den man sich aus dem nächsten Schlachthaus besorgte und der keinerlei lebende Enzyme mehr enthielt. Man wußte ja nicht, was eigentlich in dem Bauchspeicheldrüsensaft diese angezweifelte Wirkung gegen Krebs auslösen sollte. Natürlich wirkte das Mittel nicht; Dr. Beard war nach Meinung der Kollegen entlarvt und der erste Ansatz zu einer generellen Enzymtherapie bei Krebs wissenschaftlich erst einmal erledigt.

## Ein ganz ungewöhnlicher Mensch

Bei der Erforschung und Verbreitung der Systemischen Enzymtherapie spielt ein ganz ungewöhnlicher Mensch eine zentrale Rolle. Er war einer der großen universell denkenden und arbeitenden Wissenschaftler unserer Zeit – Max Wolf.

Äußerlich eher unscheinbar, nur 1,55 Meter groß, mit mächtigem Schädel und spärlichem Haarkranz, war er nicht, was man gemeinhin unter einem schönen Mann versteht. Er besaß aber eine so starke Ausstrahlung, daß – sobald er einen Raum betrat – jeder neben ihm verblaßte. Es gibt Menschen, die ihm nur kurz begegnet sind und heute noch schwören, er sei nicht kleingewachsen, sondern ein Riese von Gestalt gewesen. Mit magnetischer Anziehungskraft faszinierte er die schönsten Frauen, die genialsten Wissenschaftler, die berühmtesten Künstler, die mächtigsten Politiker.

Sein Lebensweg ist eng verwoben mit der Naturgeschichte und Kultur unseres Jahrhunderts. Geboren wurde er 1885 als Sohn eines stark deutsch-national gesinnten Vaters und einer jüdischen Mutter im konfliktgeladenen Wien der damals noch glanzvollen k. u. k. Monarchie. Aufgewachsen in Böhmen, floh Max Wolf mit zwölf Jahren aus eigenem Entschluß aus dem zu dieser Zeit nicht besonders harmonischen Elternhaus und fuhr mit der Bahn allein nach Wien, wo er seinen Lebensunterhalt durch Nachhilfeunterricht für reiche, aber unbegabtere Mitschüler verdiente.

Er beendete die Schule schneller als alle anderen, studierte Hoch- und Tiefbau, wurde Ingenieur und machte allerlei tech-

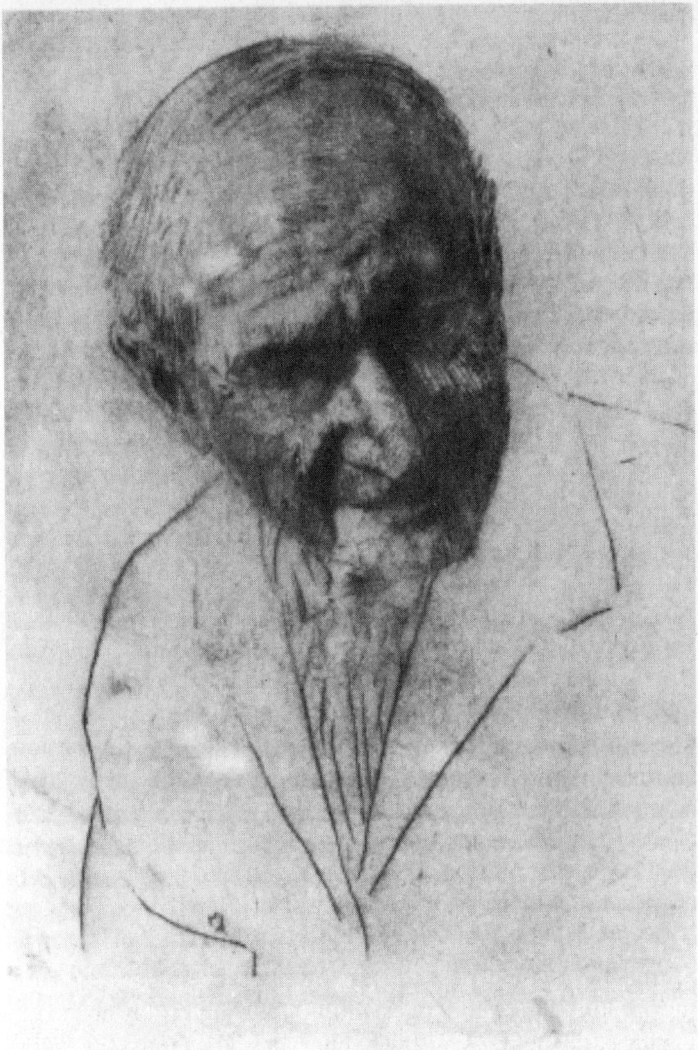

Professor Max Wolf

nische Erfindungen: So erhielt er Patente für technische Anlagen zum automatischen Anhalten fehlgeleiteter Eisenbahnzüge. Als ihn die Technik zu langweilen begann, entwickelte er sein erstaunliches Zeichen- und Maltalent, wurde Künstler und erhielt in kurzer Zeit den Titel eines »k. u. k. Hofmalers S. M. des Kaisers Franz Joseph von Österreich«.

Bei Ausbruch des Ersten Weltkrieges befand sich der damals 29jährige k. u. k. Hofmaler Wolf zufällig gerade in New York, wo er seinen Bruder besuchte. Eigentlich wollte er sich zur kaiserlichen Armee und zum aktiven Dienst an der Front melden, doch es gab keine Möglichkeit mehr, nach Österreich zurückzukehren. So blieb er in New York und begann – da sein Bruder Medizin studiert hatte – ebenfalls ein Medizinstudium. Nach wenigen Semestern hielt er bereits eigene Vorlesungen an der Universität, denn dieser bemerkenswerte Student wußte bereits mehr als die meisten ihn unterrichtenden Professoren.

Kurz nach Beendigung des Studiums lud man ihn ein, weitere Vorlesungen über Medizin zu halten, und ernannte ihn zum Professor der Medizin an der Fordham University in New York. In seinem Leben erwarb er insgesamt sieben verschiedene Doktorgrade.

Neben seiner Tätigkeit als Universitätsprofessor eröffnete er zusammen mit seinem Bruder eine ärztliche Praxis, bildete sich zum Gynäkologen weiter und leitete die größte Entbindungsklinik von New York. Sie lag in der Mitte zwischen dem Italiener- und dem Schwarzenviertel und registrierte jährlich mehr als 4.000 Geburten. An den Wochenenden arbeitete Wolf zusätzlich als Facharzt für Hals-, Nasen- und Ohrenleiden. Sein besonderes Interesse aber galt den Hormondrüsen. Da es in der gesamten Medizinliteratur noch kein einziges spezielles Lehrbuch über das Hormonsystem gab, machte er sich daran, eines über Endokrinologie zu verfassen.

Die Ärzte stürzten sich darauf. Und sein Bruder, dem er das Copyright überlassen hatte, wurde dadurch prompt zum Millionär.

## Eiweiß und eine blaue Rose

Maxe Wolf, wie er von seinen Freunden genannt wurde, hatte anderes zu tun, als dieser Million nachzutrauern. Ihn beschäftigte ein wissenschaftliches Neuland: die angewandte Genetik. Er unternahm auf eigene Faust Forschungen auf diesem Gebiet und schuf viele Grundlagen für das, was heute in der modernen Gentechnologie genutzt wird.

So sah er den steigenden Eiweißbedarf für die Ernährung der Menschheit voraus und überlegte, wie dieser rascher, billiger und besser als über die Agrarwirtschaft durch die Züchtung eiweißherstellender Bakterien gedeckt werden könnte.

Er fütterte bestimmte Bakterien extrem stark mit Aminosäuren, den Bausteinen von Eiweiß. Gleichzeitig erhöhte er die Mutationsrate, also die Neigung zur genetischen Veränderung, mit Hilfe von UV-Bestrahlung und der Zugabe von Colchizin, dem zellverändernden Gift der Herbstzeitlose. Die meisten Bakterien gingen bei dieser Behandlung zugrunde. Die eiweißtolerierenden Bakterien wurden isoliert und nochmals dieser Prozedur unterworfen; diese Auslese führte schließlich zur Entwicklung eines Bakterienstamms, dessen Trockensubstanz zu 85 Prozent aus Eiweiß bestand und der zudem so sehr an das Eiweiß gewöhnt war, daß er danach regelrecht süchtig wurde. Wenn man die Zufuhr von Eiweiß drosselte, stellten die Bakterien Eiweiß aus Stickstoff, Salzen und Zellulose selbst her. Dabei gediehen sie prächtig und vermehrten sich eifrig.

Das Verfahren von Professor Wolf, mittels eiweißproduzierender Bakterien Eiweiß für die menschliche Ernährung zu gewinnen, wurde patentiert. Das Patent schenkte Wolf damals Gandhi und Präsident Roosevelt; es liegt immer noch ungenutzt in den Patentarchiven.

Der damalige Vizepräsident der USA, Henry A. Wallace – er war eigentlich Biologe und Genetiker – hatte Wolfs Versuche finanziert und unter anderem bessere Weizensorten und größere Erdbeeren gezüchtet. Mehr spaßeshalber stellte Wolf durch genetische Manipulationen die erste »blaue« Rose der Welt her. Wichtiger aber war, daß er auf ähnliche Weise immunisierende Bakterien züchten konnte, mit denen man die seinerzeit in den USA grassierende Euterentzündung bei Milchkühen erfolgreich bekämpfte.

Bei seiner intensiven Auseinandersetzung mit der Genetik wurde Wolf immer stärker die Schlüsselrolle der für jegliches Leben und jegliche Lebenstätigkeit entscheidenden Enzyme bewußt. Er erkannte, welche immensen Möglichkeiten in einer besseren Beherrschung der im Organismus stattfindenden Enzymtätigkeit verborgen lagen, schränkte seine bisher breitgefächerten Interessen weitgehend ein und konzentrierte sich von nun an auf die Enzymforschung.

## Was ist eine Normalsubstanz?

Aus diesem Grund nahm er mit Professor Freund in Wien Kontakt auf. Anfang der dreißiger Jahre ging nämlich eine geradezu sensationelle Meldung durch die Welt: Demnach hatten Professor Freund und dessen Mitarbeiterin Kaminer entdeckt, daß es im Blut gesunder Menschen eine Substanz gibt, die imstande ist, Krebszellen anzugreifen und zu vernichten – einen Krebsschutz. Diese Substanz, so erklärte Freund, fehle im Blutserum und Urin der Krebskranken oder sei nur in außerordentlich geringer Menge vorhanden. Professor Freund gab dieser Substanz den Namen »Normalsubstanz«, ohne erklären zu können, woraus diese Normalsubstanz bestand oder wie sie wohl wirkte.

Die Normalsubstanz von Professor Freund faszinierte Wolf außerordentlich. Als Professor Freund starb, übernahm er die weitere Erforschung dieser zunächst noch unerklärlichen Normalsubstanz und folgerte bald ganz richtig, daß die Substanz, die normalerweise bei Gesunden vorhanden ist und bei Krebskranken nur in geringen Mengen gefunden wird oder ganz fehlt, aus Enzymen besteht.

Er untersuchte die Enzyme daraufhin näher und konnte nachweisen, daß sie nicht allein beim Krebsgeschehen eine große Rolle spielen, sondern daß generell bei allen Gesundheitsstörungen die Art, Menge und Qualität dieser Enzyme von ausschlaggebender Bedeutung ist.

Die logische Konsequenz, daß die Zufuhr der richtigen Art, Menge und Qualität von Hydrolasen für die Wiederherstellung und Sicherung der Gesundheit eine grundlegende medizinische Maßnahme darstellt, revolutionierte die Medizin.

## Das Biological Research Institute in New York

Professor Max Wolf gründete in New York das Biological Research Institute und gewann Helen Benitez für sein Projekt, die langjährige Leiterin des Labors für Zellkulturtechnik der Neurochirurgischen Abteilung der Columbia University.

Die erste Aufgabe der Biochemikerin war es, Hydrolasen aus pflanzlichen und tierischen Stoffen zu isolieren und von den Bestandteilen zu reinigen, die man als Fremdeiweiß bezeichnet, auch wenn diese Hydrolasen genaugenommen eigentlich selbst aus »fremdem« Eiweiß bestehen. Nun sind alle Enzyme zwar sehr anspruchsvoll, wenn es darum geht, welches Substrat sie aufnehmen und was sie dann damit anfangen sollen. Aber es ist ihnen gleich, ob sie das in einem menschlichen, tierischen, pflanzlichen oder einem Mikroorganismus tun. So können wir die in der Nahrung enthaltenen Enzyme aufnehmen und in unserem Organismus nutzen.

Mit den gereinigten Hydrolasen wurden nun Tausende von Tests unternommen. Es wurde geprüft, welche Hydrolasen aus welchen tierischen, pflanzlichen oder mikrobiellen Stoffen welche Aktivitäten entwickelten. Im Labor fügte man den einzelnen Hydrolasen in unterschiedlicher Konzentration Zellkulturen hinzu, die Krebszellen enthielten, und beobachtete deren zellzerstörende Wirkung. In unendlich zeitraubenden Versuchsreihen konnten somit die effektivsten Enzyme aus der riesigen Menge der zur Verfügung stehenden Hydrolasen herausgefiltert werden.

Man kombinierte sie schließlich zu optimal erscheinenden Gemischen, wobei darauf geachtet wurde, daß die jeweilige Tätigkeit der einzelnen Enzyme die Wirkungen der anderen ergänzte, sie sogar verstärkte und außerdem ein möglichst breites Spektrum aller erwünschten Enzymreaktionen abgedeckt wurde. Es war vorauszusehen, daß die Gabe derartiger Enzyme nicht allein eine mögliche Hilfe gegen bestimmte Krebszellen darstellen würde, sondern daß die den gesamten Organismus beeinflussende Aktivität der Enzyme auf fast allen medizinischen Gebieten eingesetzt werden könnte.

Nach mehreren Jahren kristallisierten sich zwei Enzymkombinationen besonders heraus. Eine schien mehr Einfluß zu haben auf entzündliche, die andere mehr auf die degenerativen Gesundheitsstörungen. Man nannte die im Biological Research Institute aus pflanzlichen und tierischen Grundstoffen gewonnenen Enzymkombinationen »Wolf-Benitez-Enzymgemische« und verkürzte den Namen später zu »Wobenzymen«.

Heute stehen sie uns hauptsächlich unter den Namen Wobe-Mugos und Wobenzym zur Verfügung. Bis es jedoch möglich war, die Enzymgemische überall in der Welt als Medikament anzubieten, mußte noch sehr viel Arbeit geleistet werden: Die richtige Verpackung der Enzymgemische zu festen Dragees und die optimale Aufnahme in den Organismus sowie die Unschädlichkeit der auf natürlichem Wege eingenommenen Enzymgemische waren zu untersuchen.

Professor Wolf verfütterte seine Enzymgemische an Tiere in unvorstellbar hoher Dosierung. Er wollte wissen, ob eine derartig große Menge an im Organismus aktivierten, das Eiweiß auflösenden Enzymen nicht vielleicht doch außer Kontrolle geraten und den Organismus, in den sie eingebracht wurden, attackieren und auflösen würden. Die Enzyme taten aber nur das, was man von ihnen erwartete, und griffen den Organismus nicht an.

Immer wieder wurden weitere Versuche angestellt, um eventuelle Risiken aufzudecken – und auch, um beispielsweise sicher zu sein, daß der menschliche Organismus sich selbst nach langfristiger Einnahme der Enzymgemische nicht daran gewöhnte und unter Umständen deshalb seine körpereigene Enzymproduktion einstellte.

An der Sicherheitsüberprüfung dieser neuen Art von Medikamenten war auch der deutsche Biochemiker Karl Ransberger beteiligt, der Ende der fünfziger Jahre als junger Mann Max Wolf kennengelernt hatte. Zusammen mit Professor Haubold, einem bekannten Arzt und Wissenschaftler aus München, mit einer nicht ganz so spektakulären, aber ebenfalls sehr ungewöhnlichen Laufbahn wie Wolf. Haubold beschäftigte sich intensiv mit der Vitaminforschung und untersuchte zu jener Zeit mit Ransberger die Zusammenhänge zwischen Vitamin-A-Mangel und bestimmten Krankheiten, etwa Kinderlähmung und Mongolismus.

Ziel war es, das zur wirksamen Behandlung in großer Menge erforderliche Vitamin A derart in den Organismus einzubringen, daß die Nebenwirkungen so gering wie möglich gehalten wurden. Sie entwickelten eine Emulsion, die ähnlich aufgenommen wird wie die Muttermilch vom Säugling und somit zunächst die Leber umgeht – also das Organ, in dem sich Vitamin A nach und nach einlagern und Schaden anrichten kann.

War die sichere Aufnahme von Vitaminen in den Organismus Haubolds Forschungsgebiet, so ging es bei Wolf um die Probleme der sicheren Aufnahme der Enzyme in den Organismus. Darüber hinaus gab es noch viele weitere Gemeinsamkeiten.

Der junge Biochemiker Ransberger erkannte das Ausmaß dieser zukunftsorientierten Untersuchungen und beschloß als knapp Dreißigjähriger, sich von nun an nur noch den Enzymen und den Vitamin-Emulsionen zu widmen. Zunächst arbeitete Ransberger im Biological Research Institute mit. Dann gründete er, zusammen mit Professor Wolf, die Medizinische Enzymforschungsgesellschaft, die seitdem zahlreiche grundlegende Forschungsvorhaben in vielen Ländern dieser Erde betreut und finanziert hat.

## Künstler, Politiker, Milliardäre, Stars

Voll Vertrauen in die Ungefährlichkeit und Wirksamkeit seiner Enzymgemische verabreichte Professor Wolf von Anfang an die neuartigen Medikamente seinen Patienten und wurde durch die damit erzielten Erfolge belohnt.

Zu seinen Patienten zählten viele reiche und außerordentlich berühmte Leute. Sie erhielten die ungewöhnlichen, anderen Ärzten recht rätselhaft erscheinenden Medikamente, die zunächst nur in sehr begrenzter Menge hergestellt werden konnten und deshalb allgemein kaum zur Verfügung standen. Die Medikamente erwarben so den Ruf, nur etwas für die Reichen und Großen dieser Welt zu sein.

Daß Professor Wolf, der auf Äußerlichkeiten, auf Glanz und Gloria wenig Wert gelegt hatte, zu einem umschwärmten Leibarzt der High-Society von Amerika wurde, lag übrigens an einer nicht sonderlich begabten Pianistin, die in den zwanziger Jahren in New York im Orchester der Metropolitan Opera spielte und eines Tages einen Verkehrsunfall erlitt, bei dem sie leicht verletzt wurde. Man brachte sie in die Praxis des nächsten Arztes, in die HNO-Praxis von Professor Wolf.

Die Pianistin wurde von ihm versorgt, aber sie konnte das Honorar nicht bezahlen. Auf eigenen Wunsch arbeitete sie es bei ihm als Sprechstundenhilfe ab. Sie hieß Edith, war sehr wach, klug und den schönen Dingen des Lebens zugetan. Sie erkannte, wie genial Max Wolf war, wie erfolgreich als Arzt, aber auch wie hilflos in vielen praktischen Belangen. So beschloß sie in ihrer energischen Art, all das in die Hand zu nehmen, und heiratete ihn.

Eine Weile ging alles gut. Ohne sein Wissen setzte sie jedoch eines Tages ein Inserat in die *New York Times* mit dem Text: »Gegen 1.000 Dollar jährlich garantieren wir Ihnen und Ihrer Familie die Gesundheit. Professor Dr. Max Wolf.«

Nach diesem eklatanten Verstoß gegen jegliche ärztliche Standesehre mußte Wolf seine Professur aufgeben, nahm das nächste Schiff nach Europa und fuhr ohne seine etwas unbedacht handelnde Frau Edith nach Wien zurück, wo er den weißen Kittel der Medizin an den Nagel hängte und dafür wieder zu malen begann.

Seine Frau war höchst überrascht, hielt die Idee mit dem Inserat nach wie vor für eine gute Sache und verschmerzte zunächst die abrupte Trennung von ihrem Mann Max, indem sie einem jungen, gutaussehenden und wohlhabenden Mann nach Venedig folgte, um sich dort mit ihm zu amüsieren. Es stellte sich aber der junge, gutaussehende und wohlhabende Mann sehr bald als überhaupt nicht amüsant heraus, sondern als sterbenslangweilig.

Edith ließ ihn deshalb am Lido von Venedig zurück, reiste nach Wien zu ihrem Mann und überzeugte ihn davon, daß man nicht einfach aufgibt, nicht fliehen, sondern kämpfen soll. So hängte er diesmal den Malerkittel an den Nagel, zog den Arztkittel wieder an und kehrte mit Edith nach New York zurück, wo die Ärzteschaft ihn kopfschüttelnd, aber in Gnaden wieder in ihre Reihen aufnahm und ihm den Professorentitel zurückgab.

Ganz ohne Wirkung blieb die ungewöhnliche Werbemethode von Frau Edith nicht: Immer mehr Berühmtheiten suchten ihn auf. Die ersten Künstler, die zu ihm fanden, waren durch seine Frau auf ihn aufmerksam geworden. Sie schilderte in der Metropolitan Opera die fachliche Größe ihres Mannes in schillernden Farben. Zunächst aus Neugier, dann jedoch aus Begeisterung ließen sich Musiker, Sänger und Dirigenten der Met nun von ihm behandeln. Schließlich ernannte man ihn zum Hausarzt der Met – eine Aufgabe, die den von Medizin und Kunst gleichermaßen angezogenen Wolf viele Jahre lang mit großer Freude erfüllte.

Sie waren alle bei ihm: Enrico Caruso, Richard Tauber, Leo Slezak, Lily Pons, Lotte Lehmann, Wilhelm Furtwängler und Arturo Toscanini. Bei Schaljapin knipste Wolf unter örtlicher Betäubung mit einer gewöhnlichen Nagelschere eine Wucherung aus dem Rachen des göttlichen Sängers weg – eine Operation, die kein anderer HNO-Arzt wegen des hohen Versicherungsrisikos vornehmen wollte: Ein falscher Schnitt, und die Stimme wäre verloren gewesen.

Erna Sack ging zu ihm, aber auch so selten in der Met zu hörende Künstler wie Mario Lanza und Julie Andrews ließen sich von ihm behandeln. Julie Andrews begann erst nach einer Operation durch Wolf mit dem Singen. Von ihrem Gesang hielt der auf künstlerischem Gebiet zeitlebens konservativ eingestellte Wolf jedoch nicht besonders viel.

Picasso erkrankte Anfang der fünfziger Jahre und bekam von Wolf die mittlerweile in Künstlerkreisen wie ein Geheimtip gehandelten Wobenzymgemische zugeschickt – und gesundete. Zum Dank übersandte er Wolf eines seiner Bilder. Wolf aber warf nur einen einzigen vernichtenden Blick auf das Gemälde von Picasso und überließ es postwendend einem britischen Auktionshaus zum Verkauf. Es war nicht nach dem Geschmack des ehemaligen k. u. k. Hofmalers Seiner Majestät des Kaisers Franz Joseph von Österreich.

Ganz Hollywood pilgerte schließlich nach New York zu Wolf. Von Rodolfo Valentino bis zu Marilyn Monroe, von Greta Garbo bis zu Clark Gable, von Gloria Swanson bis zu Gary Cooper. Charlie Chaplin kam zu ihm, Lionel Barrymore, Tallulah Bankhead, Mary Pickford und Marlene Dietrich.

Die Tradition in der Künstlerschaft, sich dieser neuartigen Medikamente zu bedienen und damit die Gesundheit möglichst zu erhalten, blieb bis auf den heutigen Tag bestehen. In vielen Theatern, Opernhäusern, Film- und Fernsehstudios wird man auch bei uns Künstler entdecken, die immer wieder nach den typisch orangerot gefärbten Dragees greifen oder sie sogar vorsorglich Tag für Tag einnehmen – wie Willy Millowitsch und Heidi Kabel, die vor Jahren einmal zugleich dem anderen etwas Gutes tun wollten und ein Geschenk mitbrachten. Das Gute war in diesem Fall je eine Dose mit 800 Wobenzym-Dragees, die sie sich gegenseitig überreichten. Sie hielten dieses Medikament für ihren ureigenen Geheimtip, von dem nur sie etwas erfahren hatten.

Zu Wolf kamen natürlich auch die Angehörigen der mächtigsten Familien Amerikas. Die Vanderbilts, allen voran der alte Cornell Vanderbilt, die Rockefellers, die Kennedys. Präsidenten wie Truman und Eisenhower ließen sich von ihm behandeln; Edgar Hoover, langjähriger Boß der allmächtigen CIA-Geheimdienste, kam sogar bis nach München, um sich im

Privathaus von Ransberger besonders viele Enzyme dieser Art verabreichen zu lassen. Er kündigte sich nie vorher an: Erst wenn Ransberger plötzlich stumme, breitschultrige Gestalten durch seinen Garten streifen sah, wußte er, daß sich der Geheimdienstchef ankündigte.

Wo immer Professor Wolf auftauchte, dort erschien auch die in der Gegend ansässige Prominenz. So besuchten ihn der Herzog von Windsor, Lord Mountbatten und Somerset Maugham. Aber auch der Diktator Trujillo und die seinerzeit wahrscheinlich reichste Frau der Welt, Marjorie Merriweather Post, sowie die taubstumme und blinde Helen Keller.

## Das Ende und ein Anfang

Max Wolf hat einmal ein dickes Manuskript ohne Unterbrechung heruntergetippt, mit Hunderten von Anekdoten und wissenschaftlichen Bonmots. Er schrieb zum Schluß: Hundert Jahre alt wolle er werden.

Das ist wohl das einzige, was Max Wolf nicht geglückt ist, denn er starb bereits mit 91 Jahren. Bis zu seinem Ende war er aktiv, geistig voll präsent, ungebrochen und mit Zukunftsplänen beschäftigt – ungemein schwierig und ungeduldig, zugleich aber liebenswert und hilfsbereit, wissend, lehrend und bis zum Schluß immer lernend.

1976 stellte man bei ihm Magenkrebs fest. Da der Tumor bereits inoperabel war, wurde Wolf von seinen Kollegen als unbehandelbar aufgegeben. Man flog ihn auf seinen Wunsch nach Bonn, wo man ihm in einer darauf spezialisierten Krebsklinik sein Enzymgemisch unter anderem direkt in den Tumor injizierte: Der Magentumor wurde von den Hydrolasen zersetzt und aufgelöst. Doch die Belastung durch die dabei anfallenden Gifte war für die Nieren zu groß; sie versagten. Als Professor Max Wolf mit einem leichten Lächeln in den Mundwinkeln starb, saß Karl Ransberger an seinem Bett und schloß ihm die Augen.

Es bestand nunmehr die Gefahr, daß mit dem Tod von Max Wolf auch die Enzymgemische in Vergessenheit geraten würden. Wolf selbst war wohl das beste »Enzym«, das imstande war, innerhalb der Medizin katalytisch eine positive Veränderung zu bewirken.

Ransberger übernahm mit dem wissenschaftlichen Erbe von Professor Wolf eine große Last. Vor ihm lag nicht nur die Aufgabe, umständlich und dementsprechend teuer herzustellende Medikamente in ständig steigender Qualität und Quantität für die Allgemeinheit auf den Markt zu bringen. Es galt zudem, einer noch immer skeptischen, verständnislosen oder sogar rigoros ablehnenden Fachwelt zu beweisen, was Wolf erst in Ansätzen gelungen war: daß diese Medikamente sicher in der Anwendung sind, keine nennenswerten Nebenwirkungen besitzen, sich mit anderen Medikamenten gut vertragen, allgemein genutzt werden können und tatsächlich im menschlichen Organismus die behaupteten gesundheitsfördernden Wirkungen auslösen.

Die Ergebnisse der seitdem von Ransberger und seinen Mitarbeitern geleisteten Arbeit zeigen, daß es sich hierbei um keine Utopie handelt.

KAPITEL 8

# Heilmittel: Wirksam und sicher

Beamte in den Gesundheitsbehörden aller Länder – der Food and Drug Administration in den USA, bei uns im Bundesgesundheitsamt – schlagen die Hände über dem Kopf zusammen, wenn sie lesen, was in einigen Enzymgemischen von Wolf und Benitez enthalten ist: Enzyme tierischer Herkunft wie Pankreatin, Chymotrypsin, Trypsin und Lipase sowie Enzyme pflanzlicher Herkunft wie Amylase, Papain, Bromelain und Vitamin P. Bei Kombinationspräparaten könne man überhaupt keine sichere Aussage darüber erhalten, welche Inhaltsstoffe welche Wirkung erzielen und ob sie sich gegenseitig stören, wird dann behauptet.

Die Behörden fordern daher, jedes Medikament solle nur einen einzigen Wirkstoff enthalten – damit man die Wirkung genau kontrollieren kann. Um es einmal überspitzt zu formulieren, müßten wir demnach aufhören, ein Stück Brot zu essen und ein Glas Wasser zu trinken: Denn Brot oder Wasser könnte man genaugenommen ebenfalls als »Kombinationspräparate« bezeichnen, da sie zahlreiche auf den Organismus wirkende Substanzen enthalten. Die Zusammensetzung ist nicht standardisiert und der Synergismus nicht exakt definiert. Unter Synergismus versteht man in der Pharmazeutik die sich gegenseitig unterstützende Wirkung mehrerer Arzneimittel oder ihrer Inhaltsstoffe. Brot und Wasser wären demnach pharmakologisch abzulehnen oder sollten dementsprechend auf Rezept, mit ellenlangen Warnhinweisen auf dem Beipackzettel versehen, verkauft werden.

Die rigorose Ablehnung gegenüber sämtlichen Kombinationspräparaten ist eine aus der grauen Theorie heraus geborene Idee. Daß einige auf dem Pharmamarkt befindliche Kombinationspräparate tatsächlich ein ziemlicher Unfug zu sein scheinen, bedeutet noch lange nicht, daß damit sämtliche Kombinationspräparate als zweifelhaft anzusehen sind und deshalb aus den Regalen der Apotheken entfernt werden sollten.

Im Falle der Wobenzymgemische, um die es in der Systemischen Enzymtherapie generell geht, gibt es handfeste Beweise dafür, daß das Motto bei der Auswahl der Kombination mehrerer Enzyme nicht etwa lautete: Mischen wir einfach alles in die Dragees, Tabletten, Spritzen und Salben hinein, irgend etwas wird dann schon helfen.

## Richtig kombiniert

Jedes einzelne Enzym ist ein Spezialist, paßt nur zu einem bestimmten Substrat, verändert dieses nur auf eine bestimmte Weise und ist nur in einem bestimmten Säure-Basen-Milieu aktiv. Wenn eine Gesundheitsstörung vorliegt, dann ist das so, als ob ein Haus brenne: Es wäre also wenig hilfreich, nur einen Schlauch hinzulegen oder eine Leiter zu holen. Viele Dinge werden benötigt, eines muß in das andere greifen: Fehlt nur ein Eimer in der Eimerkette bis zum Brandherd, so wird das Feuer nicht gelöscht. Man muß dem Organismus daher auch eine möglichst große Palette von Enzymen anbieten, damit diese Lücke nicht entsteht.

Ein zweiter Grund für die Kombination von Enzymen ist die Tatsache, daß dem Organismus erheblich besser und schneller geholfen wird, wenn verschiedene Enzyme gleichzeitig unterschiedliche Abschnitte eines Substrates verändern. Man muß bedenken, daß die Substrate meist nicht völlig im aktiven Zentrum des Enzyms verschwinden, sondern nur ein winziger Abschnitt des Substrates hineinpaßt. Es gibt Riesensubstrate, die von mehreren Enzymen bearbeitet und aufgespalten werden. Im Prinzip verhält es sich so, als ob unendlich viele handtellergroße Krebse einen Flugzeugträger zerschnipseln und versenken würden.

Der dritte Vorteil der Kombination besteht darin, daß sie zum Teil Enzyme verschiedener Herkunft enthält, die auch Substrate verschiedener Art bearbeiten – auf diesem Weg gewinnt sie ein erweitertes Wirkspektrum.

Es existieren mehrere Monoenzym-Präparate, die man mit dieser eingeschränkten Wirkung gegen manche Krankheiten oder Verdauungsbeschwerden einnehmen kann. Ein bekanntes Präparat mit dem einst weltweit größten Umsatz ist das durch ein Enzym aus dem Schlauchpilz *Aspergillus oryzae* wirkende Enzympräparat Aniflazym, das die japanische Firma Takeda herstellt und das in Japan zu den am meisten verwendeten Medikamenten zählte. Andere Monoenzym-Präparate enthalten das aus dem Bauchspeicheldrüsensaft gewonnene Pankreatin oder das aus der Papayafrucht gewonnene Papain sowie das aus der Ananas gewonnene Bromelain.

Man kann sie alle in speziellen Fällen durchaus mit Nutzen einsetzen. So sind reine Bromelain-Präparate beispielsweise

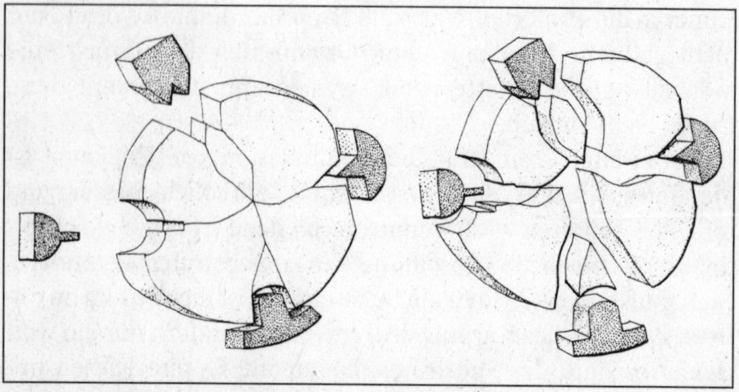

Verschiedene Enzyme spalten ein großes Substrat.

ausgezeichnet geeignet, Schwellung und Schmerz, besonders bei akuten Sportverletzungen, zu lindern. Man darf sich allerdings von den Einzelenzymmitteln nicht eine derart umfassende Wirkung erwarten, wie sie mit Enzymkombinationen möglich ist.

Genaugenommen sind die meisten Einzelenzymmittel eigentlich auch Kombinationspräparate: Das Pankreatin enthält beispielsweise nicht nur ein Enzym, sondern mindestens ein Dutzend. Auch Papain und Bromelain sind in sich bereits Kombinationen mehrerer Enzyme. Nur reichen diese Kombinationen nicht aus, um das breite Wirkspektrum zu erreichen, das erst in den Präparaten der Systemischen Enzymtherapie erzielt wird.

Die relativ große Zahl der verschiedenen in den Enzymgemischen kombinierten Inhaltsstoffe ist also kein Nachteil, sondern oft ein unverzichtbarer Vorteil – eine weitere Erklärung für die außerordentlich bemerkenswerte Wirkung der Mittel auf so vielen unterschiedlichen Krankheitsgebieten.

## Die Frage nach der Sicherheit

Damit ist jedoch noch nicht die Frage beantwortet, inwieweit die Wobenzyme vielleicht doch gefährlich sein könnten: Ob das Risiko besteht, daß die körperfremden Enzyme sich zusammentun, verrückt spielen und anfangen, uns in unsere Einzelteile zu zerlegen.

Die Frage nach der Sicherheit der Medikamente ist natürlich auch deshalb besonders wichtig, weil Enzymgemische wie das Wobenzym unter Umständen über lange Zeit hinweg und in relativ hohen Dosen eingenommen werden sollten.

Bei der Prüfung jedes Medikaments werden diese Fragen standardisiert gestellt: Ab wann werden die zugeführten Enzyme zum Gift, welche Nebenwirkungen könnten sie verursachen, beeinflussen sie vielleicht das Wachstum der Leibesfrucht bei Schwangeren und wie verändern sie möglicherweise die Zellen?

Man hat an zahllose Hunde, Kaninchen, Meerschweinchen und Ratten diese Medikamente verfüttert – aber ehe nun Tierschützer protestieren, sei versichert, daß es den Tieren kaum etwas geschadet hat. Einigen hat es lediglich vorübergehend etwas den Appetit verdorben.

Eine tödliche Dosis durch Einnahme der Medikamente konnte nicht ermittelt werden, da die Tiere selbst völlig unsinnig anmutende Mengen schadlos überlebt haben. So gab man Meerschweinchen und Ratten beispielsweise sechs Monate lang täglich eine Dosis Wobenzym, die bei einem 60 Kilo schweren Menschen etwa 250 Dragees pro Tag entsprechen würde. Es zeigten sich an den Tieren keinerlei negative Wirkungen. Man gab über kürzere Zeit hinweg Rattenweibchen eine Dosis, die bei uns Menschen mehr als 3.750 Dragees täglich entspricht. Ihre Organe wurden zwar dadurch schwerer, und die Ratten wirkten ein wenig müde, doch andere Nebenwirkungen blieben aus.

Wobenzym löste keine Mutationen oder Veränderungen an den Zellen aus. Zellkulturen wurden immer wieder mit der im Wobenzym enthaltenen Enzymmischung versetzt, und man suchte nach Anzeichen von Zellgiften oder Mutationen. Doch nichts dergleichen zeigte sich, die Enzympräparate erwiesen sich als sicher.

## Nicht für jeden: Die Gegenanzeigen

Selbstverständlich gibt es eine Einschränkung: In der Schwangerschaft sollte man mit der Einnahme von Enzympräparaten vorsichtig sein, wie man während dieser Zeit prinzipiell mit jeglicher Einnahme von Medikamenten zurückhaltend sein muß.

Die zweite Gegenanzeige, die eine Anwendung der Enzympräparate einschränkt, betrifft Bluter oder andere Kranke, deren Blut so dünnflüssig ist, daß bei jeder kleinen Verletzung die Blutgerinnung nicht einsetzt und der Mensch deshalb zu verbluten droht. Hier ist das Blutfließgleichgewicht derart gestört, daß die in den Enzympräparaten enthaltenen Auflöser die krankhafte Blutverflüssigung noch verstärken könnten, weil der Gegenspieler fehlt. Außerdem sollte man direkt vor oder nach chirurgischen Eingriffen, die mit einem erhöhten Blutungsrisiko verbunden sind, vor der Einnahme der Enzyme den Gerinnungsstatus überprüfen.

Patienten, die mit Medikamenten wie Marcumar auf Dauer eine künstliche Blutverflüssigung vornehmen, fehlt der Gegenspieler, so daß die Enzympräparate die Verflüssigung zu stark ankurbeln könnten.

## Wechselwirkung und Nebenwirkung

Abgesehen von der Ausnahme des Marcumars sind gerade die Wechselwirkungen mit anderen Medikamenten ein weiterer Pluspunkt der Enzympräparate. Die gleiche Dosis von bestimmten chemotherapeutischen Medikamenten wie auch Antibiotika zeigten eine bessere Wirkung, wenn man sie zusammen mit Wobenzym nahm; dabei handelte es sich um Medikamente mit zum Teil erheblichen Nebenwirkungsrisiken. Wissenschaftliche Untersuchungen zeigten, daß Wobenzym geeignet ist, bei problematischen Chemotherapeutika die Wirkung von acht bis auf 40 Prozent zu steigern. Das bedeutet, daß man – um die vom Arzt beabsichtigte Wirkung zu erzielen – die Dosis und damit die Risiken um diese Prozentzahl senken kann.

Aber wie ist es mit den Nebenwirkungen? Es kann bei manchen Menschen zu einer harmlosen Veränderung von Beschaffenheit, Farbe und Geruch des Stuhls kommen. Das mag als etwas störend empfunden werden, aber es hat keine Bedeutung und vergeht in der Regel nach einigen Tagen wieder. Verursacht wird dies von aktivierten Enzymen, die nach der Einnahme nicht in die Blut- und Lymphbahn wandern, sondern den normalen Weg durch den Darm nehmen.

Man lese nur die Liste der Gegenanzeigen, Nebenwirkungen, Begleiterscheinungen, Wechselwirkungen, Hinweise und Warnungen bei einigen anderen als sicher bezeichneten Medikamenten – es läßt sich wohl kaum ein Medikament finden, das eine derartige Sicherheit in der Anwendung aufzuweisen hat, wie es bei den Enzymgemischen der Fall ist.

Den Mangel an Nebenwirkungen haben Ärzte, die nicht an die Wirkung der Enzympräparate glauben, prompt als Gegenargument benutzt. Sie sagen: »Wenn die Medikamente so harmlos sind, so wenige Nebenwirkungen zeigen, dann können sie doch gar nicht wirken. Denn es gibt nun einmal den Lehrsatz: Keine Wirkung ohne Nebenwirkung. Und warum wirken sie nicht? Weil diese Enzyme so groß sind, daß sie in ihrer unversehrten und aktiven Form die Darmwand nicht durchdringen und nicht in den gesamten Organismus über Blut- und Lymphbahn gelangen können.«

## Die Reise bis zum Ziel

Die Kritiker der Systemischen Enzymtherapie berufen sich auf veraltete Lehrbücher, in denen einst behauptet wurde, große Molcküle, wie es die in den Enzymgemischen enthaltenen Enzyme sind – man spricht von Makromolekülen –, könnten die Darmbarriere nicht überwinden. Daher komme es zu keiner Resorption, das heißt zu keiner Aufnahme von auf natürlichem Wege eingenommenen Fremdenzymen in den menschlichen Organismus – und dementsprechend auch zu keiner Wirkung.

Da diese Meinung bei manchen skeptischen Ärzten noch fest verankert ist, gehen wir noch einmal auf das Argument ein, makromolekulare Hydrolasen würden nicht resorbiert.

Was sind eigentlich Makromoleküle? Die Verbindung von zwei oder mehr Atomen nennt man ein Molekül. Die Größe eines Moleküls wird üblicherweise nach dessen Gewicht bestimmt. Als Makromoleküle werden diejenigen Moleküle bezeichnet, die ein höheres Molekulargewicht als 1.000 aufweisen.

Nun besitzen die auf natürlichem Wege in den Organismus eingebrachten Enzympräparate tatsächlich Enzyme, die sogar ziemlich große Makromoleküle sind. Ihre Molekulargewichte schwanken zwischen 18.000 und 50.000. An dieser Größe stoßen sich immer noch einige Ärzte, die sich aus ihrer Studienzeit daran erinnern, daß derart große Moleküle daran scheitern würden, sich durch die engen Darmzotten zu zwängen, und nicht unbeschadet in die Blut- und Lymphbahn gelangen könnten.

Doch selbst diese Kritiker müssen zugeben, daß beispielsweise Säuglinge mütterliche Immunglobuline mit der Muttermilch aufnehmen – also bestimmte, vom Immunsystem des Säuglings noch nicht produzierte Antikörper, die im Körper des Säuglings auf die Jagd nach eventuell vorhandenen Feinden gehen. Diese Immunglobuline sind ebenfalls Makromo-

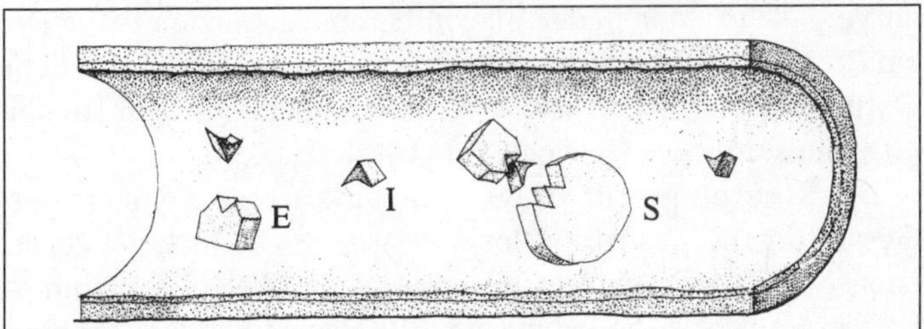


Enzymhemmer (I) legen im Blut ankommende Enzyme lahm.

leküle und müßten demnach ebenfalls bei dem Versuch scheitern, die Darmwand zu durchdringen. Aber sie schaffen es, wie man nunmehr genau weiß.

Kritiker versuchen diese Tatsache damit zu erklären, daß die Darmzotten des Säuglings größere Zwischenräume haben, die erst später enger werden und den Weg in die Blut- und Lymphbahn versperren.

## Tödliches Gift

Ein weiterer Beweis für die Resorption extrem großer Moleküle sollte alle Gegenargumente für immer widerlegen: die nicht zu leugnende Wirkung vieler über die Atemluft oder Nahrung aufgenommener Bakterien im Gesamtorganismus.

Viele Giftstoffe jener Bakterien, die Diphtherie, Cholera oder Wundstarrkrampf (Tetanus) auslösen können, sind erheblich größer als die in der Enzymtherapie eingesetzten Enzyme – so auch das wohl stärkste Gift, das wir kennen, das Botulismus-Toxin: Bereits ein hundertstel Milligramm führt nach der Einnahme beim Menschen zum Tod.

Dieses in dem Bakterium *Clostridium botulinum* enthaltene Nervengift ist eine Protease und, wie man an der Endung »-ase« unschwer erkennen kann, demnach ein Enzym. Dieses Enzym hat ein Molekulargewicht von 900.000 bis 1.000.000: Es ist also im Vergleich zu den in der Enzymtherapie genutzten Enzymen ein Riese. Es gelangt zwar nicht in seiner vollen Größe aus dem Darm in den Gesamtorganismus, besitzt aber auch dann immer noch ein stattliches Gewicht von etwa 150.000.

Die Resorption sehr großer, sehr wirksamer Enzyme in den Gesamtorganismus ist mittlerweile wissenschaftlich gesichert, ebenso wie der Nachweis auf natürlichem Weg eingenommener proteolytischer Enzyme im Blutplasma, die zum großen Teil ihre intakte, biologisch aktive Form behalten haben.

Damit steht fest, daß die in der Systemischen Enzymtherapie eingesetzten Enzymgemische sehr wohl den Weg durch die Darmwand in die Blut- und Lymphbahn finden und dann im Gesamtorganismus ihre biologische Funktion ausüben können.

Zwei Fragen sind allerdings bis jetzt noch nicht ausreichend geklärt: nämlich zum einen, wie die Enzyme dieses Kunststück fertigbringen, die Barriere der Darmwand zu überwinden, und zum anderen, wie viele der eingenommenen Enzyme letztlich in aktiver Form dort im Organismus ankommen, wo sie benötigt werden.

Man weiß noch nicht genau, auf welchem Weg ein Riesenmolekül wie das tödliche Botulismus-Toxin das schafft: Das bleibe, heißt es in einem Standardwerk über die Klinik und Therapie von Vergiftungen, wohl ein ungelöstes Rätsel. Man ist bis jetzt auf Vermutungen angewiesen. Geklärt ist lediglich, daß die Resorption proteolytischer Enzyme hauptsächlich im Dünndarm stattfindet.

## Vier Wege

Die Wissenschaftler, die sich mit diesem Thema beschäftigt haben, stellen vier verschiedene Mechanismen zur Diskussion, die eine Aufnahme der zur Aktivität bereiten Enzyme im Gesamtorganismus ermöglichen könnten. Sie sprechen von lymphozytärer Phagozytose, von Persorption, von Pinozytose über Enterozyten im Ileum und von einer Öffnung der »Tight junctions« zwischen den Darmzellen des Dünndarms.

Manche meinen, alle vier Mechanismen könnten gemeinsam beteiligt sein, andere geben nur einem der Resorptionswege den Vorzug. Der absolute Favorit ist dabei die Öffnung der Tight junctions, also zu deutsch die Öffnung jener engen Verbindungen, die zwischen den benachbarten Zellen der Darmwand bestehen. Die Zellen dort kleben sozusagen aneinander, um zu verhindern, daß schädliche Stoffe, die den Darm passieren, in den Organismus übertreten.

Die proteolytischen Enzyme scheinen zu wissen, daß sie im Organismus gebraucht werden, und tun alles, um irgendwie diese enge Verbindung zu öffnen und zwischen zwei Darmzellen einzudringen, so die Darmwand zu überwinden und in die Blut- und Lymphbahn zu gelangen. Dieses »Irgendwie« scheint so zu funktionieren, daß sie den bioelektrischen Widerstand des Darmzellgewebes verringern und ihre eigene Mobilität erhöhen. Die verringerte Spannung führt dazu, daß die enge Verbindung sich lockert; die Enzyme schaffen es, sich in die Lücke zu zwängen, und machen sich auf den Weg durch die Darmwand.

Natürlich bewältigt nicht jedes der Enzyme diesen mühsamen, anstrengenden Weg. Manche verausgaben sich, bleiben stecken, verirren sich. Die Frage, wie viele der Enzyme, die wir in den Enzymgemischen einnehmen, letztlich unversehrt und aktiv dort ankommen, wo sie benötigt werden, läßt sich aus mehreren Gründen nicht exakt beantworten. Man mißt bei allen Untersuchungen nicht die Zahl der resorbierten und aktiven Enzyme, sondern ihre Wirkung. Die Enzyme sind ja im Organismus nicht mehr als einzelne Enzyme unterwegs, sondern angekoppelt an die Antiproteinasen – jene Transporthelfer, die unter anderem dazu da sind, die Enzyme zu steuern und zum Einsatzort zu dirigieren.

Prüft man deshalb unter Laborbedingungen die Menge der resorbierten Enzyme, die nicht an solche Transporthelfer gebunden sind, so kommt man je nach Prüfmethode zu sehr unterschiedlichen Ergebnissen, die wenig Aussagekraft haben. Prüft man sie im Labor mit immunologischen oder enzymatischen Methoden, dann ergeben sich zu niedrige Werte; prüft man sie mit radiochemischen Methoden, dann ergeben sich zu hohe Werte.

Die Studien, die man durchführte, indem man Probanden die Enzymgemische oder auch einzelne proteolytische Enzyme einnehmen ließ, zeigten, daß zunächst einmal generell bei jedem Probanden, der Enzyme erhalten hatte, die Gesamtaktivität im Blutplasma höher war als bei denjenigen, die statt der Enzyme nur ein Scheinmedikament eingenommen hatten.

Die Menge der resorbierten Enzyme richtete sich jedoch nach zahlreichen Kriterien. Jedes Enzym, ob nun ein Bromelain oder ein Papain, ein Trypsin oder Chymotrypsin, zeigte ein anderes Resorptionsverhalten – und es kam sehr genau darauf an, wann die Enzyme eingenommen wurden: ob lange vor oder nach dem Essen oder aber mit vollem Magen, ob am Tag oder in der Nacht. Es kam auch darauf an, wer die Enzymgemische einnahm. Die Erhöhung der enzymatischen Aktivität war nie exakt gleich, sie unterschied sich also von Proband zu Proband.

## Das gesicherte Minimum

Zusammenfassend kann man sagen, daß die Resorption eingenommener proteolytischer Enzyme zwar erfolgt, daß jedoch – abhängig von der individuellen Konstitution, dem Zeitpunkt der Einnahme und anderen Kriterien – nur ein bestimmter Teil der eingenommenen Enzyme letztlich in aktiver Form dem Organismus zur Verfügung steht.

Das macht deutlich, warum wir eher eine höhere Dosis an Enzymen einnehmen sollten, um sicherzustellen, daß genügend aktive Enzyme im Organismus wirksam werden können. Aber was heißt »genügend«? Es hat sich in mehreren Studien gezeigt, daß bereits geringste Konzentrationen wirksam werden. So verringert eine Enzymkonzentration schon im Mikrogrammbereich die Immunkomplexbildung um 50 Prozent.

Um dieses Minimum an Enzymkonzentration über einen möglichst langen Zeitraum während des Tages aufrechtzuerhalten, empfiehlt es sich, die verordnete Dosis des Enzymgemisches möglichst auf leeren Magen und über den Tag verteilt einzunehmen, etwa im Achtstundenrhythmus.

KAPITEL 9

# Abwehr: Verteidiger des Lebens

Unentwegt bedrohen Feinde unseren Körper: Bakterien, Viren, Parasiten, Pilze und Würmer. Sie schleichen sich ein durch Mund, Nase, Ohren, Wunden, Körperöffnungen oder durch jede Pore der Haut hindurch, sind raffiniert und arbeiten mit hundert Tricks. Sie verstecken sich in unserem Organismus zwischen den Zellen, dringen in die Zellen und verursachen Krankheiten, denen wir erliegen, wenn wir keine wirksame Waffe gegen diese Feinde besitzen.

Sogar unsere eigenen Körperzellen können eine Bedrohung darstellen, wenn sie sich fehlentwickeln und zu Krebszellen entarten. Auch gegen sie muß unsere Abwehr gerüstet sein, um sie in Schach zu halten.

Unser Immunsystem ist deshalb eine gewaltige Verteidigungsarmee. Ausgerüstet mit vielen Waffen, Spähtrupps und Nachrichtendiensten, verfügt es über viele verschiedene Strategien, die sich nach der jeweiligen Bedrohung richten. Es wacht, kontrolliert, alarmiert und tötet. Doch bisweilen unterlaufen ihm Fehler: Es hält unsere Zellen für Feinde, greift sie deshalb an und muß gebremst werden, ehe der Schaden zu groß wird.

Die wichtigste Aufgabe unseres Immunsystems ist, zu erkennen, was »Selbst« ist und was »Fremd«. Ohne die Fähigkeit, den Feind zu erkennen und erst dann zu bekämpfen, wäre unsere zum Töten lebender Zellen fähige Abwehr sofort daran, uns selbst zu zerstören.

Das körpereigene Abwehrsystem ist ein derart komplexes Netzwerk an Aktionen und Reaktionen, daß es unmöglich ist, dieses Netzwerk bis ins kleinste Detail zu verfolgen und zu beschreiben, ohne dabei den Rahmen dieses Buches zu sprengen. Es sollen darum lediglich die Grundzüge des Immunsystems veranschaulicht werden.

## Es beginnt im Knochenmark

Die Soldaten der Verteidigungsarmee, die unser Immunsystem einsetzt, sind Zellen, die dem Knochenmark entstammen. Stammzellen, aus denen man viele spezielle Typen formen kann. Wie lauter Klumpen Ton, aus denen man nach Bedarf Vasen, aber auch Teller, Becher, Tonfiguren oder Dachziegel herstellen kann.

Man muß die Stammzellen also umformen, sie immer mehr differenzieren. Je nach Bedarf werden mehr oder weniger Immunzellen jeden Typs fabriziert: Es bilden sich dann die weißen Blutkörperchen, also Lymphozyten wie B-Zellen und T-Zellen, Granulozyten, Makrophagen. Außer den weißen werden im Knochenmark auch noch die roten Blutkörperchen (Erythrozyten) gebildet, die für den energiespendenden Sauerstofftransport im Blut zuständig sind, sowie die zur Blutgerinnung benötigten Blutplättchen (Thrombozyten).

Die B-Zellen und T-Zellen ähneln sich zunächst. Die zur B-Zelle bestimmten Vorläuferzellen im Knochenmark verbleiben dort und bilden – ohne festen Plan, einfach nach dem Zufallsprinzip – auf ihrer Zelloberfläche wie ein »Y« geformte Rezeptoren. Wie Prüfgeräte können sie damit die auf der Oberfläche anderer Zellen befindlichen Kennzeichen – deren Antigene – abtasten. Passen Rezeptor und Antigen zueinander wie zwei Puzzleteile, so wird von der B-Zelle alles in Bewegung gesetzt, um diese andere Zelle zu vernichten.

Weil aber die Rezeptoren nach dem Zufallsprinzip entstehen, entwickeln manche B-Zellen schließlich auch ein Auto-Antigen, einen Rezeptor, der bei dem Antigen einer körperei-

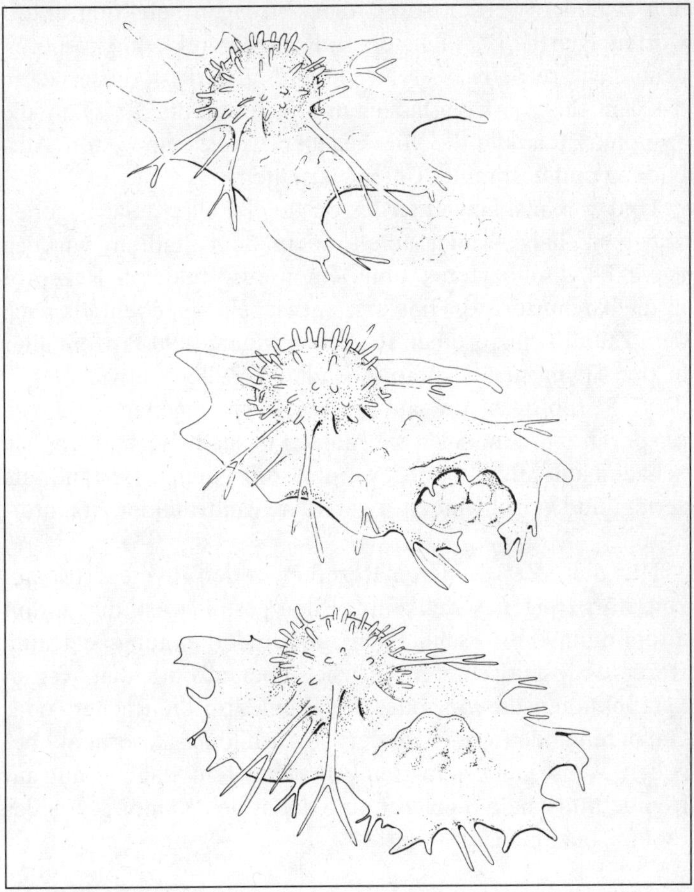

Makrophage frißt Bakterien

genen Zelle andocken würde. Das bedeutet das Todesurteil für die junge B-Zelle. Sie wird über einen anderen Mechanismus des Immunsystems aufgelöst.

Die im Knochenmark mit einem neuen Rezeptor versehenen B-Zellen werden sofort einer strengen Selektion unterworfen. Nur die B-Zellen, deren Rezeptor auf keine körpereigene Zelle reagiert, also auf »Fremd« fixiert ist, dürfen dann das Knochenmark verlassen und sich auf die Reise in die Lymphknoten oder die Milz begeben, wo sie eine weitere Ausbildung und bestimmte Befehle erhalten.

Und was machen unterdessen die T-Zellen? Sie begeben sich ganz naiv – man nennt sie in dem Stadium wirklich naive T-Lymphozyten – ohne einen ausgebildeten Rezeptor in die Thymusdrüse. Hier erst entwickeln sie, ebenfalls nach dem Zufallsprinzip, einen Rezeptor. Mehr als 90 Prozent aller in der Thymusdrüse ankommenden T-Zellen entwickeln jedoch Rezeptoren, die auf unsere körpereigenen Antigene reagieren würden. Auch sie müssen deshalb sterben, ehe sie Schaden anrichten können, werden sofort in ihre Bestandteile zerlegt und verschwinden sogar, ohne Zelltrümmer zu hinterlassen.

Nur die T-Zellen, deren Rezeptor in der Thymusdrüse auf kein körpereigenes Zellkennzeichen gestoßen ist, dürfen mit ihrem nunmehr ausschließlich auf Feinderkennung geeichten Rezeptor losmarschieren und sich ebenfalls auf den Weg in Lymphknoten, die Milz oder den Blinddarm, die Rachen- oder Gaumenmandeln oder andere »Ausbildungskasernen« begeben. Wir können nun ziemlich sicher sein, daß sie nur auf fremde Merkmale reagieren und damit den Kampf gegen das Fremde beginnen.

## Die Feinde werden präsentiert

Diese Ausbildung in den lymphatischen Geweben ist eine ziemlich komplizierte Angelegenheit. Der Lymphknoten ist Sammelstelle, Besprechungsraum und Lagezentrum der Abwehrzellen.

Der wichtigste Koordinator, sozusagen das für die Abwehrstrategie zuständige Gehirn und zugleich der oberste Kontrolleur ist der Makrophage, der unermüdlich den gesamten Organismus durchstreift. Er prüft alles, was ihm unterwegs begegnet, und umschlingt mit einer tödlichen Umarmung, was er nicht kennt, was ihm fremd ist. Das kann ein Giftstoff sein oder eine Mikrobe, ein Krankheitserreger. Er löst es in seine Bestandteile auf und bringt, was er als Fremdpartikel identifiziert hat, in den nächstgelegenen Lymphknoten.

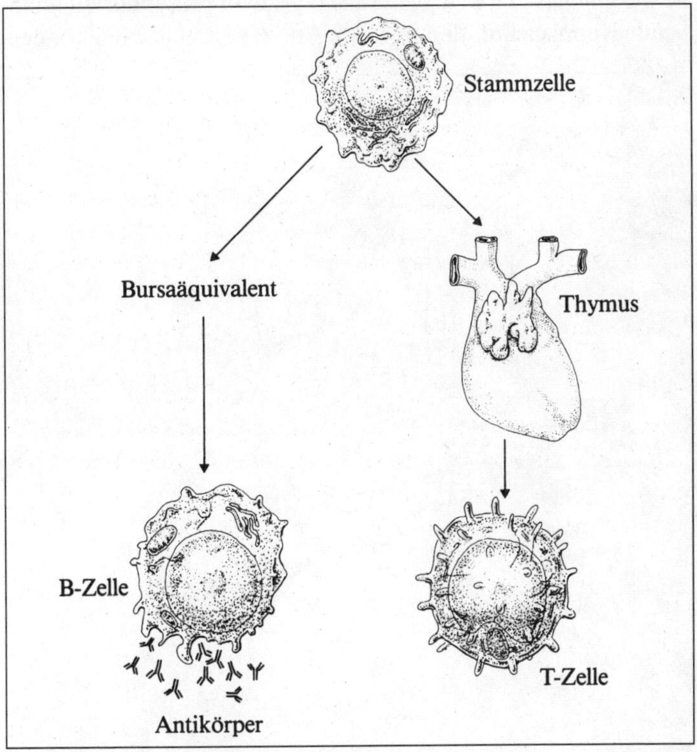


Bildung von B- und T-Zellen

Dort werden die feindlichen Antigene den B-Zellen und T-Zellen präsentiert. Besitzt eine der Immunzellen einen Rezeptor, der genau zu dem präsentierten Antigen paßt, so reagiert sie auf diesen Kontakt und verwandelt sich.

Sie wird aktiv. Die B-Zelle teilt sich, und die kopierte B-Zelle wird als nunmehr sogenannte Plasmazelle zur Fabrik für den als passend erkannten Rezeptor: Sie produziert laufend genau die benötigte Sorte von Antikörpern: die Y-förmigen Gebilde, die an den beiden oberen kurzen Ästen exakt gleichgeartete Schlüssel besitzen, welche nur bei den zuvor präsentierten feindlichen Kennzeichen, den fremden Antigenen, andocken können.

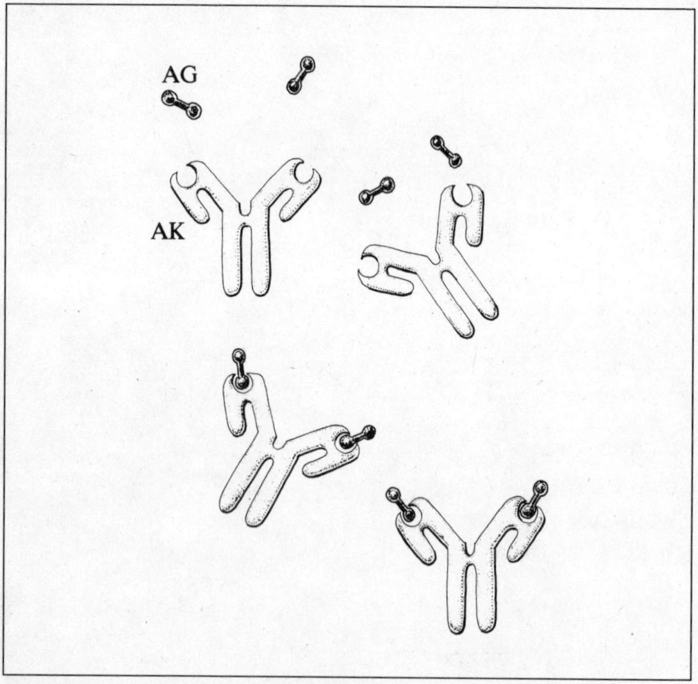


Antikörper (AK) binden Antigene (AG)

Die Antikörper schwärmen nun über die Lymphbahn in die Blutbahn aus und suchen überall dort, wo sich die fremden Antigene befinden könnten, von denen ihnen in den Ausbildungskasernen ein festgehaltenes Beispiel gezeigt worden war. Von B-Zellen produzierte Antikörper können allerdings nur nach Feinden suchen, die sich außerhalb von Zellen aufhalten, im extrazellulären Raum. Das sind beispielsweise manche Bakterien, Parasiten, Pilze oder Würmer.

Entdeckt der Antikörper auf einem Feind ein wie ein Puzzleteil passendes Antigen, klammert er sich an das Antigen und bildet damit einen Immunkomplex. Eigentlich könnte der

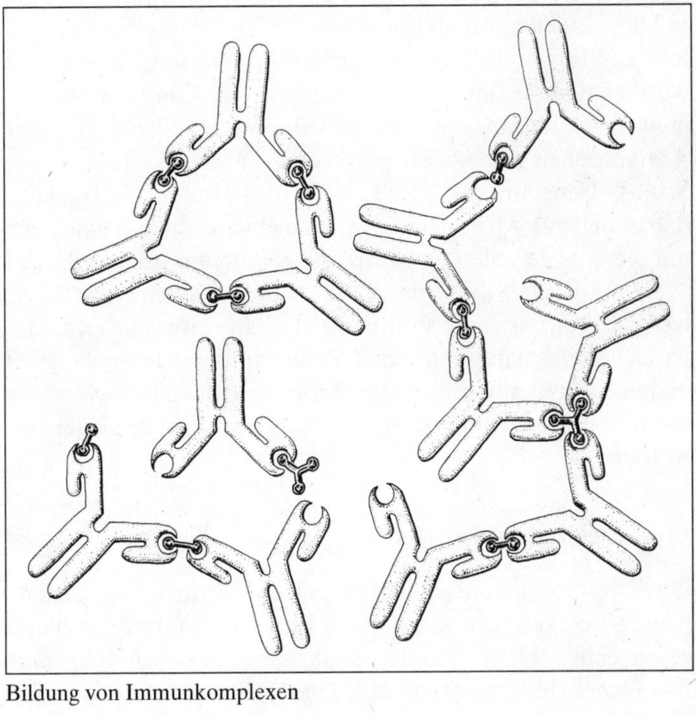

Bildung von Immunkomplexen

Antikörper nun Alarm auslösen und die Killer anlocken, die den Immunkomplex töten. Ein Selbstmordkommando also, denn es stirbt der Feind und zugleich er selbst, weil ja nunmehr seine Aufgabe erledigt ist und er nicht mehr benötigt wird.

## Niemand ist vollkommen

Die spezifische Form solch eines Antikörpers unterscheidet sich jedoch häufig nur durch winzige Unterschiede in der Form, die vielleicht auf ein körpereigenes Antigen passen könnte. Bei den millionenfachen unterschiedlichen Strukturen sind kleinste Fehler deshalb nie ganz ausgeschlossen.

Diese kleinen Produktionsfehler wären für unseren Organismus gefährlich, sie könnten zur Selbstzerstörung führen. Deswegen hat unser Immunsystem komplizierte Kontrollmechanismen eingebaut. Ehe die B-Zelle aktiv wird, um einen benötigten Antikörper zu produzieren, wird zur Sicherheit noch ein zweiter Schlüssel angefordert – eine zweite Prüfinstanz, die bestätigt, daß es sich hier wirklich um den Fund eines Feindes handelt, der mit diesem speziellen Antikörper angegriffen werden soll.

Begonnen hat die Kontrolle bereits im Knochenmark. Die letzte Instanz ist eine bestimmte T-Zelle. Höchste Zeit, sich endlich etwas näher mit den T-Zellen zu beschäftigen, die wir in den Lymphknoten verlassen haben, wo ihnen in bestimmten Regionen der Lymphknoten ständig Antigene präsentiert werden.

## Der versteckte Feind

Die Rezeptoren der T-Zellen sind nicht Y-förmig. Sie sind stabförmig und besitzen am oberen Ende des Stabes daher nur einen Schlüssel, der zu einem einzigen, spezifisch geformten feindlichen Kennzeichen paßt. Dieses Kennzeichen ist nicht, wie bei den von B-Zellantikörpern gesuchten Antigenen, das gesamte feindliche Antigen.

T-Zellen sind nämlich nicht auf der Jagd nach den extrazellulären Feinden, sondern nach den bereits in unsere Zellen eingedrungenen Feinden, nach bestimmten Bakterien und besonders nach Viren. Von den bereits in unsere Zellen eingedrungenen Feinden ist natürlich weder im Zellzwischenraum noch auf der Zelloberfläche deren Antigen zu finden, von einigen Ausnahmen abgesehen. Sie sind eigentlich versteckt. Deshalb bugsiert unsere vom Feind eroberte Körperzelle ein kleines Stück des feindlichen Antigens, ein fremdartiges Peptid, an ihre Zelloberfläche – eingebettet in ein extra dafür geschaffenes Gebilde mit dem schwierigen Namen »Haupthistokompatibilitätskomplex«, nach der englischen Bezeichnung abgekürzt MHC.

Damit es noch ein bißchen komplizierter wird: Es gibt zwei verschiedene Klassen des MHC, die unterschiedliche Klassen der fremden, aus der Körperzelle auf die Zelloberfläche hervorgestülpten Peptide präsentieren. So sehen die Peptide von krankheitserregenden Feinden, die in das Zellplasma eingedrungen sind (MHC-Klasse-I) prinzipiell anders aus als diejenigen, die in den sogenannten Vesikeln in der Zelle wachsen oder von den von außen aufgenommenen Bakterien und Giften abstammen (MHC-Klasse-II).

Da es zwei verschiedene Klassen des MHC gibt, benötigen wir auch zwei verschiedene Klassen von T-Zellen, die sich darauf spezialisieren, die zur Inspektion präsentierten Fremdpeptide zu erkennen und entsprechende Gegenmaßnahmen zu ergreifen. Die beiden Arten sind mit unterschiedlichen Kontrolleuren ausgestattet, mit Co-Rezeptoren. Sie heißen CD8 und CD4.

In den Lymphknoten werden die CD8-T-Zellen darauf trainiert, sich auf Peptide von in unsere Zellen eingedrungenen Viren zu stürzen (MHC-Klasse-I). Die CD4-T-Zellen sind dagegen zuständig für andere Peptide in unsere Zellen eingedrungener Feinde (MHC-Klasse-II).

Die CD8-T-Zellen sind fähig zu töten. Es sind sozusagen »007-Agenten« und heißen auch T-Killerzellen. Sie lösen mit Hilfe von Zellgiften die infizierte Körperzelle auf und verhindern, daß das in das Zellplasma eingedrungene Virus weiterhin kopiert wird und andere Körperzellen infizieren kann. Von großer Bedeutung für unser Dasein ist weiter, daß sie auf eine uns bislang noch nicht bekannte Weise feststellen, wann es Zeit ist, bestimmte Abwehrmaßnahmen wieder einzustellen. Sie sind also die Kontrolleure, die unsere Körperabwehr abschalten, ehe sie möglicherweise dazu übergeht, sich gegen unseren eigenen Organismus zu richten. Wenn wir einmal vollständig erkannt haben, wie dieser Schalter funktioniert, der unsere Körperabwehr nach Bedarf an- und abschaltet, könnten wir unter anderem das Problem der Abstoßung bei Organverpflanzungen in den Griff bekommen. Da die CD8-T-Zellen die Abwehr auf Zeit unterdrücken, nennt man sie auch Suppressorzellen.

Die CD4-T-Zellen können all das nicht. Sie töten den Feind nicht direkt, entwickeln sich aber dafür zu zwei Abwehrwaffen mit weiteren sehr wichtigen und wirkungsvollen Fähigkeiten. Der eine Typ von CD4-T-Zellen ist die Th2- oder auch Helferzelle. Sie hilft den Kollegen von der anderen Abteilung der Körperabwehr, den B-Zellen. Sie aktiviert B-Zellen nach Kontakt mit einem von einer B-Zelle präsentierten fremden Peptid zur Umbildung und Produktion von Antikörpern.

Eine ähnliche Aufgabe haben die Th1- oder inflammatorischen T-Zellen. Sie prüfen die kleinen Peptide, die von Makrophagen an der Zelloberfläche präsentiert werden, nachdem sie etwas umschlungen haben, von dem sie annehmen, daß es etwas Unbekanntes, Fremdes, Feindliches ist – ein Bakterium oder ein Virus. Ehe der Makrophage diesen verdächtigen Fremdling auflöst, zeigt er eben ein kleines Stück von ihm nach außen und wartet darauf, daß eine Th1-Zelle erscheint und dieses Peptid kontrolliert. Bestätigt die Th1-Zelle, daß es sich ganz offensichtlich um einen gesundheitsgefährdenden Feind handelt, dann aktiviert die Th1-Zelle damit den Makrophagen, der den umschlungenen Feind auflöst.

## Die Alleskönner

Und damit sind wir bei den Helden auf dem Schlachtfeld der körpereigenen Abwehr. Makrophagen sind jene Riesenfreßzellen, die fast alles können. Sie sind überall, erkennen Antigene und reagieren oft direkt, indem sie den gefundenen Feind umschlingen und nach der Bestätigung durch Th1-Zellen enzymatisch auflösen. Sie zeigen vorbeikommenden T-Zellen verdächtige Antigene oder auch nur Teile von Antigenen und beauftragen sie, die Information über diese verdächtigen Gestalten weiterzugeben und in den Lymphknoten oder bei anderen immunkompetenten Zellen nachzuforschen, ob es sich um Feinde handelt, um die man sich kümmern muß, wie gefährlich sie sind und wie stark die Abwehrreaktion ausfallen sollte.

Man könnte sagen, daß Makrophagen denken. Sie treffen Entscheidungen, konferieren mit anderen Teilen des Immunsystems. Sie stehen außerdem im Meinungsaustausch mit den einfachen Granulozyten, den etwas simpleren Freßzellen, die besonders an vorderster Front, etwa unter der Haut oder nahe den Hautöffnungen, tätig sind.

Makrophagen stehen bei Bedarf im Kontakt mit dem enzymatischen Killerkommando, das dazu da ist, dort Feinde zu vernichten, wo sie von den Makrophagen angefordert werden – aber auch dort, wo sie von den in einem Immunkomplex verankerten Antikörpern herbeigerufen werden, um den Immunkomplex aufzulösen.

## Die Kette der vierzig Killer

Das Killerkommando trägt den Namen Komplementsystem – kein sehr aussagekräftiger Name, aber die ganze medizinische Nomenklatur ist leider häufig mit nicht gerade hilfreichen Bezeichnungen gesegnet. Das Komplementsystem besteht aus rund 40 hintereinander geschalteten Enzymen, die stufenweise nach und nach aktiviert werden, bis zur Aktivierung des letzten Enzyms, das die eigentliche Zerstörung der feindlichen Zelle bewirkt.

So löst das Komplementsystem ständig Immunkomplexe auf, sobald sie von einem Antikörper dazu angefordert werden. Nun gibt es aber nicht nur ganz einfache Immunkomplexe, die aus der Bindung von einem Antikörper an ein einziges Antigen gebildet werden. Es gibt ganze Klumpen vieler miteinander verknüpfter Antikörper und Antigene. Es gibt Immunkomplexe, in denen es viel mehr Antikörper als Antigene gibt, oder umgekehrt viel mehr Antigene als Antikörper.

Jeder Typ von Immunkomplex sendet unterschiedlich starke Signale aus und wird deshalb unterschiedlich stark beachtet von den Killerkommandos und von den Makrophagen, unseren vielfältig tätigen Meistern der Abwehr. Kleine Immunkomplexe werden von den Makrophagen unterwegs eher so nebenbei gefunden und erledigt. Die ganz großen Immunkomplexe senden so starke Signale aus, daß sich die Makrophagen voller Heißhunger an diese Mahlzeit machen.

Problematischer sind die mittelgroßen Immunkomplexe, die bisweilen übersehen werden, wenn sie durch die Blut- und Lymphbahn schwimmen – bis sie sich an die Gefäßwand anlagern und (falls sie noch immer nicht entdeckt, gefressen oder aufgelöst werden) die Komplementkaskade irrtümlich gegen unser eigenes Gewebe aktivieren und damit eine Immunkomplexerkrankung einleiten können.

Bei der kurzen Schilderung des Immunsystems bleibt zwangsläufig vieles nur angedeutet. Etwa die Rolle der langlebigen B-Zellen, die als Gedächtniszellen alle Informationen über ein entdecktes Antigen für den Fall speichern, daß dieser Feind noch einmal auftauchen sollte, wodurch rasch eine Antikörpertruppe gebildet werden kann.

Oder die Rolle der natürlichen Killerzellen, die ohne besondere Schulung auf ein spezifisches Antigen einen Feind direkt angreifen und vernichten. Bei ihnen kann man nicht einmal genau sagen, ob es sich um eine Untergruppe der T-Lymphozyten oder um eine völlig eigene Klasse handelt. Man vermutet, daß sie tätig werden, sobald sie eine exakte Information über den zu vernichtenden Feind erhalten haben.

## Woher eigentlich?

Wie kann dieses ungeheuer komplizierte, mehrfach rückgekoppelte, engvernetzte Immunsystem überhaupt funktionieren, ohne in ein völliges Chaos zu geraten? Woher wissen eigentlich die Immunzellen, was benötigt wird, wo es benötigt wird, wo man sich zu versammeln hat, wie stark man reagieren muß, was man sofort oder später unternehmen muß und tausend andere lebenswichtige Informationen, die ständig ausgetauscht werden? Wie funktioniert dieser Austausch nicht nur innerhalb des Immunsystems, sondern auch in Verbindung mit dem Hormon- und Nervensystem, deren eigenes Verhalten von dem Verhalten des Immunsystems nicht zu trennen ist? Wie kommt es zu einer sinnvollen Koordination bei der Tätigkeit aller Zellen im gesamten Organismus?

Das ist nur möglich, weil unsere Zellen über einen leistungsfähigen Nachrichtendienst verfügen. Sie stehen alle miteinander in Verbindung: Sie senden Mitteilungen aus und erhalten welche. Sie kommunizieren miteinander, halten Konferenzen ab, treffen Entscheidungen, versenden Befehle.

Jede Reaktion in unserem Organismus geschieht nur, weil die daran beteiligten Zellen wissen, was sie zu tun oder zu lassen haben – Informationen, die sie dem Nachrichtendienst zu verdanken haben. Er funktioniert im direkten Kontakt mit der Nachbarzelle durch auf der Zelloberfläche ausgestreckte Fühler oder aber durch mit Informationen beladene Boten, die in die nahe, aber auch in eine weiter entlegene Umgebung ausgeschickt werden.

Diese auf der Zelloberfläche ausgestülpten Fühler sind Adhäsionsmoleküle. Die Boten, die mit unzähligen Informationen losgeschickt werden, sind Zytokine.

## Gruß an den Nachbarn

Von den Adhäsionsmolekülen – zu deutsch etwa »Haftmoleküle« – glaubte man zunächst, sie seien nur dazu da, um sich an benachbarte Zellen anzuheften, an ihnen festzukleben. Aber diese Gebilde können sehr viel mehr.

Sie begrüßen zunächst jede benachbarte Zelle, der sie begegnen, stellen deren Identität fest und erkundigen sich, ob alles in Ordnung ist. Sie koordinieren mit den Nachbarzellen die weitere Entwicklung, entscheiden danach beispielsweise, ob und welche Zellneubildungen an dieser Stelle notwendig sind.

Liegt ein Notfall vor – denken wir nur an eine akute Entzündung, eine Verletzung, an einen Wundverschluß –, so sind am Ort des Geschehens viele verschiedene Zellfunktionen zu koordinieren und sehr viele Entscheidungen schnell zu treffen. Es kommt zu einer dementsprechend stark erhöhten Aktivität des Nachrichtendienstes.

In diesem Notfall benötigte Zellen nehmen eine zunehmend dichter werdende Ansammlung bestimmter Adhäsionsmoleküle (Selektine) auf den Gefäßwandzellen und die dazu passenden Adhäsionsmoleküle der Immunzellen zu Hilfe und

**Andocken von Abwehrzellen durch Adhäsionsmoleküle**

**a)**

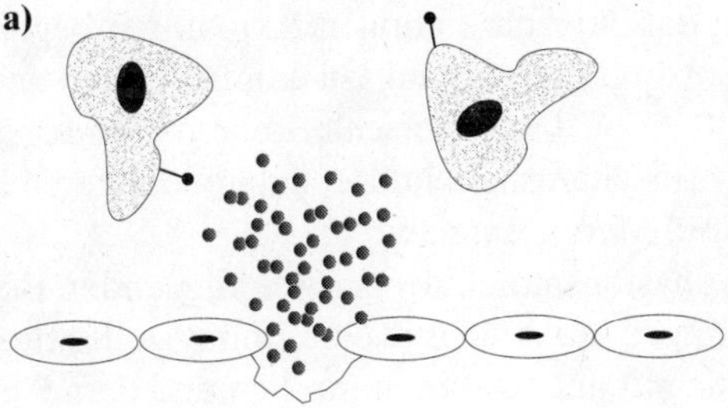

a) An Gewebszellen, z. B. dem Endothel eines Gefäßes, kommt es zu einer Schädigung, Infektion o. ä. Ausgehend von diesem Gewebsschaden werden Botenstoffe ausgeschüttet.

**b)**

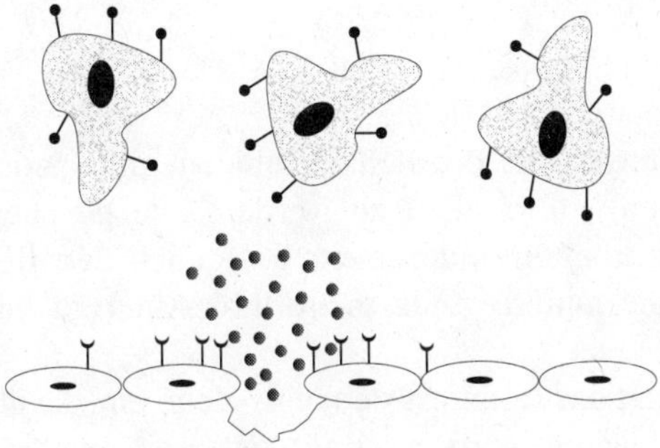

b) Auf den Endothelzellen werden, angeregt durch die Botenstoffe, vermehrt Adhäsionsmoleküle gebildet. Durch die Botenstoffe werden Abwehrzellen angelockt, die auf diesen Reiz hin auch vermehrt solche Adhäsionmoleküle bilden, die zu den Adhäsionsmolekülen der Endothelzellen das Gegenstück bilden.

**c)**

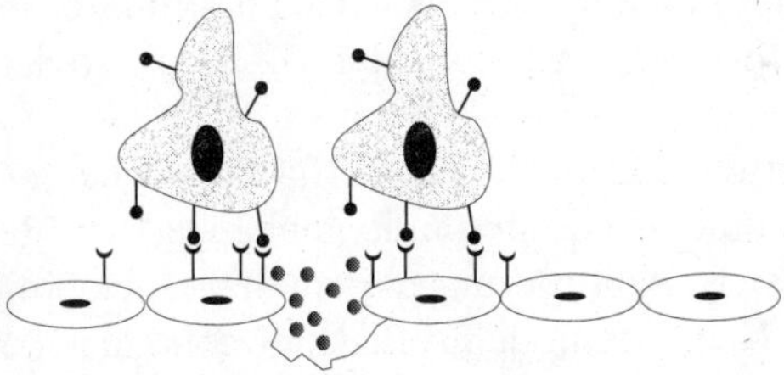

c) Die Adhäsionsmoleküle des Endothels markieren, wo der Schaden ist.
Die Abwehrzellen docken an, und die Reparatur und/oder Immunabwehr kann an der erforderlichen Stelle starten.

wandern an den Ort des Geschehens. Sie dringen sogar mit ihnen in das Gewebe ein. Andere Adhäsionsmoleküle (Integrine) sorgen dafür, daß nun die richtigen Aktivitäten beginnen – um einen Entzündungsvorgang zu kontrollieren und abzuschließen, um für den Gefäßverschluß einer Wunde zu sorgen, um Reparaturmechanismen und Zellneubildungen der erforderlichen Art und Menge einzuleiten.

Natürlich sind Adhäsionsmoleküle ein grundlegender Bestandteil der körpereigenen Abwehr. Keine Immunzelle wäre ohne enge Absprache mit anderen Immunzellen und dem Gesamtorganismus zu einer sinnvollen Tätigkeit fähig. Es käme zu keiner Aktivierung einer Immunzelle und zu keiner Deaktivierung.

## Stop and Go

Es gibt Adhäsionsmoleküle, die den Befehl an eine andere Zelle weitergeben, sofort aktiv zu werden. Die gleichen Adhäsionsmoleküle können andererseits aber auch den Befehl weitergeben, die andere Zelle möge ihre Aktivität beenden.

Zum Beenden setzt das Immunsystem eine Zelle ein, die als Suppressorzelle bezeichnet wird. Sie trägt viele verschiedene Adhäsionsmoleküle auf der Oberfläche, mit denen sie beispielsweise in den Ausbildungszentren, den Lymphknoten, die dort tätigen Ausbilder daran hindert, weiterhin bestimmte Antigene zu präsentieren, mit denen B- oder T-Zellen aktiviert werden sollen.

Die Zahl und Art der auf einer Zelloberfläche erscheinenden Adhäsionsmoleküle wechselt ständig, abhängig von der akuten Situation. Welche Anforderungen gestellt werden, weiß die Zelle durch den Kontakt mit den Adhäsionsmolekülen der benachbarten Zellen.

## Botschaft an alle

Ein ebenso interessanter Weg zum Austausch von Informationen und zum Aussenden von Befehlen funktioniert durch die in der Blut- und Lymphbahn, aber auch in den Zellzwischenräumen herumschwimmenden Botenstoffe, die Zytokine. Zytokine sind kleine Eiweißkörper, also Proteine, die von allen Zellen gebildet und in den Zellzwischenraum entlassen werden. Sie verändern das Verhalten oder die Eigenschaften einer anderen Zelle, auf die sie stoßen. Worin diese Veränderung besteht, ist abhängig von der Zielzelle, auf die ein Zytokin trifft.

Während man die Verständigung der Adhäsionsmoleküle mehr mit Gesten, Hinweisen, Hautkontakt vergleichen kann – vom freundschaftlichen Händedruck bis zur drohenden Abweisung –, könnte man das Kommunikationsmedium der Zytokine als Sprache bezeichnen.

Zytokine enthalten Botschaften, die aus einzelnen Worten bestehen. Wir sind jedoch noch weit davon entfernt, die Sprache der Zellen zu verstehen. Vor nicht allzu langer Zeit wurden erst diese Zytokine entdeckt, die von den Zellen gebildet und mit Botschaften losgeschickt werden.

Ein großes Ziel der medizinischen Wissenschaft ist es heute, die Sprache oder vielleicht sogar die verschiedenen Sprachen der Zytokine zu verstehen – um dann mit den Zellen sozusagen sprechen zu können, ihnen Warnungen zukommen zu lassen, auf Fehlinformationen hinzuweisen und sie auf einen möglicherweise besseren Wissensstand zu bringen.

Wobei das »Wissen« eigentlich Denken voraussetzt. Möglicherweise hat die Zelle sogar eine Art Gehirnfunktion: Denn die ständig wechselnde Expression von Adhäsionsmolekülen und die Produktion und Aussendung von Zytokinen enthalten Informationen, die nicht aus heiterem Himmel kommen. Sie werden gezielt, also »bewußt« eingesetzt.

Wie ist das möglich? Holen sich die Zellen über die Leitbahn des Nervensystems Hilfe von bestimmten Regionen im Gehirn? Es gibt Hinweise darauf, daß Immunzellen wie etwa die Makrophagen unter gewissen Bedingungen Botenstoffe aussenden, die mit Neuropeptiden des Nervensystems identisch sind.

Diese Botenstoffe werden vom Nervensystem verstanden und an das Gehirn weitergeleitet. Und nicht nur das: Die Makrophagen können auch mit Hilfe auf ihrer Zelloberfläche befindlicher Neuropeptidrezeptoren wiederum vom Nervensystem gesendete Informationen empfangen.

Außerdem hat man Zytokine, die man früher nur bei Immunzellen vermutete – besonders Interleukin-1 (IL-1) –, auch auf verschiedenen Gehirnzellen entdeckt. Diese Gliazellen machen den Immunzellen Konkurrenz, da auch sie Antigene erkennen können.

Es scheint demnach kaum ein System zu geben – ob Immunsystem, Hormonsystem, Nervensystem oder Gehirnsystem –, das ganz allein über eine bestimmte Fähigkeit verfügt. Zumindest im Ansatz sind sie Alleskönner und springen ein, wenn es bei einem System zu Problemen kommt. Alles wird besprochen, geregelt und ausgeführt mit Hilfe der vorhandenen Kommunikationsmittel.

Die Bedeutung der von bestimmten Zytokinen überbrachten Botschaften können wir höchstens aus der Reaktion der Zellen ableiten, bei denen solch eine Botschaft angekommen ist. Wir kennen bis jetzt etwa 20 verschiedene Arten von Zytokinen; die medizinische Forschung lernt immer mehr über sie – etwa von den Interleukinen, dem Interferon oder den Faktoren, die das Wachstum der Granulozyten und Makrophagen anregen (GM-CSF), oder dem als Helfer gegen jede Krebserkrankung mißverstandenen Tumor-Nekrose-Faktor (TNF-alpha).

## Kannitverstan

Glaubte man schon, die Botschaft eines Zytokins enträtselt zu haben, weil es bei einer bestimmten Zelle mit einer klaren Reaktion beantwortet wurde, so verursachte das gleiche Zytokin häufig bei einer anderen Zelle eine völlig andere, bisweilen sogar entgegengesetzte Reaktion.

Es kommt wohl stets auf das Vorverständnis der eine Botschaft empfangenden Zelle an: Ob sie die Sprache des informierenden Zytokins überhaupt spricht und ob sie die richtige Antenne besitzt, um mit der empfangenen Botschaft etwas Sinnvolles anfangen zu können.

Nehmen wir an, daß eine Zelle Zytokine mit der Botschaft »Rasen verboten!« losschickt. Die Botschaft kommt bei allen möglichen Empfängern an und kann mehrere Bedeutungen haben: Der Autofahrer geht vom Gas, das Kind betritt nicht mehr den Rasen im Park, und der Gärtner plant anstelle des Rasens eine Blumenwiese. Die Botschaft war aber nur für den Autofahrer bestimmt: Kind und Gärtner reagieren also falsch.

Ob die Botschaft eine richtige Reaktion auslöst, hängt also von der passenden Vorinformation ab. Dafür gibt es ein berühmtes Beispiel: das im Jahr 1930 in Amerika gesendete Hörspiel von Orson Welles, in dem auf dramatische Weise eine Invasion von Marsmenschen geschildert wurde, welche New York heimsuchen und zerstören. Wer wußte, daß es sich um ein gutgemachtes Hörspiel handelte, saß gemütlich auf dem Sofa und genoß die Sendung. Wer aber uninformiert heimkam, das Radio anstellte und plötzlich die hysterischen Rundfunkreporter und das Schreien der von Marskreaturen bedrohten Menschen hörte, den ergriff Panik. Einige Hörer sprangen damals vor Entsetzen und Angst aus dem Fenster in den Tod.

Keine Art der Kommunikation ist gefeit vor Mißverständnissen: vor Fehlinformationen, vor der Weitergabe an Empfänger, für die eine Nachricht nicht bestimmt war. Die Tatsache, daß es bei der Kommunikation des gesamten Zellverbandes im menschlichen Körper (übrigens auch bei Tieren und Pflanzen) zu Fehlern kommen kann, müssen wir immer berücksichtigen, wenn Krankheiten entstehen.

Unsere Gesundheit hängt weitgehend von der gesamten Funktion des interagierenden Immunsystems ab. Die Funktion des Immunsystems hängt wiederum weitgehend von der Qualität des Informationsaustausches mittels Adhäsionsmolekülen und Zytokinen ab. Kommt es innerhalb der Nachrichtenvermittlung zu Mißverständnissen, zu fehlerhaften Informationsübertragungen, so können die Folgen katastrophal sein.

Falsche Informationen können das Immunsystem dazu verleiten, Körpereigenes für Körperfeindliches zu halten. Das Immunsystem beginnt in diesem Fall, unseren Organismus anzugreifen, und es entsteht eine Autoimmunerkrankung – eine lange Liste von Leiden, über die noch berichtet wird.

Je besser wir das Prinzip verstehen, das zur Entgleisung des Immunsystems führt, desto eher können wir sinnvolle Maßnahmen einsetzen, um die Entgleisung nach Möglichkeit in Schach zu halten und damit das Gleichgewicht aller Lebensfunktionen zu sichern.

## Nicht das Gleichgewicht verlieren

Es gilt – wie bei allen Körpersystemen –, dieses Gleichgewicht zu wahren: Die Reaktion soll nicht zu stark, aber auch nicht zu schwach sein. Im Immunsystem wird ein Gleichgewicht angestrebt, das auch als Immunhomöostase bezeichnet wird. Es sorgt für die Balance zwischen einer kontrollierten und nützlichen sowie einer unkontrollierten und schädigenden Immunreaktion.

Die Kontrolle durch proteolytische Enzyme gewährleistet dieses Gleichgewicht. Denn die eiweißauflösenden Enzyme können ein Zuviel oder auch ein Zuwenig an aktivierten Antikörpern, Adhäsionsmolekülen und Zytokinen – es sind alles durch Enzyme auflösbare Eiweißsubstanzen – regulieren.

Wir müssen deshalb sicherstellen, daß wir immer über die erforderliche Menge an proteolytischen Enzymen verfügen. Das geschieht einmal durch eine vernünftige Lebensweise und gesunde Ernährung zur Förderung der natürlichen körpereigenen Enzymproduktion sowie durch eine je nach Konstitution und Alter des Menschen erforderliche Zufuhr der Enzymgemische von außen.

Geht das Gleichgewicht verloren, verschiebt sich die Homöostase in eine Richtung; bei der Zahl und Aktivität der Immunzellen, bei der Dichte der Adhäsionsmoleküle auf der Zelloberfläche, bei der Bildung von Zytokinen oder aber bei der Belastung mit nichtaufgelösten Immunkomplexen etwa kann ein gesunder Organismus die damit verbundene Gefahr vielleicht eine Weile noch bannen. Gelingt das jedoch nicht – ist der Organismus bereits geschädigt oder dauert die Belastung längere Zeit an –, so können chronische Erkrankungen entstehen, von denen viele zu den Autoimmunerkrankungen zählen, welche heute eine immer größere Bedeutung erlangen.

Über den zusätzlichen Einsatz proteolytischer Enzyme kann es gelingen, die bei chronischen Erkrankungen in großer Zahl vorhandenen krankheitsverursachenden Substanzen – etwa die nichtaufgelösten Immunkomplexe – abzubauen und dadurch die Abwehrtätigkeit in Richtung Gleichgewicht zu regulieren.

## Keine Immuntätigkeit ohne Enzyme

Im gesamten Immunsystem üben die proteolytischen Enzyme auf vielfältige Weise eine helfende, regulierende Wirkung aus. Sie sind stets an der Auflösung von Immunkomplexen und beim Abtransport der Zelltrümmer beteiligt. Bei den im Gewebe verankerten Immunkomplexen sorgen sie dafür, daß sie aus dem Gewebe herausgelöst und gespalten werden, um dann, in der Blut- oder Lymphbahn schwimmend, von den Makrophagen verspeist zu werden.

Für die Wiederherstellung und Erhaltung unserer Gesundheit ist selbstverständlich die Aktivität der Makrophagen und anderer Immunzellen von entscheidender Bedeutung. Die Aktivität kann über die Enzyme gefördert, aber – bei jeder überschießenden oder fehlerhaften Reaktion – auch gehemmt werden.

Die in den Blut- und Lymphkreislauf gelangten Enzyme werden zum großen Teil von den bereits erwähnten Antiproteasen, etwa den Alpha-2-Makroglobulinen, in Empfang genommen. Diese Transportmoleküle werden hauptsächlich von den Makrophagen hergestellt und losgeschickt. Fehlt es an passenden Enzymen, mit denen sich die Transportmoleküle verbinden können, so lähmen die vielen freien Transportmoleküle die Freßlust der Makrophagen.

Sind jedoch genügend Transportmoleküle mit den Enzymen verbunden, werden die Makrophagen – übrigens auch die natürlichen Killerzellen – deutlich aktiviert. In Versuchen zeigte sich, daß die Aktivität der Makrophagen und Killerzellen bereits Minuten nach der Enzymzufuhr um das Sieben- bis Zehnfache anstieg.

Die Antiproteasen dienen übrigens auch den Zytokinen als Steuer- und Transporthilfen. Langsame Alpha-2-Moleküle lagern sich an Zytokine und transportieren sie in dieser »Slow«-Form in das umliegende Gewebe. Dort verbinden proteolytische Enzyme sich mit der Slow-Form und wandeln sie damit in die »Fast«-Form um. Die Enzyme wirken in Verbindung mit ihrem Transportmolekül auch auf die Entscheidung ein, welche Zytokine in welcher Menge gebildet werden sollen.

Bestimmte Zytokine landen auf den Rezeptoren feindlicher Zellen. Einige dieser Zellen sind so schlau, ihre verräterischen Rezeptoren abzuwerfen, an die sich die Zytokine klammern. Den Fehler begeht beispielsweise der Tumor-Nekrose-Faktor, wenn er sich an den abgeworfenen Rezeptor einer Tumorzelle heftet. Die Botschaft dieses Zytokins kommt nicht an, und der TNF-Rezeptorkomplex schwimmt immunhemmend im Blut oder in der Lymphe herum. Proteolytische Enzyme können den Komplex jedoch auflösen und damit den Zytokinhaushalt regulieren.

Auch bei der Bildung und Tätigkeit der Adhäsionsmoleküle sind proteolytische Enzyme unverzichtbar, um ein Zuviel oder ein Zuwenig zu regulieren und auf die Haftkräfte der Adhäsionsmoleküle Einfluß auszuüben. Dieser regulierende Einfluß der Enzyme bedeutet eine wesentliche Hilfe bei Erkrankungen, bei denen die Adhäsionsmoleküle eine bedeutende Rolle spielen – etwa bei allen Entzündungen, Infektionen und bei Krebs.

Nicht zuletzt brauchen wir proteolytische Enzyme zur Beseitigung sogenannter *blocking factors* des Immunsystems. Hierzu zählen unter anderem bestimmte Ernährungsfehler, Nikotin, nicht abgeführter Streß, UV-Strahlung, übermäßig betriebener Sport oder andere Überforderungen von Körper und Psyche.

KAPITEL 10

# Entzündung: Eine gute Sache

Wir alle wissen, was bei einer Entzündung passiert: Wenn beispielsweise eine Wunde heiß wird, sich alles rötet, es weh tut und der Bereich angeschwollen ist, dann hat sich die Wunde entzündet. Diese Erkrankungen sind unangenehm und meist schmerzhaft, von der Halsentzündung bis zur Blinddarmentzündung, von der Prellung bis zur Nierenentzündung, quer durch die gesamte Medizin.

Aber viele Menschen wissen doch nicht so recht Bescheid, was eigentlich in unserem Körper bei einer Entzündung passiert. Daß sie keine Erkrankung ist, sondern im Gegenteil das Zeichen von mindestens drei guten, hilfreichen und zur Gesundung unbedingt erforderlichen Vorgängen: erstens der Bekämpfung eines Schädlings im Organismus, zweitens der Reparatur des Schadens und drittens der Wiederherstellung des geschädigten Gebietes.

## Alarm bei jeder Wunde

Schädigende Faktoren, die zur Entzündung führen, können physikalische Reize sein, also Wunden, Hitze (Verbrennungen, Sonnenbrand etc.) oder Strahlung (z. B. Röntgenbestrahlung, UV-Strahlen, Kobaltbestrahlung); chemische Reize, also Gifte, Gase, Fremdkörper, oder mikrobiologische Einflüsse, etwa Viren, Bakterien oder Pilze. Auch allergieauslösende Substanzen oder die schon beschriebenen gewebsständigen und damit schädigenden Immunkomplexe. Die Liste ist leider unendlich lang.

Was immer einen Schaden im Organismus verursacht, ruft auch die Truppe auf den Plan, die alles unternimmt, um zunächst den Schaden zu begrenzen, dann den Schädling zu vernichten, das Schadensgebiet aufzuräumen, zu säubern, schließlich zu renovieren und den gesunden Zustand wiederherzustellen. Wir halten die spürbaren und bisweilen sichtbaren Zeichen dieses Rettungsdienstes, also des Entzündungsvorganges, irrtümlich meist für die Krankheit und bekämpfen die Entzündung, anstatt die Tätigkeit des alarmierten Immunsystems zu unterstützen.

Den ersten Alarm lösen die vom schädigenden Feind betroffenen Zellen sofort selbst aus. Sie zeigen dem umgebenden Gewebe den Schaden durch eine Veränderung ihrer Rezeptoren auf der Zelloberfläche an. Botenstoffe werden ausgesendet. Und es folgt eine Art Schreckreaktion: Die Blutgefäße im Wundgebiet ziehen sich, je nach Reiz, erst einmal für eine Sekunde oder sogar eine halbe Minute zusammen.

Der Alarm läuft im Idealfall so ab, daß der Organismus in der jeweils erforderlichen Stärke reagieren kann. Er hat verstanden, was passiert ist, wo der Schaden liegt, wie groß er ist und was die vernünftigste Gegenmaßnahme sein muß. Handelt es sich nur um einen geringen Schaden, etwa eine kleine Schnittwunde, so genügt es, die bereits in der Gegend befindliche Truppe der körperlichen Abwehrkräfte zu verständigen und zu aktivieren. Handelt es sich um einen massiven Angriff, beispielsweise das Eindringen von feindlichen Viren oder Bakterien, dann kommt es zur Generalmobilmachung des gesamten Immunsystems: unter Beteiligung des von Botenstoffen informierten Nervensystems, das wiederum – über die im Gehirn befindliche Verbindungsstelle – das Hormonsystem dazuschaltet.

Wie groß die Gefahr auch sein mag, immer werden die zellulären und humoralen Abwehrkräfte benötigt. Nehmen wir zum Beispiel eine kleine Wunde, wie sie etwa ein Splitter im Finger verursacht. Die Makrophagen und Lymphozyten müssen zunächst im Wundgebiet gegen den Schädling vorgehen.

Thrombozyten müssen im Wundgebiet für die Blutgerinnung sorgen, damit der Schaden auf dieses Gebiet begrenzt wird, wir nicht verbluten und keine weiteren Feinde in den Ort der Verletzung eindringen können.

Solche Helfer schwimmen ständig im Blut und in der Lymphe herum. Sie sind deshalb bei der Verletzung der kleinsten Gefäße rings um den Splitter bereits aus den Gefäßen getreten und sehen zu, wie sie bei der Begrenzung und Reparatur des Schadens helfen können. Oft aber reicht das nicht aus. Der Organismus benötigt dazu schon größere Mengen.

## Her mit den kleinen Helfern

Das technische Problem, das der Organismus zunächst zu lösen hat, ist folgendes: Wie können möglichst rasch möglichst viele in Blut- und Lymphgefäßen zirkulierende Makrophagen, Lymphozyten, Thrombozyten und ein halbes Dutzend weitere Helfer angelockt werden, aus den Gefäßen heraus- und in das Wundgebiet eintreten?

Die im Schadensgebiet befindlichen Gewebezellen fahren mehr Adhäsionsmoleküle aus. Die Abwehrzellen besitzen zu diesen Haftmolekülen passende Rezeptoren und verbleiben daher im geschädigten Gebiet.

Bei einem größeren Schaden, einer stärkeren Verletzung oder bei einer Invasion von Bakterien müssen die Abwehrzellen aus den Gefäßen in das betroffene Gewebe hineingelangen. Sie schütten nun bestimmte Stoffe aus, die den eigentlichen Entzündungsvorgang einleiten – sogenannte Entzündungsmediatoren, die unter anderem bewirken, daß die Wand der feinsten Blutgefäße, der Kapillaren, am Schadensort durchlässig wird und die Abwehrzellen dementsprechend Zugang zu den verletzten Zellen finden können. Man nennt die zu den Zellen führenden Kapillaren die Endstrombahn.

Das Gewebe im Gebiet der Entzündung gerät natürlich unter Druck, sobald die Mediatoren die Endstrombahn dazu veranlassen, sich zu erweitern. Da die Kapillaren keine elastischen Schläuche sind, die sich ausdehnen können, erweitern sie sich nicht im eigentlichen Sinn. Vielmehr beantworten die Zellen der Blutgefäße, die normalerweise dicht an dicht stehen, die Benachrichtigung durch die Mediatoren, indem sie etwas auseinanderrücken. Sie machen die Endstrombahn durchlässig wie einen Schwamm.

Plötzlich gelangt erheblich mehr Flüssigkeit in den vom Schaden betroffenen Zwischenzellraum, als es normalerweise der Fall ist. Die Überschwemmung kann nicht so rasch abgeführt werden, und es kommt zum Stau, zur Schwellung, zum Druck, zum Schmerz. Durch die Belastung mit Makromolekülen, die eigentlich potente Feinde sind und wegen ihrer Größe zuvor nie in den Zwischenzellraum gelangten, entstehen zusätzliche Störungen. Das überschwemmte Gebiet ist plötzlich nicht nur durch den schädigenden Faktor bedroht, der zur Entzündung führt, sondern auch durch diese Überschwemmung, die aus den absichtlich weitgestellten Zellen der Endstrombahn entsteht.

Das ist dennoch sinnvoll. Die Blutgefäße im Gewebe rings um das gestörte oder zerstörte Gebiet werden durchlässig gemacht, damit die zur Zerstörung oder Entfernung des Feindes, zur Abschottung des geschädigten Gebietes, zur Spaltung der Trümmer und zum Aufräumen des Schlachtfeldes benötigten Helfer an die Schadstelle gelangen und ihre Arbeit tun können. An erster Stelle stehen dabei die Makrophagen.

Sie werden von den in Not geratenen Zellen gerufen und rollen wie Raupenfahrzeuge mit ihren leichten Adhäsionsmolekülen in den Blut- und Lymphgefäßen heran. Mit ihren schweren Adhäsionsmolekülen ankern sie dort, wo sich die Schadstelle befindet, und schaffen es, sich im Wundgebiet an die Feinde und Zelltrümmer anzuheften, um sie zu vertilgen. Mit Vorliebe machen sie sich an die Makromoleküle heran, die durch die weitgestellten Zellen der Endstrombahn erschienen sind.

Erhebliche Mengen an Zelltrümmern, Schadstoffen und Schlacken fallen dabei an: organischer Sperrmüll, der dringend abtransportiert werden muß. Für diesen Transport ist die Lymphbahn zuständig. Bei jeder akuten Entzündung steigt deshalb der Lymphfluß im betroffenen Gebiet um das Vier- bis Zehnfache an.

Mediatoren melden unentwegt, wie der Kampf zwischen schädigendem Feind und den Mitgliedern des Immunsystems steht. Ständig wird gemeinsam beratschlagt, wer noch mobilisiert werden muß, ob die Makrophagen es allein schaffen, wie stark die T-Lymphozyten und die B-Lymphozyten mit allen molekularen Helfern zugeschaltet werden sollten oder welche weiteren Gegenmaßnahmen zu ergreifen sind.

Bei jeder immunologischen Antwort auf den schädigenden Feind läßt sich deshalb eine einzelne Reaktion nicht ganz isolieren. Immer handelt es sich um eine Interaktion, ein kybernetisches Netzwerk von kaum vorstellbarer Komplexität.

Daß es dabei ohne Enzyme nicht geht, wurde in dem Kapitel über die Funktion des von den Enzymen beeinflußten Immunsystems bereits deutlich gemacht. Enzyme spalten die am Ort der Entzündung zwischen feindlichem Antigen und körpereigenem Antikörper gebildeten Immunkomplexe und aktivieren über die Bindung an die steuernden Alpha-2-Makroglobuline die Makrophagen. Sie passen auf, daß die Immunkomplexe nicht mit der zum Töten aufgerufenen Komplementkaskade eine Verbindung eingehen, die nicht mehr zu stoppen wäre. Enzyme sind eben nie Förderer nur einer Richtung, sie sind immer auch zur Gegensteuerung fähig – zum Gasgeben und zum Bremsen.

## Die vier klassischen Zeichen

Jede Entzündung ist von vier klassischen Zeichen geprägt: Schwellung, Rötung, Wärme, Schmerz.

Die Entstehung der Schwellung wurde bereits erwähnt: Weil immer mehr Flüssigkeit aus den absichtlich undicht gemachten kleinsten Blutgefäßen rings um das Wundgebiet tritt, schwillt dieses Gebiet an. Das kann man bei dem im Finger steckenden Splitter beobachten: Wo dieses Stückchen Splitter steckt, kommt es in den ersten Stunden zu einer Schwellung, die – je nach Ort, Art und Schwere der Verletzung – mehr oder weniger deutlich ausfällt.

Dort hat sich das aus den Blutgefäßen tretende Blutserum angesammelt, jene farblose Flüssigkeit, die manchmal aus Wunden »suppt«. Das sogenannte Exsudat wird mit Gerinnungsfaktoren, Zelltrümmern, toten und lebenden Feinden angereichert und vom Organismus, soweit es möglich ist, hinausexpediert. Das Exsudat nennt man dann Eiter. Befinden sich in der Wunde Feinde, zum Beispiel Bakterien, die sich auf das Exsudat stürzen und dort ebenfalls eine schädliche Tätigkeit ausüben, hat das eine Entzündung des Exsudates zur Folge. Eine Entzündung in der Entzündung.

Das zweite der vier klassischen Zeichen einer Entzündung ist die Rötung, die mit der am Ort der Verletzung erfolgten stärkeren Blutzufuhr zusammenhängt. Durch die verstärkte Blutzufuhr kommt es auch zu dem dritten Zeichen, zur Überwärmung. Bei einem besonders heißen Kampf der herbeigerufenen Kräfte – beispielsweise gegen einen dort sitzenden Schädling, den sie trotz aller Mühe nicht zerlegen und fortschaffen können – entsteht diese Hitze durch eine von den Mediatoren veranlaßte örtliche Fieberreaktion. Sie erfüllt einen sinnvollen Zweck: Denn die in Verbindung mit sämtlichen Abwehrmechanismen eingesetzten Enzyme werden um so aktiver, je höher die Temperatur ist. Sie arbeiten am heftigsten bei rund 40 Grad Celsius. Höher darf die Temperatur allerdings nicht steigen, sonst sterben sie.

Das angeschwollene Bindegewebe drückt auf die umgebenden Blutgefäße und Nerven. Die Mediatoren der Zellen stehen im engen Informationsaustausch mit den Schmerzrezeptoren der im Wundgebiet endenden Nervenfasern. Die Nerven leiten diesen Reiz nach oben zur Zentrale, wo er als Schmerzempfindung verstanden wird. So kommt es zum vierten klassischen Zeichen, dem Schmerz.

Auch wenn der von Schmerz geplagte Mensch ihn nicht als positiv empfindet, so ist er doch eine lebenswichtige Einrichtung. Unser Gehirn wird auf diese Weise gewarnt, daß eine gesundheitsgefährdende Situation vorliegt, sich ein Feind im Körper befindet und man deshalb vielleicht auch etwas dagegen unternehmen sollte. Ohne durch Schmerz auf den Splitter aufmerksam gemacht worden zu sein, käme der Mensch kaum darauf, einfach eine Pinzette zu nehmen und den Eindringling zu entfernen. Menschen ohne Schmerzempfindung befinden sich in ständiger Lebensgefahr.

Zu den klassischen Zeichen jeder Entzündung – Rötung (Rubor), Schwellung (Tumor), Überwärmung (Calor) und Schmerz (Dolor) – kommt oft noch ein fünftes Zeichen hinzu, nämlich die gestörte Funktion (Functio laesa). Das fünfte Zeichen fehlt sicherlich bei dem kleinen Splitter in der Wunde, man kann wahrscheinlich den Finger noch bewegen. Aber bei vielen Entzündungen ist die Funktion des betroffenen Entzündungsgebietes deutlich eingeschränkt oder sogar absolut behindert.

Zurück zu dem kleinen Splitter im Finger: Zwischen der vierten und der zwölften Stunde, die seit dem Eindringen des Splitters vergangen ist, sind die ersten Notmaßnahmen beendet. Aus der Wunde tritt längst kein Blut mehr aus, weil der

Blutfluß dort enzymatisch absichtlich in Richtung verstärkter Gerinnung aus dem idealen Gleichgewicht gebracht wurde. Auch die Abdichtung gegen das umgebende gesunde Gewebe ist geschafft. Die benötigten Helfer sind an Ort und Stelle versammelt, um die Gewebstrümmer im Wundgebiet zu spalten, zu verflüssigen und damit transportierbar zu machen.

## Saubermachen und renovieren

Dieses Zerkleinern und Wegräumen der Gewebstrümmer ist eine der Aufgaben, die hauptsächlich von den Makrophagen erledigt wird. Was völlig zerstört ist, wird als Müll von den Makrophagen erfaßt und bei der Zerkleinerung auf Fremdstoffe (Viren, Bakterienteile u. a.) hin überprüft.

Manchmal dauert es viele Stunden, bis die gestörten und zerstörten Zellen in einem Wundgebiet zu Müll geworden sind. Die Reinigung des Wundgebietes von Gewebstrümmern setzt daher nicht sofort ein. Es gibt für das Immunsystem zunächst Wichtigeres zu tun.

Etwa 12 bis 36 Stunden nach der Verletzung wird vom enzymgestützten Immunsystem unentwegt gespalten, verflüssigt, abtransportiert. Ganz nebenbei beginnen schon in dem nunmehr abgeschotteten, freigeräumten Wundgebiet die ersten Maßnahmen zur Regeneration. Es geht dabei um die Zellneubildung, um neue Nervenfasern, Blut- und Lymphgefäße und Zellen des Bindegewebes.

Angeregt durch besondere elektrische Impulse an den Spitzen der in das Wundgebiet ragenden Nervenfaserenden, die dort ein wenig hineinwachsen, bilden sich primitive Zellen, die zu nichts und zu allem fähig sind: embryonale Zellen, wie sie bei der Entstehung des menschlichen Lebens im Mutterleib ebenfalls im Anfangsstadium gebildet werden. Aus jeder dieser Zellen könnte ein neuer Mensch beziehungsweise eine exakte

Kopie jedes Menschen hergestellt werden – oder aber nur irgendeine ganz spezielle Zelle mit einer eingeschränkten Funktion innerhalb des Organismus. Diese Wandlung einer undifferenzierten Zelle zu einer differenzierten Zelle geschieht durch das enzymatisch ausgelöste Zuklappen bestimmter Erbanlagen in der Zelle – bis nur das jeweils benötigte Programm zur Zellspezifizierung wirksam bleibt.

Es ist spannend, den Mechanismus der Wiederherstellung von zerstörtem Gewebe, zerstörten Organen oder die theoretisch mögliche Neubildung amputierter Gliedmaßen zu erklären. Denn die Regenerationsfähigkeit des gesunden menschlichen Organismus ist viel größer, als man gemeinhin annimmt. Unter günstigen Umständen können wir nach einer Milzentfernung aus wenigen im Organismus verbliebenen Milzzellen eine gesunde neue Milz bilden, nach einer starken Leberzerstörung unter bestimmten Bedingungen eine neue Leber. Bei Kindern können völlig abgequetschte Fingerkuppen nachwachsen.

Die Wiederherstellung des gesunden Zustandes ist für den Organismus manchmal nicht so einfach – auch wenn es beispielsweise nur darum geht, einen mechanischen Entzündungsauslöser wie den Splitter aus dem Körper zu entfernen. Der Splitter muß isoliert und dann durch eine Ansammlung von verfestigtem Exsudat an die Hautoberfläche gedrückt werden. Dazu sind ungemein komplizierte Vorgänge der exakt gesteuerten Blutgerinnung und Blutverflüssigung, der Quellung und Entquellung des Gebietes erforderlich. Kein Wunder, daß dieser oft nur ganz winzige Splitter manchmal erhebliche Schmerzen auslösen kann. Das liegt nicht nur an den Meldungen der Mediatoren an die Schmerzrezeptoren, sondern auch an dem rein mechanischen Druck auf die Nervenenden. Aber ohne diesen starken Druck gelangt der Splitter nicht nach oben zur Hautoberfläche, wo wir ihn manchmal erst Tage nach dem Eindringen endlich mit einer Nadel oder Pinzette ganz herausbefördern können.

Die zur Entzündung führenden Rettungstrupps stellen nach erfolgreicher Operation ihre Arbeit mit Hilfe bremsender Botenstoffe wieder ein. Die durchlöcherten Endstrombahnen sind wieder abgedichtet, das Exsudat im Wundgebiet abgeleitet, die Schwellung ist zurückgegangen, die Rötung und der Schmerz sind vergangen. Auch die Enzyme sind dabei tätig geworden: Sie spalten die Eiweißstoffe, die aus dem Blutplasma in das Gewebe geraten sind und die Schwellung verursacht haben. Sie spalten die Entzündungsmediatoren, was zur Schmerzlinderung führt. Sie sind an den Aufräumungsarbeiten entscheidend beteiligt und stellen das Blutfließgleichgewicht wieder her. Die Verhältnisse im Wundgebiet haben sich normalisiert.

Ist die Reparatur im Wundgebiet beendet, so kann auch der Schorf, der den Abschluß einer offenen Wunde nach außen zum Schutz vor weiteren eindringenden Feinden gebildet hat, abgestoßen werden.

Die Entzündung durch einen kleinen Splitter ist das Beispiel für eine einfache, akute Entzündung, die zur völligen Wiederherstellung des ursprünglichen Zustandes führt. Leider gelingt diese völlige Wiederherstellung nicht immer; es bleibt eine Narbe zurück als Zeichen der nicht ganz geglückten Zellerneuerung. Und bisweilen geht eine akute Entzündung in eine chronische Entzündung über.

## Fehler, Mangel, Chaos

Bei dem nacheinandergeschalteten Ablauf der Alarmierung, der Schadensbekämpfung, der Reinigung und der Regeneration kommt es immer wieder zu Störungen, etwa wenn der das Immunsystem alarmierende Reiz zu schwach ist oder wenn es an der benötigten Menge oder Art der Helfer fehlt, an der zur Bekämpfung, Reinigung und Regeneration nötigen Truppe. Ursache für eine ungenügende Reaktion des Organismus kann auch die Kraft des schädigenden Faktors sein, der sich nicht abschütteln oder zerstören läßt. Wir kennen viele Ursachen, die aus einer akuten eine chronische Entzündung machen können.

Jede Ankurbelung der Abwehrkräfte birgt die Gefahr, daß die Aktivität entweder zu gering ist oder aber in eine zu starke, überschießende Immunantwort umschlägt. Bei einem heftigen Entzündungsvorgang ist so eine Gefahr bisweilen gegeben, falls es auf der Zelloberfläche zu einer Massierung von Adhäsionsmolekülen und Zytokinen kommt, die zuständig sind für den Austausch von Informationen, Befehlen, Reaktionen, Gegenreaktionen. Dieses alles steuernde System bricht zusammen oder führt in die falsche Richtung.

Das labile Gleichgewicht der Abwehrkräfte kippt um. Die Störung der immunologischen Homöostase macht es dem Immunsystem unmöglich, an allen Fronten zu kämpfen und auf alle Feinde gleichermaßen vorbereitet zu sein. Das Immunsystem gibt bei starken Angriffen einer bestimmten Art dieses Gleichgewicht für die Zeit der Feindbekämpfung auf und entscheidet sich hauptsächlich für eine darauf abgestimmte Abwehrmaßnahme.

Um das zur optimalen Funktion der körpereigenen Abwehr erforderliche Gleichgewicht wiederherzustellen, benötigen wir regulierende Enzyme. Sie beeinflussen die Faktoren, die bei den Abwehrzellen zur Überreaktion geführt haben.

Ein Mangel an genügend geeigneten Enzymen kann bei jeder akuten Entzündung eine überschießende Reaktion des Immunsystems auslösen. Schließlich sind die Enzyme erforderlich, um alle immunologischen Vorgänge wieder zu bremsen und zu beenden – sonst würde die einmal in Gang gesetzte Komplementkaskade, die zur Aktivierung des letzten und zelltötend wirkenden Komplements führt, ohne die abschaltenden Enzyme unentwegt weiterarbeiten und erhebliche Schäden bis hin zur Auflösung des gesamten Organismus anrichten.

Bei starken oder dauerhaften Schädigungen werden die proteolytischen Enzyme oft in einer Menge benötigt, die der Körper nicht selbst herstellen kann. Die körpereigene Enzymproduktion ist nicht wesentlich steuerbar, man kann sie nicht nach Wunsch einfach ankurbeln, mit zunehmendem Alter läßt sie noch dazu immer mehr nach.

Kommt es also zu keiner zusätzlichen Zufuhr der benötigten proteolytischen Enzyme von außen, so ist durch den Enzymmangel die komplizierte Kette ineinandergreifender Reaktionen zur Beseitigung des Schadens und zur Wiederherstellung des gesunden Zustandes weniger effektiv. Dann gibt es kein geordnetes Nacheinander mehr, keine geplanten Schritte von der ersten Alarmierung bis zur letzten neugebildeten Zelle. Sämtliche Reaktionen können dann durcheinander ablaufen, sich gegenseitig aufheben oder behindern. Der Schadensverursacher kann ungeschoren davonkommen und weiterhin seine zerstörende Wirkung ausüben.

Es kann somit bei einem nicht völlig ausgeheilten Schaden zu einem Teufelskreis von schädigenden Reizen und falschen Entzündungsreaktionen kommen, der sich zu einem immer gefährlicheren Zustand hochschraubt und zu chronischen Krankheiten führt, die nur noch schwer zu unterbrechen und auszuheilen sind.

In solchen Situationen setzt die Schulmedizin gern Immunhemmer ein, die eine überschießend reagierende, körpereigene Abwehr lahmlegen – oder sie schaltet mit Prostaglandin-Hemmern die Entzündungsmediatoren aus. Wird die Entzündungsreaktion mit ihren Folgen Rötung, Schwellung, Schmerz und Überwärmung durch bestimmte Medikamente unterbrochen, so bleiben die Schadensverursacher allerdings erst recht unbehelligt. Es wird damit erreicht, daß der Schaden bestehen bleibt oder eine weitere Schädigung erfolgt und Heilung ausgeschlossen ist.

## Die Entzündung fördern?

Allgemein werden die proteolytischen Enzympräparate vielfach als antiphlogistisch, also als entzündungshemmend bezeichnet. Die oft in hoher Dosierung erfolgende Zufuhr der Enzymgemische strebt aber eher das Gegenteil einer Entzündungshemmung an.

Denn die Enzympräparate, voran das am häufigsten genutzte Wobenzym oder auch das gerade bei Entzündungen sinnvoll einzusetzende Phlogenzym, sind keine üblichen Entzündungshemmer, sondern Entzündungsregulatoren. Sie fördern alles, was hilft, den Schaden zu begrenzen, zu beheben und neues, gesundes Gewebe zu bilden. Sie beschleunigen den Ablauf der zur Gesundung erforderlichen Entzündung, was bedeutet, daß die Arbeit der Schadensbekämpfung, der Schadensbehebung und der Neubildung mit mehr Kraft und Präzision erledigt und damit eher beendet wird.

## Wo »-itis«, da Enzyme

Wir erkennen die meisten mit Entzündung verbundenen Krankheiten schon an ihrem Namen. In der Fachsprache der Mediziner enden fast alle dementsprechenden Bezeichnungen mit »-itis«. Bei dem Einsatz der modernen Systemischen Enzymtherapie gilt deshalb der Grundsatz: »Wo eine -itis, da Enzyme.« Damit wird festgehalten, daß bei jeder entzündlichen Krankheit – von der Arthritis bis zur Zystitis – die Einnahme der jeweils erforderlichen Dosis proteolytischer Enzyme eine unverzichtbare Maßnahme darstellt, die zur rascheren Genesung beitragen kann.

Es ist nicht möglich, hier sämtliche Entzündungen, ihre Ursachen, ihren Verlauf und ihre Behandlung im einzelnen aufzuzählen. Beschränken wir uns auf einige Beispiele, die das zugrunde liegende Prinzip nochmals verdeutlichen.

**Bronchitis**
Die proteolytischen Enzyme bewirken, daß eine Entzündung in der Luftröhre und in den Bronchien eher ausheilen kann. Die Schleimhaut kann abschwellen. Zähe Schleimmassen werden von den Enzymen verflüssigt. Der Patient kann besser abhusten, was am vermehrten Auswurf erkennbar ist. Auch das bei einer chronischen Bronchitis eher dickflüssige Blut wird dünner, das gestörte Gewebe in den Bronchien damit besser durchblutet und mit Sauerstoff versorgt. Die Enyzme sorgen für eine Zerkleinerung der Immunkomplexe, die bei dem Einfangen der zur Bronchitis führenden Feinde (Staub, Nikotin, Bakterien, Schadstoffe in der Atemluft etc.) entstehen. Sie lösen festsitzende Immunkomplexe aus dem Lungengewebe und wirken damit der Gefahr schwerer Erkrankungen entgegen.

Ist bei hartnäckiger bakterieller Bronchitis der Einsatz von Antibiotika unerläßlich, dann unterstützen die proteolytischen Enzyme die Antibiotika in ihrer Wirksamkeit, indem sie ihre Konzentration am Ort der Erkrankung erhöhen. Das bedeutet, daß die Dosis solcher Medikamente gesenkt werden kann, ohne dabei an Wirkung zu verlieren.

**Sinusitis**
Millionen Menschen erkranken in Deutschland alljährlich mindestens einmal an einer Nasennebenhöhlenentzündung (Sinusitis). Bei vielen von ihnen geht die akute Entzündung in ein chronisches Stadium über: Kopfschmerzen, Zahnschmerzen, Fieber, Niesen, Husten. Der Sinusitis-Patient ist ein häufiger Fall in der ärztlichen Praxis. Im Normalfall erhält der Patient Schmerztabletten, Schleimlöser oder Antibiotika – oder aber ein Standardpräparat, das den enzündungshemmenden Wirkstoff Diclofenac enthält. Die Einnahme von Diclofenac ist bisweilen mit Nebenwirkungen verbunden und sollte bei bestehenden Magen- und Darmerkrankungen nicht erfolgen.

Um die Wirkung der die Entzündung fördernden proteolytischen Enzyme – in diesem Fall Wobenzym-Granulat – mit der Wirkung eines die Entzündung unterdrückenden Antiphlogistikums – in diesem Fall Diclofenac – zu vergleichen, wurden in einer randomisierten, doppelblinden Parallelgruppenstudie 40 Sinusitis-Patienten behandelt. Nach einer Woche waren die Patienten mit Diclofenac in etwas besserer Verfassung als die mit den Enzymen versorgten Patienten. Die Enzyme beschleunigten zunächst den Entzündungsvorgang, der schließlich eine Begleiterscheinung des Heilungsvorganges ist. Dann aber kam es zu einer wesentlichen Linderung der Beschwerden bei den enzymbehandelten Sinusitis-Patienten, die sogar die Wirksamkeit des Diclofenac etwas übertraf. Die Studie zeigte, daß die Einnahme der Enzyme gegenüber dem bislang eingesetzten Standardpräparat einige Vorteile bietet. So häuften sich bei längerer Einnahme des Diclofenac unerwünschte Effekte. Darüber hinaus kam es in der Enzymgruppe seltener zu einer erneuten Sinusitis, und aus einer akuten Sinusitis wurde seltener eine chronische Form der Entzündung. Bei den Patienten, die zusätzlich mit Antibiotika behandelt werden mußten, verhalfen die Enzyme zu einer verstärkten und gezielten Wirkung der Antibiotika.

**Adnexitis**

Die für jede Frau belastende Eileiter- und Eierstockentzündung, in der Fachsprache Adnexitis genannt, wird bislang ebenfalls häufig mit dem Antiphlogistikum Diclofenac behandelt – was zu Nebenwirkungen hauptsächlich im Bereich des Magen- und Darmtraktes führen kann, die gerade bei Adnexitis-Patientinnen als sehr schmerzhaft empfunden werden.

Wie wichtig eine Alternative ist, zeigen die Erfahrungen der Gynäkologen, die Enzyme zur weniger belastenden Behandlung der Adnexitis seit Jahren in der Praxis nutzen. Zu den Fachärzten zählt Professor Dittmar, Chefarzt der gynäkologisch-geburtshilflichen Abteilung des Kreiskrankenhauses Starnberg. Seit Jahren bereits setzt er bei Adnexitis, aber auch bei Mastopathie (gutartige Veränderungen der weiblichen Brustdrüse), Malignomen (bösartige Geschwülste) oder Endometriose (gutartige Wucherungen der Gebärmutterschleimhaut) die Enzymgemische erfolgreich ein.

In den wissenschaftlichen Arbeiten, die Professor Dittmar zu diesem Thema veröffentlicht hat, beschreibt er die Behandlung von akuten, besonders aber einer subakuten und chronischen Adnexitis oft als schwierig und besonders langwierig. Die Patientinnen leiden unter Schmerzen, sind weniger belastbar und leistungsfähig. Es kommt häufig zu Vernarbungen, Verwachsungen, degenerativen Erscheinungen an den betroffenen Eierstöcken, unangenehmem Fluor (Ausfluß), Störungen im Zyklus und nicht zuletzt zur Gefahr von Unfruchtbarkeit. Die Unfruchtbarkeit kann beispielsweise bei einer chronischen Adnexitis durch die Verklebung der Eileiter bedingt sein. Gynäkologen wie Professor Dittmar sehen deshalb auch bei einer Unfruchtbarkeit der Frau die Enzymtherapie als sinnvoll an.

Professor Dittmar hält es, ebenso wie andere Fachärzte, wegen der besonders für Frauen im gebärfähigen Alter sehr problematischen Nebenwirkungen nur unter großen Vorbehalten und kurzfristig für vertretbar, den Adnexitis-Patientinnen die üblicherweise eingesetzten Medikamente zu verordnen. Wegen dieser Vorbehalte hat er vor mehreren Jahren bereits nach einer Alternative gesucht, die vom medizinischen Standpunkt aus vertretbar und für die Patientinnen zumutbarer ist. Er fand sie in den Enzymgemischen.

Gesichert wurde diese Annahme durch eine von Professor Dittmar durchgeführte klinische doppelblinde Vergleichsstudie, in die 56 Patientinnen mit Adnexitis aufgenommen wurden. Die Hälfte erhielt Wobenzym, die andere Hälfte ein Placebo. In der Wobenzym-Gruppe kam es im Mittel zur vollständigen Besserung, bei der Placebo-Gruppe blieb das Leiden im Mittel unverändert. Die Wirksamkeit von Wobenzym wurde im Mittel als sehr gut beurteilt, die Wirksamkeit des Placebos im Mittel nur als gut bis mäßig.

Die Behandlungsform mit proteolytischen Enzymen ist seitdem an seiner Abteilung Standard: »Bereits bei der Akutbehandlung erhält die Patientin das Enzymgemisch Wobenzym, vielfach auch zur Vermeidung von Spätfolgen wie Sterilität und chronisch adhäsiven Entzündungen.«

Eine unbedingt notwendige Antibiotikatherapie läßt sich dadurch natürlich nicht ersetzen. Doch auch jede Antibiotikatherapie wäre unter gleichzeitiger Gabe von proteolytischen Enzymen effektiver.

**Zystitis**

Ursache einer Zystitis, also einer akuten oder chronischen Blasenentzündung, ist in der Regel eine bakterielle Infektion, die ebenso wie eine akute Nierenbeckenentzündung meist mit Antibiotika gut in Schach gehalten wird. Die Behandlung mit Antibiotika sollte jedoch nicht ohne den Schutz einer ergänzenden Enzymtherapie durchgeführt werden. Es wurde nachgewiesen, daß es bei einer gleichzeitigen Zufuhr von Antibiotika und proteolytischen Enzymen zu einer wesentlich höheren Konzentration der Antibiotika am Ort der Entzündung kommt.

Bei rechtzeitiger Verabreichung vermeidet man möglicherweise den Übergang einer akuten zu einer chronischen Blasenentzündung.

KAPITEL 11

# Verletzungen: Bereit sein ist alles

Unser Immunsystem reagiert mit den Aktivitäten zur Begrenzung und Reparatur des Schadens auf jede Verletzung, wie sie bei der Reaktion auf die Entzündung beschrieben wurden. Die meisten akuten Verletzungen sind alltäglich, »banal«, wie die Mediziner sagen. Sie sollten trotzdem unbedingt beachtet und durch den sofortigen Einsatz von Enzymen behandelt werden.

Es geschieht immer wieder: Wir stolpern über eine Bordsteinkante oder an einer Treppenstufe und knicken mit dem Fuß um: Der Knöchel wird dick. Oder wir stoßen uns an einer Schrankecke, und es kommt zu einer Prellung, oder wir erleiden eine Zerrung – oder wir holen uns irgendwo einen blauen Fleck. Im besten Fall ist es ein Knutschfleck.

## Knutschfleck und Karateschlag

Die enzymatische Behandlung eines Knutschflecks, also eines blauen Flecks oder Blutergusses, hat man tatsächlich experimentell nachgeprüft. Allerdings – wahrscheinlich zur Enttäuschung einiger der 100 freiwilligen Versuchspersonen beiderlei Geschlechts – ohne in den Genuß der herkömmlichen Entstehung gekommen zu sein.

Die Untersuchung wurde von zwei leitenden Ärzten des Sportmedizinischen Untersuchungszentrums in Grünwald bei München durchgeführt. Sie entzogen der Ellbogenvene der 100 Probanden je zwei Kubikzentimeter Blut und spritzten es ihnen an der Innenseite des rechten Unterarmes flach unter die Haut. Dadurch entstand bei allen Probanden der typische blaue Fleck. Ein Hämatom, wie man den Bluterguß in der Medizin nennt.

Die Hälfte der Probanden erhielt danach eine Woche lang täglich dreimal zehn Dragees des Enzymgemischs Wobenzym, die anderen erhielten ein ohne Wirkstoff hergestelltes Scheinmedikament, ein Placebo. Täglich wurde geprüft und gemessen, wie groß noch der Schmerz war, der beim Druck auf das Hämatom entstand, wie lange dieser Druckschmerz anhielt und wie rasch das Hämatom wieder verschwand.

Das Ergebnis fiel überzeugend aus. Der Erfolg wurde bei 76 Prozent der mit Wobenzym behandelten Probanden als gut bezeichnet, während nur bei 14 Prozent der mit dem Scheinmedikament behandelten Probanden das Urteil positiv ausfiel. Die mit Wobenzym behandelten Probanden verspürten einen geringeren Druckschmerz, der sich auch schneller gab, und das Hämatom verschwand viel früher.

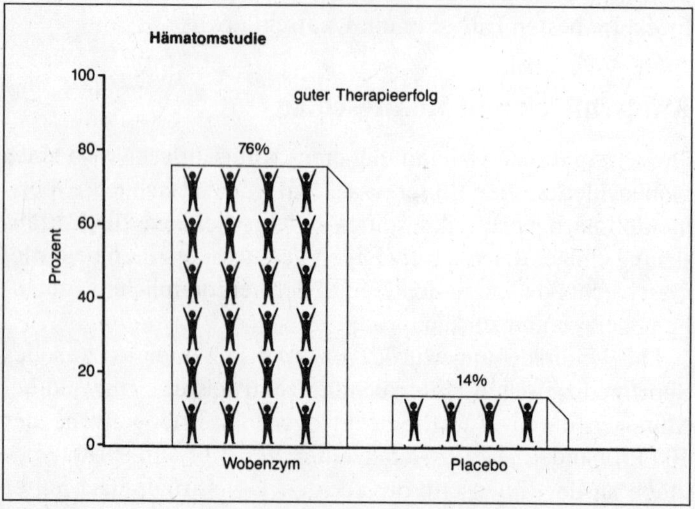


Ergebnisse der Hämatom-Studie

Sportärzte haben sich diese Untersuchung ausgedacht und durchgeführt. Alltagsverletzungen sind schließlich etwas, das bei fast jeder Sportart heute als fast selbstverständliche Begleiterscheinung akzeptiert wird und dessen möglichst rasche Ausheilung zugleich eine Forderung jeden Sportlers ist, dem etwas am Sieg, an der Spitzenleistung oder auch nur am Spaß an der Freude liegt.

Zwischen dem blauen Veilchen eines Boxers und dem Knutschfleck des verliebten Mädchens bestehen nur graduelle Unterschiede. Und ob sich ein Fußballer beim Hineingrätschen in den Gegner verletzt oder ein älterer Herr bei Glatteis ausrutscht, macht vom Prinzip her ebenfalls kaum einen Unterschied. Deshalb können wir Sportverletzungen genauso wie Verletzungen im Alltag, im Haushalt, am Arbeitsplatz behandeln – und ebenso allgemeingültig über eine Untersuchung an 20 Karatekämpfern berichten.

Karate ist eine Kampfsportart, bei der es relativ häufig zu stumpfen Verletzungen kommt. Die Untersuchung mit 20 Karatekämpfern, die von Dr. Zuschlag geleitet wurde – dieser passende Name wurde übrigens später fast mehr kommentiert als das Ergebnis der Studie –, erfolgte doppelblind. Zehn Karatekämpfer beiderlei Geschlechts erhielten vorsorglich vor den Kämpfen täglich dreimal fünf Dragees Wobenzym, die anderen zehn erhielten dreimal fünf Dragees ohne Wirkstoff. Die Schwere der beim Kampf erlittenen Verletzungen war bei allen 20 Sportlern durchaus vergleichbar.

Nachdem man die Studie beendet, den Verteilungsschlüssel aufgedeckt und alle Daten statistisch erfaßt hatte, zeigte sich Erstaunliches: Bei den vorsorglich mit den Enzymen versorgten zehn Sportlern waren die erlittenen Hämatome durchschnittlich bereits nach sieben Tagen verschwunden, bei den Sportlern ohne Enzymvorrat erst nach 16 Tagen. Die erlittenen Schwellungen verschwanden bei der ersten Gruppe

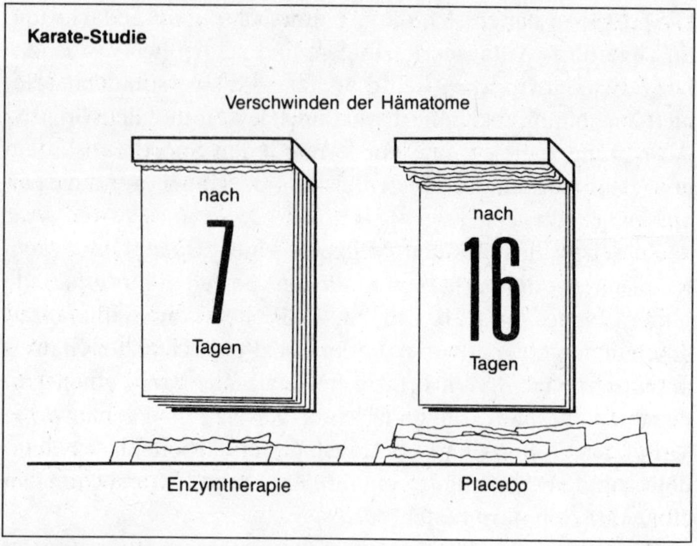


Ergebnisse der Karate-Studie

sogar bereits nach gut vier Tagen, bei der zweiten Gruppe dagegen erst nach zehn Tagen. Die durch Verletzung und Schmerz eingeschränkte Bewegung war bei der ersten Gruppe nach fünf, bei der zweiten Gruppe dagegen erst nach mehr als zwölf Tagen wiederhergestellt. Kam es durch beim Karatekampf erlittene Verletzungen zu Entzündungen, so klangen diese Entzündungen bei der ersten Gruppe bereits nach knapp vier Tagen, bei der zweiten Gruppe jedoch erst nach etwa elf Tagen ab.

Mit anderen Worten: Es ist möglich, sich bei einem bestehenden Verletzungsrisiko durch die vorsorgliche Einnahme eines Enzymgemisches so gut abzusichern, daß jede danach tatsächlich erlittene Verletzung bereits in der Hälfte oder sogar einem Drittel der Zeit ausheilt, als es ohne diese Vorsorge der Fall wäre.

## Der dicke Knöchel und der Muskelkater

Das Ergebnis der Studie läßt sich ohne weiteres auf den Alltag übertragen. Ähnliche Doppelblindstudien untersuchen den Einfluß der Enzympräparate auf die raschere Abschwellung und Ausheilung bei umgeknickten Knöcheln, sogenannten Sprunggelenksdistorsionen – und das ist etwas, das wohl auch jedem Nichtsportler schon einmal passiert und in schmerzhafter Erinnerung geblieben ist.

Daß die Enzympräparate rasch helfen, die Schwellung und den Schmerz zu verringern und die Beweglichkeit eher wiederherzustellen, hat sich immer wieder bewiesen: einerseits durch die Behandlung von Menschen, die in diesen Fällen sofort ärztlich versorgt werden, andererseits durch Berufs- und Leistungssportler, für die es natürlich besonders wichtig ist, möglichst bald wieder sportfähig zu sein.

Die zahlreichen wissenschaftlichen Untersuchungen über die Wirksamkeit von Wobenzym bei Sprunggelenksdistorsionen, wie etwa eine Studie der Unfallchirurgischen Klinik Wiesbaden, haben beeindruckende Ergebnisse gebracht. Die betroffenen Patienten waren meistens Sportler, die fast ausnahmslos täglich bis zu dreimal zehn Dragees Wobenzym schluckten. Die Patienten waren in der Hälfte der eigentlich zu erwartenden Zeit beschwerdefrei.

Für den Patienten, der nicht an einem sportlichen Wettkampf teilnehmen möchte, fehlt bisweilen die Motivation, derart viele der orangeroten Dragees zu schlucken. In den letzten Jahren hat man auch bei manchen Sportlern diese Dragees seltener gesehen: Nun waren die Enzymdragees weiß ummantelt worden.

Das liegt an der Entwicklung eines neueren Enzympräparates, das gerade für jeden verletzungsgefährdeten Menschen wie den Leistungssportler einige Vorteile gegenüber dem Standardpräparat Wobenzym bietet. Das neuere Präparat Phlogenzym bietet zwar eine geringere Enzymvielfalt, enthält aber die bei Entzündungen entscheidend wichtigen proteolytischen Enzyme in einer noch höheren Konzentration. Deshalb kann man – bei gleicher Wirksamkeit – die Dosis reduzieren auf etwa dreimal vier Filmtabletten Phlogenzym, wenn es um Verletzungen oder Entzündungen geht.

Die Ergebnisse kontrollierter klinischer Studien beweisen, daß sich die Beschwerden bei Sprunggelenksdistorsionen, also der Überdehnung von Sehnen und Bändern des Sprunggelenks, unter der Behandlung von Phlogenzym erheblich besserten. Gelenkschwellung, Gelenkerguß sowie die Beweglichkeit und die Schmerzen bei der Bewegung des Knöchels wurden positiv beeinflußt.

Ohne Phlogenzym waren verletzte Sportler im Durchschnitt sechs Tage lang arbeitsunfähig und konnten erst nach elf Tagen das Training wiederaufnehmen. Mit Phlogenzym versorgte Sportler waren dagegen nur vier Tage lang arbeitsunfähig und konnten bereits nach acht Tagen wieder trainieren. Und 80 Prozent der Patienten bescheinigten dem Phlogenzym eine gute bis sehr gute Wirkung.

Das bestätigt die Erfahrungen, die Traumatologen bislang bereits mit dem Einsatz von Wobenzym gemacht hatten. Es scheint sich sogar anzudeuten, daß Phlogenzym in diesem Bereich noch besser wirkt. Außerdem zeigen die ersten Studien zum Einsatz von Phlogenzym bei Sportverletzungen, daß der Sportler, der diese Enzymtabletten vorsorglich eingenommen hat, unter weniger schweren Verletzungsfolgen leidet als der Sportler ohne diesen Schutz.

Lediglich etwas mehr als zehn Prozent aller unfallbedingten Verletzungen entstehen beim Sport. Das bedeutet: In etwa neun von zehn Fällen kommt es in ganz normalen alltäglichen Situationen zu Prellungen, Zerrungen, Überdehnungen – zu jenen stumpfen Verletzungen eben, die nicht selten mit erheblichen Schmerzen und Beschwerden verbunden sind und uns wochenlang zu schaffen machen können.

Da uns dies jeden Tag wortwörtlich »zustoßen« kann, ist es theoretisch sinnvoll, täglich mit zwei oder drei Enzymtabletten den möglichen Schaden einer Verletzung zu begrenzen. Aber dazu werden sich wohl nur wenige durchringen können. So bleibt nur der Rat an alle, die in den Urlaub fahren, zum Skilaufen, zum Bergwandern, zum Surfen oder einem anderen sportlichen Vergnügen, sich wenigstens während dieser Zeit mit zusätzlichen Enzymgaben abzusichern.

Die Enzyme, die bei Verletzungen wohl die deutlichste Hilfe bieten, sind die aus dem Stengel oder Strunk bestimmter Ananasfrüchte gewonnenen Bromelaine. Für die Menschen, die besonders verletzungsgefährdet sind oder sich vor akuten Entzündungen schützen wollen, ist deshalb die Einnahme von konzentrierten Bromelainpräparaten ratsam, wie sie in reiner Form etwa im Mucozym enthalten sind.

Der Schutz gilt auch für alle körperlichen Tätigkeiten, nach denen es zum Muskelkater kommen kann. Nach ausgedehnter Fitneßgymnastik, tapfer absolvierten Trimm-dich-Pfad-Runden oder den beliebten Volksläufen ist mit ziemlicher Sicherheit damit zu rechnen, daß man schmerzhaft Muskeln spürt, von deren Existenz man zuvor keine Ahnung hatte.

Hier können Enzympräparate vor dem Muskelkater bewahren. Viele Gewichtheber machen uns das seit langem vor, indem sie vor dem Wettkampf und auch vor Trainingsbeginn 30 oder noch mehr Dragees Wobenzym schlucken. Sie beugen damit zugleich dem Muskelkater vor.

Der Muskelkater ist eigentlich eine Muskelfaserverletzung und nicht etwa eine Übersäuerung mit Milchsäure, wie man früher angenommen hat. Durch die starke Beanspruchung bestimmter Muskeln entstehen nämlich geringfügige Verletzungen an Muskelfasern. Im Zusammenhang damit kommt es zu Entzündungen im Muskelfasergewebe. Und dabei sind, wie bei jeder akuten Entzündung und Verletzung, nun einmal Enzyme in großer Menge und hoher Qualität zur Gesundung erforderlich. Nochmals zur Erinnerung: Unser Organismus stellt die benötigten Enzyme nicht immer in genügender Quantität und Schnelligkeit her – besonders nicht im höheren Alter.

Als sich Professor Dr. Ernst Raas aus Innsbruck mit dem Problem beschäftigte, dem Muskelkater der von ihm betreuten Sportler – unter anderem der alpinen Skimannschaft Österreichs – vorzubeugen, testete er diesen Effekt auch bei Amateursportlern. Zum Beispiel bei den Teilnehmern am sogenannten Karwendelmarsch, der dort alljährlich stattfindet.

Die Teilnehmer waren zum Teil nicht trainiert oder falsch trainiert. So ist es kein Wunder, daß gerade bei diesen Läufern nach dem Sportereignis normalerweise hohe Kreatinkinase-Spiegel gemessen werden. Kreatinkinase ist ein Enzym, das bei der Ansammlung und Abgabe von Muskelenergie eine Rolle spielt und deshalb auch als Gradmesser von Muskelschäden wie dem Muskelkater herangezogen wird.

Eine Gruppe von Läufern erhielt das Enzymgemisch vor dem Karwendelmarsch; eine Kontrollgruppe blieb ohne vorherige Enzymzufuhr. Nach dem Lauf wies die Kontrollgruppe einen extrem hohen Kreatinkinase-Spiegel auf, während die Werte bei den mit Enzymen versorgten Läufern absolut normal blieben. Sie fühlten keine Beschwerden dieser Art. Dies ist also ein ziemlich einfacher Weg, sich vor den unangenehmen Muskelschmerzen zu schützen.

Zahlreiche weitere Studien bestätigen übereinstimmend, daß die Einnahme einer größeren Menge Enzymdragees nicht nur nach der erlittenen Verletzung eine erheblich raschere Ausheilung zur Folge haben kann: abnehmende Schwellung, abklingende Schmerzen, Wiederherstellung der freien Beweglichkeit und des gesunden Gewebes. Die Studien zeigen auch, daß die vorsorgliche Einnahme dieser Enzyme das Ausmaß einer Verletzung begrenzen und die Ausheilung stark beschleunigen kann – ohne das Risiko erheblicher Nebenwirkungen und ohne die Gefahr für den Sportler, deshalb des Dopings angeklagt zu werden.

## Nur der Gesunde kann siegen

Wenn die Versorgung mit proteolytischen Enzymen besser vor schwereren Verletzungen schützt, Verletzungen rascher ausheilen läßt, sollten alle von ihrer körperlichen Leistungsfähigkeit abhängigen Sportler solche Enzyme schlucken.

Tatsächlich gibt es wohl nur wenige Spitzensportler in der Bundesrepublik, die nicht auf Enzymdragees oder Enzymfilmtabletten setzen. Medizingurus der großen Fußball-, Handball- und Eishockeymannschaften haben sie in ihren Koffern und verteilen sie vor entscheidenden Spielen großzügig. Vom Vereinsarzt des FC Bayern München, Dr. Hans-Wilhelm Müller-Wohlfahrt, bis zu den Professoren der Sporthochschulen wie Professor Klümper gibt es kaum einen medizinischen Betreuer von Berufs- oder Leistungssportlern – die Grenzen sind hier fließend –, der nicht die schützende und helfende Wirkung der Enzympräparate einsetzt.

So unterschiedlich Art und Ausmaß der Verletzungen auch sein mögen, die verblüffend positive Wirkung wird immer wieder bestätigt. Auch zwei Sportärzte, die bei der Betreuung der bundesdeutschen Olympiamannschaften mitwirken, haben eine kontrollierte Studie durchgeführt und bereits mit einer vergleichsweise extrem niedrigen Dosis, nämlich dreimal zwei oder auch nur drei Wobenzym-Dragees täglich, bei den von ihnen betreuten Sportlern zu 82 Prozent gute, überwiegend sogar sehr gute Erfolge erzielt. Das waren Sportler, die Prellungen, Verstauchungen, Kapsel- und Bänderrisse, Ödeme, Hämatome, Gelenkergüsse, Muskelzerrungen, Muskelfaserrisse, Wirbelsäulenverstauchungen und andere Verletzungen erlitten hatten – Verletzungen, die insgesamt unter den Begriff der »akuten oder chronischen traumatischen Entzündungen« fallen.

Kaum eine internationale Sportveranstaltung findet statt, bei der nicht einige oder auch zahlreiche aktive Teilnehmer das Enzympräparat nutzen – besonders bei Weltmeisterschaften in von Verletzungsrisiken stark betroffenen Mannschaftssportarten wie Fußball, Handball, Eishockey oder American Football; ebenso bei Universiaden, den Studenten-Weltspielen in den Sommer- und Wintersportarten wie auch bei der Betreuung der bewundernswerten Sportler bei den Olympiaden der Behinderten, den Paralympics.

Bei den Olympischen Sommer- und Winterspielen wenden sich die zuständigen Sportmediziner mehrerer Nationen regelmäßig an die Hersteller der Enzympräparate, um von ihnen weitere wissenschaftliche Unterlagen und natürlich auch Medikamente in hohen Mengen anzufordern.

Beispielsweise wurden österreichische Spitzensportler – vom Leichtathleten, Ringer, Judoka, Boxer, Handballer bis zum Skiabfahrtsläufer – von österreichischen Olympiaärzten zur Vorbeugung und Behandlung von Verletzungen mit den Dragees versorgt. Wie gut die enzymatische Vorbeugung funktioniert, bestätigte Olympiaarzt Dr. Engel von der Orthopädischen Universitätsklinik Wien: Hatten bei einer Wettkampfvorbereitung ohne Enzymschutz noch zehn Sportler eine die Sporttätigkeit unterbrechende Verletzung erlitten, so war während der Wettkämpfe unter dem Schutz der Enzyme nur ein einziger verletzungsbedingt nicht voll einsatzfähig. Bei allen anderen, die während des eigentlichen Wettkampfes eine Weichteilverletzung erlitten, wurde durch sofort erhöhte Dosierung des Enzympräparates die Hämatombildung und die Weichteilschwellung rasch und deutlich gesenkt. Sie konnten weiterhin am Wettkampf teilnehmen.

Die Erfahrung machte bereits vor mehreren Jahren Professor Raas von der Universität Innsbruck. Einige der Erfolge der von ihm medizinisch betreuten Sportler wären seiner Meinung nach ohne das Enzympräparat nicht so ohne weiteres zu erzielen gewesen.

Professor Doenicke, Institut für Anästhesiologie der Ludwig-Maximilians-Universität München, hat 100 Sportverletzungen von Eishockeyspielern einer Bundesligamannschaft untersucht. Die Studie untermauerte erneut den Wert einer vorbeugenden Gabe von proteolytischen Enzymen: Die Blutergüsse, Schwellungen und Funktionseinschränkungen verschwanden eher, als es bei einer Einnahme von Enzymen erst nach der erlittenen Verletzung der Fall sein kann. Und es zeigte sich zudem, daß die Schmerzen geringer waren und rascher nachließen.

Diese Beeinflussung der Schmerzen bei Sportverletzungen brachte Professor Doenicke dazu, 40 Patienten nach einer Operation im Handwurzelbereich (Karpaltunnelsyndrom) zusätzlich zu den üblichen Schmerzmitteln mit Wobenzym zu versorgen. Weitere 40 Patienten erhielten statt des Wobenzyms ein exakt gleich aussehendes Scheinmedikament. Die Studie ergab, daß die mit dem wirksamen Wobenzym versorgten Patienten auffällig früher schmerzfrei waren und deutlich weniger Schmerzmittel benötigten. Einige Patienten klagten lediglich über die große Anzahl Dragees, die sie zu schlucken hatten. Bei dieser Studie stand das neue Enzympräparat Phlogenzym noch nicht zur Verfügung, mit dem es heute möglich ist, mit dreimal zwei Filmtabletten einen ähnlichen – wenn nicht sogar noch stärkeren – schmerzsenkenden Effekt zu erzielen.

Die Arbeit von Professor Doenicke ist ein guter Hinweis darauf, daß neben der hilfreichen Wirkung der Enzymgemische als vorbeugender Schutz vor den normalen Alltagsverletzungen oder als Heilungsbeschleuniger und zur Schmerzlinderung bei erlittenen Alltagsverletzungen die Enzyme generell eine weitere wichtige Bedeutung besitzen: nämlich im Fall einer Operation.

## Jede Operation ist eine absichtliche Verletzung

Jede Operation ist unter anderem eine absichtlich erzeugte Verletzung mit der Folge einer akuten Entzündung. Jede Operation setzt schließlich eine Wunde, verletzt Gewebe, zerstört Blutgefäße und alarmiert unser Immunsystem zur Abgrenzung, Reinigung und Reparatur des Schadens.

Logischerweise empfiehlt es sich deshalb, vor und nach Operationen zusätzlich Enzyme einzunehmen, um diese notwendigen Maßnahmen des zu höchster Aktivität aufgeforderten Immunsystems zu unterstützen. Das ist eine ungemein sinnvolle Methode, die nur dort Grenzen findet, wo das Blutfließgleichgewicht zu stark gestört ist und die Enzyme unter Umständen das Blut so flüssig halten könnten, daß der Wundabschluß durch geronnenes Blut nicht mehr optimal funktioniert.

Nehmen wir zum Beispiel die Operation nach einer Verletzung des Kniegelenkmeniskus. Der gerissene, geschädigte Meniskus muß entfernt werden. Nun ist aber nach der Verletzung das gesamte Gebiet um das Kniegelenk dick angeschwollen, die Folge eines natürlichen, sogar dringend erwünschten Vorganges bei jedem Entzündungsablauf. Der Chirurg steht nun vor dem Problem, einerseits so schnell wie nur möglich den kaputten Meniskus herauszuoperieren, während andererseits diese unförmige Schwellung des umgebenden Gewebes den Eingriff erschwert. Er wäre deshalb froh, wenn die Schwellung möglichst bald wieder verschwinden würde. Und das bewerkstelligt das Enzymgemisch ganz ausgezeichnet.

Nach der operativen Entfernung des Meniskus erwarten der weiterbehandelnde Arzt und natürlich der Patient ungeduldig die Heilung der Operationswunde. Denn mit jedem Tag, an dem das Kniegelenk wegen der nunmehr operationsbedingten Schwellung und der Schmerzen nicht bewegt werden kann, wird das Risiko größer, daß sich an der Gelenkfunktion beteiligte Muskelgruppen zurückbilden. Früher, als man noch meinte, man müsse zur Heilung über eine lange Zeit das Knie oder gar das halbe Bein in Gips legen, konnte es vorkommen, daß als Folge der Ruhestellung ein steifes Bein zurückblieb, weil das Kniegelenk nicht mehr zu aktivieren war.

Doppelblindstudien des Chirurgen Dr. Rahn, Wiesbaden, haben gezeigt, daß die Enzymtherapie vor und nach einer Meniskusoperation dem Arzt und dem Patienten deutliche Vorteile bringen kann. Nach diesem Prinzip ist der Einsatz der Enzyme vor und nach der operativen Versorgung von Knochenbrüchen sinnvoll. Die mit Enzymen vorbehandelten Patienten konnten bereits 17 Tage nach dem erlittenen Knochenbruch operiert werden, weil das Ödem rascher abgeklungen war, während Patienten ohne Enzyme erst nach 24 Tagen operabel waren. Ähnlich verhielt es sich mit der Heilung nach der Operation: Während die nach einer Knochenbruchoperation mit Enzymen versorgten Patienten bereits nach acht Tagen die Klinik verlassen konnten, mußten Patienten ohne Enzymzufuhr durchschnittlich 14 Tage bleiben.

Das bedeutet eine Verkürzung der Liegedauer vor und nach der Operation sowie die Verringerung des Thromboserisikos, die bessere psychische Verfassung des Patienten, der schnellere Rückgang der Schmerzen, ein besseres, übersichtlicheres Operationsgebiet und eine beschleunigte Wundheilung mit

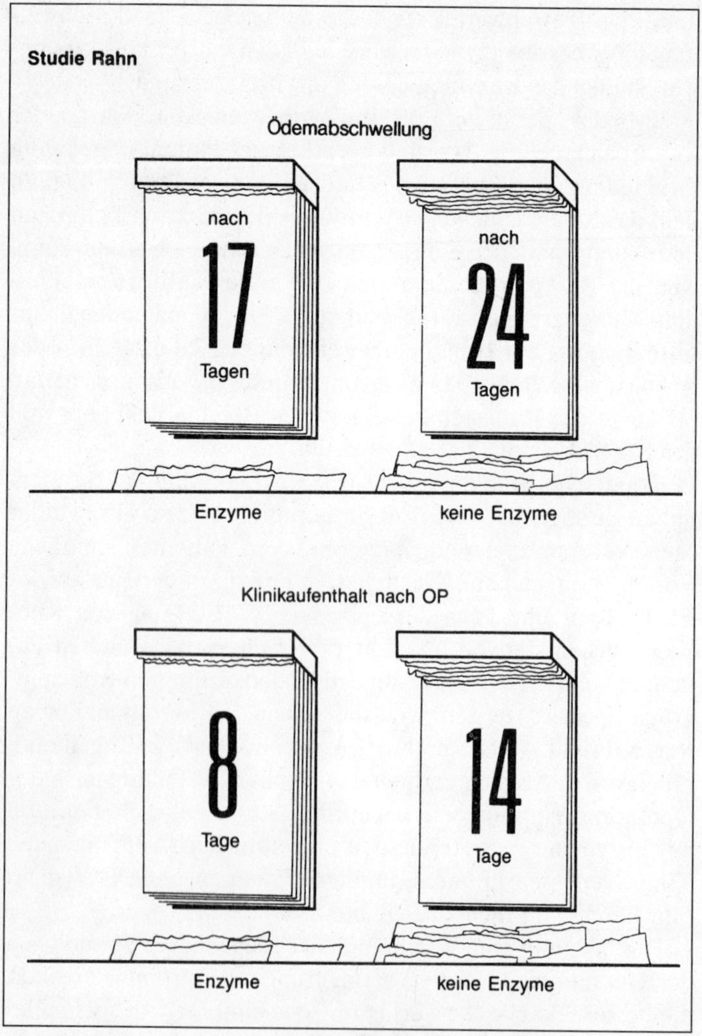


*Oben:* Ergebnisse der Untersuchung vor Meniskusoperation (OP)
*Unten:* Ergebnisse der Untersuchung nach Meniskusoperation (OP)

guter Vernarbung. Nicht zuletzt resultiert daraus eine erhebliche Kostenersparnis.

Es werden nunmehr Operationen vorgenommen, bei denen nicht nur vor und nach dem Eingriff die volle Wirkungsbreite der Enzymgemische einbezogen wird, sondern auch währenddessen. Ein Beispiel dafür sind Brustkrebsoperationen.

Sogar bei der operativen Öffnung verschlossener Arterien können Enzympräparate wertvolle Dienste leisten. Wenn bei diesem Eingriff das umgebende Gewebe eine starke Entzündungsreaktion entwickelt und dadurch stark anschwillt, wird das operativ durchgängig gemachte Gefäß prompt wieder zusammengedrückt und verschlossen. Damit ist die Operation mißglückt, nichts wurde erreicht. Gibt man dem Patienten jedoch vor der Operation das Enzymgemisch, so ist es möglich, die gefürchteten, durch die Operation verursachten entzündlichen Schwellungen unter Kontrolle zu halten. Die operativ geöffneten Arterien werden nicht wieder zugequetscht und bleiben durchgängig. Professor H. Denck, ein führender Gefäßchirurg in Wien, war, seitdem er diese vorbeugende Maßnahme einsetzt, in keinem einzigen Fall mehr zu einem operativen Eingriff zur Befreiung der zugequetschten Arterien (Fasziotomie) gezwungen.

## Au Backe, mein Zahn!

Als der Chefarzt am Neuen Evangelischen Krankenhaus Wien, der Kieferchirurg Prim. Univ.-Dozent Dr. Kurt Vinzenz, auf die Idee kam, spaßeshalber an einem Volkslauf teilzunehmen, gab ihm ein Sportarzt den guten Rat, vor dem Lauf vorbeugend einige Enzymtabletten zu schlucken, um von dem sonst ziemlich sicher zu erwartenden Muskelkater verschont zu bleiben. Dr. Vinzenz war nicht besonders überzeugt davon, nahm aber die Enzyme und stellte danach fest, daß er als untrainierter

Teilnehmer tatsächlich kaum etwas vom Muskelkater verspürte, während viele der guttrainierten Teilnehmer über erhebliche Beschwerden klagten.

Bald darauf machte Dr. Vinzenz bei einem Fußballspiel mit und erlitt bei der munteren Kickerei prompt einen starken Schlag gegen das Schienbein. Sofort kündigten sich Bluterguß, Schwellung und Schmerzen an. Diesmal riet ihm der Trainer des Fußballclubs, das gleiche Enzymgemisch in hoher Dosis einzunehmen. Der Bluterguß löste sich erstaunlich rasch auf, die Schwellung ging schnell zurück, und die Schmerzen verschwanden.

Daraus schloß Dr. Vinzenz: Wenn man das Ausmaß der Verletzungsfolgen durch vorsorgliche Einnahme der Enzyme begrenzen und durch die möglichst sofortige Einnahme der Enzyme rascher beseitigen kann, dann müßte das auch bei den Verletzungen funktionieren, die er als Kieferchirurg absichtlich täglich dem Patienten bei der Extraktion von Weisheitszähnen oder bei Kieferoperationen zufügt. Denn jede Operation ist, um es noch einmal zu erwähnen, eine vorsätzliche Körperverletzung.

Dr. Vinzenz prüfte die Behandlungsmethode zunächst durch eine randomisierte Doppelblindstudie, an der 80 Patienten teilnahmen, die sich zahnchirurgischen Eingriffen unterziehen mußten. Etwa die Hälfte der Patienten erhielt das echte Enzymgemisch, während die anderen Patienten ein im Aussehen nicht davon zu unterscheidendes Scheinmedikament erhielten. Weder Arzt noch Patient wußten, ob die Enzyme oder das Placebo verabreicht wurden.

Nach dem Abschluß der Studie öffnete man den Codeschlüssel. Bei knapp 90 Prozent der enzymversorgten Patienten wurde demnach die Wirksamkeit vom Arzt als sehr gut und gut beurteilt. Alle Laborparameter, die auf entzündliche Prozesse hinweisen können, zeigten bei ihnen günstigere Werte.

Deutlich zeigte sich auch die Besserung des Allgemeinzustandes, die Rückbildung der Schluckbeschwerden und der Lymphknotenschwellungen. Nicht zuletzt war es wichtig, daß die mit Enzymen behandelten Patienten das Medikament im Mittel sehr gut vertrugen.

Die weiteren Untersuchungen und täglichen praktischen Erfahrungen führten Dr. Vinzenz zu der Erkenntnis, daß nach der operativen Entfernung eines Weisheitszahnes der Patient bereits nach zwei bis drei Tagen wieder beschwerdefrei essen kann, wenn er 48 Stunden vor dem Eingriff das Enzymgemisch in hoher Dosis eingenommen hat. Normalerweise würden die Beschwerden ohne den Enzymschutz erst nach etwa zehn Tagen abklingen.

Der Enzymschutz senkt zudem die Gefahr einer bakteriellen Wundinfektion durch die im Mundbereich angesiedelten Keime – eine Gefahr, die besonders bei manchen Herzpatienten (Endokarditis) zu lebensbedrohenden Folgen führen kann.

Die Befürchtung, durch den Einsatz solcher Enzyme könnte das Blutungsrisiko erhöht werden, die Blutung aus der Operationswunde im Kiefer könnte also möglicherweise schlecht zu stillen sein, hält Dr. Vinzenz für übertrieben. Bei einem guten Zahnchirurgen kommt es zu keiner Wundblutung, betont er.

Teilt der Arzt diesen Optimismus nicht, so sollte er vor jeder unter Enzymschutz geplanten Operation die sogenannte Prothrombinzeit, besser noch die Blutungszeit bestimmen und die Enzyme dementsprechend dosieren.

KAPITEL 12

# Gefäße: Alles fließt

Unermeßlich in seiner Leistung, unermeßlich in seiner Ausdehnung – unser Gefäßsystem ist ein Wunderwerk. Wir können nur schätzen, wie lang die gesamte Kanalstrecke der netzartig miteinander verbundenen Blut- und Lymphgefäße ist. Man spricht von einer Million Kilometern: Röhren von der Dicke eines Daumens bis zu extremer Feinheit, die nur noch unter dem Mikroskop erkennbar ist.

Ständig werden zwischen vier und sechs Liter Blut – über den kleinen Lungenkreislauf mit Sauerstoff angereichert und angetrieben von der Herzpumpe – durch immer enger werdende Arterien bis in die Kapillaren an jede Zelle transportiert. Die haarfeinen Kapillaren sind so eng, daß sich jedes Blutkörperchen einzeln hindurchdrängen muß. Nach dieser Passage beginnt der Rückstrom durch die immer weiter werdenden und mit Ventilklappen besetzten Venen. Es ist der schwierige Weg zurück zu Herz und Lunge, der fast ohne den Pumpdruck des Herzens erfolgt und hauptsächlich ein Aufstieg zum Herzen hin ist.

Dieses ungemein komplizierte Kanal-, Pump-, Saug- und Schleusensystem ist genial. Es funktioniert in der Regel auch bestens, falls die Gefäße gesund sind und das transportierte Blut richtig fließt.

Wie alles im Leben oder in der Technik mit einem Wechsel von Null und Eins, Plus und Minus, Ja und Nein verbunden ist, so herrscht auch bei dem Blutfluß ein ständiges Wechselspiel zwischen Festigkeit und Flüssigkeit, zwischen Gerinnung und Verflüssigung. Das Blut muß einen idealen Flüssigkeitszustand aufrechterhalten, um alle Körperzellen ernähren und den Stoffwechselmüll abtransportieren zu können. Würde das Blut stets flüssig bleiben, könnten wir nicht leben. Denn die kleinste Verletzung des riesigen Kanalnetzes – ein aufgeschürftes Knie, ein Schnitt in den Finger, Zahnfleischbluten – würde unweigerlich dazu führen, daß unser Blut an dieser Stelle ausfließt und wir verbluten. Davor rettet uns die wunderbar wandelbare Fähigkeit des Blutes, sich am Ort der Verletzung rasch zu verändern. Es wird dort dicker, klebriger und gerinnt schließlich.

Der zu diesem Zweck benötigte und vom Körper gebildete Klebstoff des Blutes heißt Fibrin. Wir brauchen es nicht nur zum Abdichten von Wunden, es gleicht zudem kleine Unebenheiten an den Gefäßwänden aus, damit das Blut ohne störende Strömungswirbel weiterfließen kann.

Rund zwei Gramm Fibrin stellt unser Organismus Tag für Tag her. Eigentlich müßten unsere Gefäße deshalb nach und nach eine immer dickere Schicht des Klebstoffes enthalten, immer undurchlässiger werden, bis kein Blut mehr durchkommt. Wir verfügen jedoch nicht nur über ein System zur Herstellung des Klebstoffes Fibrin, wir verfügen auch über ein ebenso geniales gegensteuerndes System der ständigen Fibrinauflösung. Es sorgt dafür, eine überschießende Fibrinbildung abzubauen und somit das Blutfließgleichgewicht zu sichern.

Dieses ständig angestrebte Gleichgewicht zwischen Blutgerinnung und Gerinnungsauflösung ist einer der wichtigsten Faktoren zur Gesunderhaltung des Menschen.

Kommt es zu einer starken Gerinnungsauflösung (Fibrinolyse), wird das Blut also zu dünnflüssig, dann droht die Gefahr des Verblutens. Viel häufiger ist aber die Produktion von Fibrin im Überschuß, dann wird das Blut zu dick, zu klebrig.

Diese Klebrigkeit des Blutes durch überschießende Fibrinbildung oder mangelhafte Auflösung des Fibrins ist nicht zuletzt eine wichtige Begleiterscheinung bei Krankheiten, die häufiger als alle anderen zum Tode führt.

## Nie zuviel und nie zuwenig

Diese Aufgabe ist für den Organismus nicht einfach zu bewältigen: Einerseits muß er für den optimalen Blutflüssigkeitszustand sorgen, andererseits aber bereit sein, ihn an bestimmten Stellen im Organismus wie auf Knopfdruck sofort nach einer Richtung – entweder zur Blutverdünnung oder zur Blutgerinnung hin – zu verändern. Der Organismus kann es sich nicht leisten, im Notfall den zum Abdichten eines Gefäßes benötigten Klebstoff erst langwierig herzustellen. Er darf aber auch nicht Gefahr laufen, daß der Klebstoff ungerufen und am falschen Ort die Blutversorgung unterbindet.

Im gesamten Blutstrom befindet sich daher Fibrin nicht in seinem aktiven, klebrigen Zustand, sondern nur als Vorstufe, nämlich als Fibrinogen. Das ist ein dünnes, fadenförmiges Gebilde, das aus einer Kette von fünf oder auch acht aneinanderhängenden kleinen Eiweißmolekülen besteht. Es schwimmt milliardenfach im Blutserum, dem Plasma, und zeigt keinerlei Neigung, sich irgendwo anzulagern. Es ist tatenlos, harmlos und passiv wie eine Waffe mit starkem Sicherungshebel.

Erst in dem Augenblick, in dem die Sicherung entfernt wird, wird das Fibrinogen aktiv. Diese Sicherung besteht in einem einzigen Glied dieser Eiweißkette, so daß die Kette nach seiner Abspaltung nur noch vier oder sieben Glieder besitzt. Dadurch verliert das Fibrinogen sofort die bisherige Stabilität, lagert sich an benachbartes und ebenfalls um seine Unabhängigkeit gebrachtes Fibrinogen an und verklumpt zum Klebstoff Fibrin.

Ein ganz einfaches Prinzip: Von jeder Eiweißkette wird ein Kettenglied abgezwickt, schon verklebt das Blut am Ort des Geschehens und überzieht beispielsweise eine Wunde. Unter Lufteinfluß kann dem klebrigen Blutserum zusätzlich Feuchtigkeit entzogen werden, so daß es zu einer Art von Schrumpftrocknung kommt. Die Wunde wird mit hartem Schorf abgedeckt und geschützt.

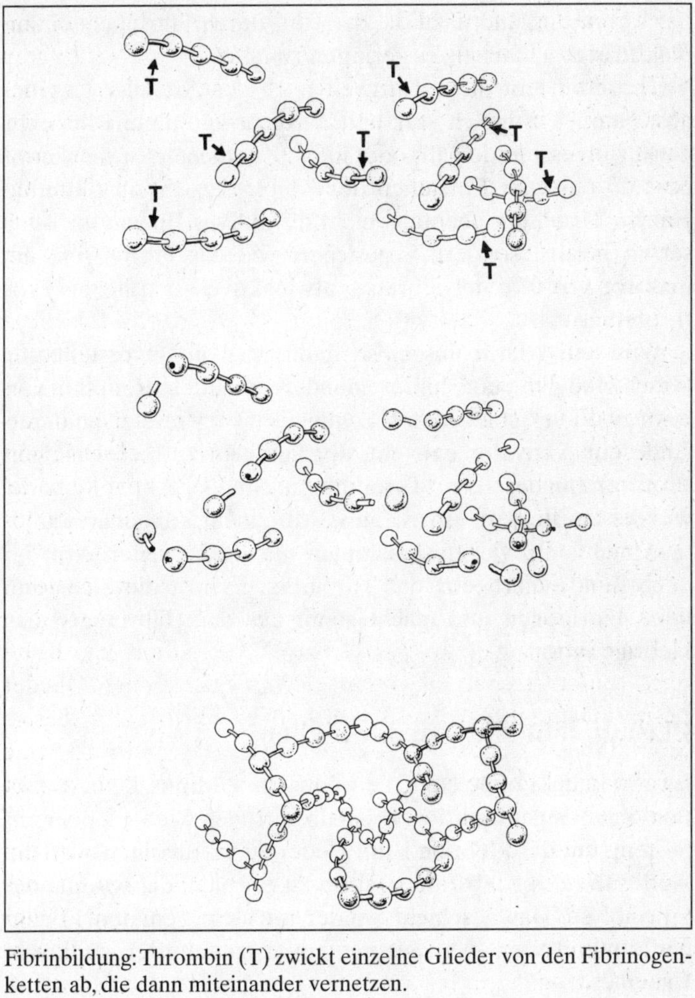


Fibrinbildung: Thrombin (T) zwickt einzelne Glieder von den Fibrinogenketten ab, die dann miteinander vernetzen.

Dieser Jemand, der durch das Abzwicken des Kettengliedes das stabile Fibrinogen zum Verklumpen bringt und somit Fibrin herstellt, ist natürlich eines der eiweißspaltenden Enzyme, das Thrombin, und dazu da, das Blut durch Fibrinherstellung dickflüssig zu machen, es gerinnen zu lassen.

Thrombin übt diese Tätigkeit nach der Art aller Enzyme aus: nämlich ziemlich stur und automatisch, ohne Rücksicht darauf, ob es gerade paßt oder nicht. Zur Sicherheit schwimmt deshalb das zum Entstehen des Klebstoffes Fibrin führende Enzym Thrombin ebenfalls nicht als aktives Enzym im Blutserum herum, sondern – gesichert wie das Fibrinogen, die inaktive Vorstufe des Fibrins – als inaktive Vorstufe: als Prothrombin.

Wird ein Alarm ausgelöst, dann wird in unvorstellbarer Geschwindigkeit eine hintereinandergeschaltete Reaktion von etwa zwölf verschiedenen Enzymen in Gang gesetzt, an deren Ende ein Aktivator entsteht, der aus dem zu nichts fähigen Prothrombin das aktive Thrombin macht. Der Aktivator wirkt wie der zweite Arm einer Zange. Mit einem Zangenarm kann man nichts abzwicken, zusammen mit dem zweiten Arm jedoch funktioniert jetzt das Thrombin. Es löst die Sicherung beim Fibrinogen und macht somit aus dem Fibrinogen das klebrige Fibrin.

## Plasmin läßt alles wieder fließen

Es gibt kein Ja ohne Nein, kein Plus ohne Minus, keine Funktion ohne Gegenfunktion. Deshalb verfügen wir auch über ein System, um das klebrige Blut wieder zu verflüssigen, also die Auflösung des Klebstoffes Fibrin zu erzielen: die sogenannte Fibrinolyse. Das geschieht wieder mit dem genialen Prinzip der stufenweisen Aktivierung zuvor gesicherter, inaktiver Enzyme.

Im Blutserum schwimmt darum überall noch ein abgesichertes, inaktives Enzym herum, nämlich das Plasminogen. Und es kommt auch hier erst über zahlreiche verschiedene, hintereinandergeschaltete Enzymreaktionen zur Aktivierung des passiven Plasminogens in das aktive Plasmin.

Plasmin zwickt aus dem zusammengeklumpten Riesen-eiweißmolekül Fibrin einzelne Kettenglieder ab. Damit zerfällt das Fibrin wieder in einzelne stabile Eiweißketten und kann abtransportiert werden.

Wie gewonnen, so zerronnen: Thrombin zwickt beim stabilen Fibrinogen etwas ab, dadurch entsteht der Klebstoff Fibrin. Plasmin zwickt wiederum etwas vom Klebstoff Fibrin ab, dadurch löst er sich wieder auf und wird zum Spaltprodukt – zu Stoffwechselmüll, der entfernt werden muß.

Allerdings ist die Natur bei dem Einsatz des genialen Systems nicht vor Fehlern gefeit. Besonders gefährdet ist die Auflösung des Fibrins, also die Fibrinolyse. Versagt der Spaltmechanismus, finden wir ein Horrorszenario vor. Wir würden es ständig nicht nur an den Durchblutungsstörungen in den Arterien und Venen merken, sondern auch die Tränendrüsen-, Speicheldrüsen- und Milchdrüsengänge könnten bei mangelnder Fibrinauflösung verkleben. Die Harnleiter würden nicht mehr offen bleiben. Auch bei der Menstruationsblutung spielt die Fibrinolyse eine wichtige Rolle. Leber, Nieren und Lungen würden immer mehr versulzen und verhärten. Bei einer fehlenden Fibrinolyse würden letztlich alle Organe ihre Funktion einstellen.

Eine weitere Komplikation kann dadurch entstehen, daß die Fibrinauflösung in unserem gesamten Organismus mit unterschiedlicher Stärke abläuft. So ist dic fibrinauflösende Aktivität beispielsweise in den Venen höher als in den Arterien, in den Armvenen wiederum höher als in den Beinvenen. Das liegt am unterschiedlichen Plasminspiegel, also an der Menge und Qualität des im jeweiligen Gebiet befindlichen Plasmins, das allein in der Lage ist, das klebrige Fibrin in seine Bestandteile zu zerlegen.

Die Aktivierung des Plasmins ist unter anderem altersabhängig. Ab dem 60. Lebensjahr nimmt die Spaltungsfähigkeit des Fibrins ab. Die Folgen kennen wir: Das Blut fließt immer träger, Giftmüll bleibt an den Gefäßwänden eher hängen, verstopfte Gefäße verändern sich krankhaft, sie dehnen sich aus, es kommt zu allen Anzeichen einer Entzündung, die unter anderem auch autoimmunbedingt sein kann. Oder die Gefäße werden mit Kalzium und anderen Stoffen belastet. Die Ablagerungen verengen die Gefäße, sie verhärten. Es kommt zu zahlreichen Störungen, die sich gegenseitig hochschaukeln: Durchblutungsstörungen des Herzens, des Gehirns, der Beine, Erkrankungen vom arteriell bedingten Herzinfarkt bis hin zu den venös bedingten Krampfadern – Zivilisationskrankheiten, an denen in den sogenannten Industrieländern rund 80 Prozent aller Menschen im höheren Alter leiden.

## Thromben, Cholesterin und andere Gefahren

Die Plasminaktivierung zur Auflösung von Fibrin ist deshalb ein entscheidender Mechanismus, um der Gefahr von arteriellen und venösen Durchblutungsstörungen wirksam zu begegnen. Die sanfteste Art, die Fibrinauflösung durch Medikamente zu fördern, ist sicherlich die Zufuhr von fibrinolytischen Enzymen.

In zahlreichen Doppelblindstudien wurde nachgewiesen, daß mit der Systemischen Enzymtherapie das gestörte Blutfließgleichgewicht wieder normalisiert werden kann. So hat Professor Ernst von der britischen Universität in Exeter in einer Studie festgestellt, daß die »orale Therapie mit proteolytischen Enzymen Effekte auf hämorrheologische Parameter«

ausübt. Diese Effekte zeigen sich in einer deutlichen Verringerung der Klebrigkeit von Blut und Plasma sowie in einer besseren Biegsamkeit der roten Blutkörperchen, die zu unelastisch geworden sind, um sich durch die Enge der Kapillaren zu zwängen, und so die Zellen nicht mit Sauerstoff versorgen können. Letztlich nimmt die Neigung der Blutkörperchen ab, sich mit ihren Adhäsionsmolekülen aneinanderzuheften und dadurch ein Gerinnsel zu bilden, das zu einer Durchblutungsstörung mit all den gefürchteten Folgen führen kann.

Proteolytische Enzyme sind mit ihrer Fähigkeit zur regulierten Fibrinolyse die idealen Helfer zur Säuberung der Blutgefäße, zum Abdichten geschädigter Gefäßwände und zur Auflösung kleinster Blutgerinnsel – der Mikrothromben. Die Unterstützung ist gerade im Alter eigentlich ständig erforderlich. Denn nicht nur Mikrothromben, sondern auch arteriosklerotische Prozesse, die im Zusammenhang mit einem zu hohen Cholesterinspiegel entstehen können, bedrohen den Blutfluß.

Cholesterin wird als Hauptübeltäter jeder Herz- und Kreislauferkrankung verdammt, ist aber im Grunde ein lebenswichtiger Baustein für die Zellmembran und noch dazu Ausgangsstoff für viele Hormone. Es ist eine Fettsubstanz, die der Körper selbst herstellt und die wir zusätzlich mit der Nahrung aufnehmen.

Auch ein Mangel an Cholesterin kann gesundheitsschädlich sein. Aber meistens weisen wir in Mitteleuropa vor allem ernährungsbedingt nicht einen zu niedrigen, sondern einen zu hohen Cholesterinspiegel im Blut auf. Mit dem Enzymgemisch läßt sich der Cholesterinspiegel und der sogenannte Triglyzeridspiegel – Triglyzeride sind die größten Energiespeicher, besonders im Fettgewebe – senken. Was uns allerdings keinesfalls davon abhalten sollte, etwas vernünftiger zu essen und zu leben.

Die Gefahr des im Blut herumschwimmenden Cholesterins liegt darin, daß es eine Fettsubstanz ist, die unsere Gefäße mit Fett zuklebt. Es weist nämlich eine Struktur auf, die man nicht so ohne weiteres mit dem Begriff »Fett« in Verbindung bringt.

Die Fettsubstanz Cholesterin ist nicht wasserlöslich und damit nicht mit dem Blut vermischbar. Das Cholesterin wird deshalb in der Leber in eine von zwei Transporthüllen verpackt, die wir als LDL und HDL bezeichnen. In der LDL-Hülle wird das Cholesterin nun an alle Zellen gebracht, bei denen es zur Reparatur verletzter Teile oder überhaupt zur Erneuerung der Zelle benötigt wird.

Auch die Wand eines Blutgefäßes kann geschädigt sein, beispielsweise durch zu hohen Blutdruck. Hier wird dann massenhaft Cholesterin enthaltendes LDL angeliefert und der dabei möglicherweise entstehende Überschuß durch HDL wieder abtransportiert.

Mehrere Faktoren können dazu beitragen, daß es zu einer Abnahme des schützenden HDL-Cholesterins kommt, zum Beispiel das Rauchen oder mangelnde körperliche Aktivität. Der Mangel an HDL bedeutet, daß vom LDL an die Zelle im Überfluß geliefertes Cholesterin nicht abtransportiert wird.

Verbleibt zuviel LDL bei den Zellen der Gefäßwand, so kann ein Teil dieses LDL-Cholesterins – wie es etwa bei ranzig gewordenem Fett der Fall wäre – oxidieren. Die Gefäßwandzellen kennen keinen Unterschied zwischen gesundem und oxidiertem LDL und angeln sich alles, was ihnen an LDL geboten wird.

Für unser Immunsystem ist oxidiertes LDL jedoch ein Fremdkörper und wird dementsprechend angegriffen – und zwar mit aller Macht, da der Fremdling sich an einer körpereigenen Zelle befindet, was vom Makrophagen wiederum als äußerst alarmierend empfunden wird. Der Makrophage entwickelt enormen Appetit und frißt sich mit LDL voll.

Er wird schließlich zu einem aufgequollenen Gebilde, das man Schaumzelle nennt, verliert seine Bewegungsfähigkeit und stirbt. Das in der absterbenden Schaumzelle befindliche Cholesterin verkalkt und bildet spitze Kristalle, die sich an der Gefäßwand ablagern können; die Gefäßwand verliert dadurch nach und nach ihre Elastizität. Das entstandene Strömungshindernis ruft weitere Störungen hervor, und schon kann sich daraus Arteriosklerose entwickeln.

Es gibt natürlich auch andere Ursachen für eine Schädigung des Gefäßsystems. Sie ist immer verbunden mit einer Entzündung und Irreführung des Immunsystems. Es existieren mehrere immunologisch bedingte Gefäßerkrankungen. Durch Fehlfunktionen der körpereigenen Abwehr entstandene Krankheiten wie etwa die chronische Polyarthritis oder ein Lupus erythematodes können auf das gesamte Gefäßsystem übergreifen und Entzündungen in allen Schichten der Gefäßwand hervorrufen. Es kommt dann zu einer sogenannten Vaskulitis.

Nachdem schon mehrfach erwähnt wurde, warum jede Entzündung und jede immunkomplexbedingte Erkrankung durch eine Optimierung des Enzymangebotes gebessert werden kann, wird niemand überrascht sein, daß sich auch bei der Vaskulitis der Einsatz der Enzymgemische bewährt hat.

## Beinleiden – eine millionenfache Bagatelle?

Die Wirkung ist durch viele Veröffentlichungen belegt. Wichtige wissenschaftliche Studien über den Einsatz der Enzymgemische betreffen die Behandlung chronischer Erkrankungen der Venen. Venenleiden, sagen manche Ärzte, sei nur eine Bagatelle, wir wissen aber, daß jeder zweite Bundesbürger zwischen 20 und 70 Jahren an leichtgradigen Beschwerden des venösen Gefäßsystems leidet. Mindestens sechs Millionen

Menschen haben ausgeprägte Formen von Krampfadern, und etwa fünf Millionen Menschen sind an chronischen Venenleiden erkrankt, fast zwei Millionen leiden an »offenen Beinen« (Ulcus cruris).

Natürlich gibt es Venenleiden, die sich nicht besonders dramatisch darstellen, etwa die als harmlos bezeichneten Besenreiser, die ersten Vorläufer der Krampfadern. In vielen Lehrbüchern steht auch heute noch, daß eine sogenannte oberflächliche Venenentzündung (Thrombophlebitis) »harmlos« sei. Sie kann sich aber bis zur tiefen Venenthrombose verschlimmern oder unter ungünstigen Umständen zur Lungenembolie führen, an der in Deutschland jährlich rund 25.000 Menschen sterben. Bei jedem fünften Patienten, der an einer solchen »harmlosen«, oberflächlichen Venenentzündung leidet, kann man bei genauerer Abklärung die Gefäße verstopfende Thromben finden, die bereits in das tiefe Venensystem gedrungen sind.

Leider herrscht bei der Bezeichnung der venösen Erkrankungen ein ähnliches Durcheinander wie bei den Erkrankungen des rheumatischen Formenkreises. Man kann sie vielleicht unter dem Begriff »chronisch-venöse Insuffizienz« zusammenfassen.

Die chronisch-venöse Insuffizienz macht sich mit teils brennenden, teils bohrenden Schmerzen bemerkbar, vorwiegend nachts. Man spürt wechselweise Hitze- und Kältegefühl in den Beinen, kann nicht mehr so lange ohne Ermüdung auf den Beinen bleiben, die Knöchel schwellen an. Krampfadern zeigen sich und stören nicht nur durch ihr unschönes Aussehen, die gestörte Pumpfunktion der Beinvenen behindert auch immer stärker das Stehen, Sitzen und Gehen.

Jede Verkäuferin weiß nur zu gut, daß die armen Beinvenen eigentlich nicht dazu konstruiert sind, um das Blut von den Füßen bis zum Herzen hinaufzutransportieren. Das ist etwas, das jene Hominiden nicht recht bedacht haben, die einst von den Bäumen herabstiegen, um als aufrechte Zweibeiner die Zivilisation zu beginnen.

Wir müssen mit der Fehlkonstruktion leben. Wir können den Venen in den Beinen zwar helfen, indem wir die Knöchel und Waden täglich leicht massieren, öfters auf den Zehen wippen oder die Beine wie die Cowboys einfach hochlegen. Aber das schützt nicht vor jeglicher Schädigung der Venen. So ist die Bildung von Thromben durch zu träges und meist zu klebriges Blut der Beginn vieler venöser Beschwerden.

Sicherlich kann man versuchen, die Thromben zu entfernen, auch durch Medikamente. Doch leider setzen sich Thromben viel zu oft in den Venen fest und sind dann – selbst durch die Zufuhr von noch so vielen Enzymen – nicht mehr herauszulösen und abzutransportieren. Die Vene ist an dieser Stelle verschlossen: eine Sackgasse.

Das Blut sucht sich deshalb einen anderen Weg: Kleinere Venengefäße, sozusagen bislang kaum benutzte Nebenstraßen, werden als Umleitung genutzt, so daß unser Venenblut doch noch zum Herzen gelangt. Aber es bleibt die Gefahr bestehen, die in der Sackgasse von dem Thrombus ausgeht, der den weiteren Weg versperrt. Denn das nach wie vor gegen den Thrombus drückende Venenblut führt meistens ständig neue Mikrothromben heran, die sich dort anlagern und den störenden Krankheitsherd vergrößern.

Die Entstehung weiterer Mikrothromben muß daher verhindert und die dringend notwendige Normalisierung des offensichtlich gestörten Blutfließgleichgewichtes gefördert werden. Das bedeutet auch hier den Einsatz der Systemischen Enzymtherapie.

Die zweite Gefahr, die mit einer Venenthrombose verbunden ist, besteht in dem starken Druck vor diesem Strömungshindernis. Durch den Druck wird die Gefäßwand unterhalb der Verschlußstelle geweitet, große Eiweißmoleküle werden in das umgebende Gewebe gepreßt und nehmen Plasmawasser mit. Es entstehen Ödeme, die »dicken Beine«.

Das ist keineswegs lediglich ein kosmetisches Problem. Wichtiger als die Schönheit der Beine ist deren erheblich gefährdete Gesundheit: Die vor der Engstelle aus der Vene in die Umgebung gedrängten Eiweißkörper verändern sich dabei derart, daß sie als fremd erkannt und bekämpft werden. Bindegewebszellen werden außerhalb der gestauten und erweiterten Gefäße zum Wachstum angeregt, das Gebiet verhärtet sich. Auch Lymphgefäße werden abgeschnürt, und es kommen auf diese Weise Lymphödeme hinzu.

Daß sich in dem betroffenen Gebiet entzündliche Prozesse abspielen, merkt man an den typischen Symptomen, die eine Entzündung immer begleiten: Schmerz, Wärme, Schwellung, Röte.

Das entzündliche Geschehen im Raum außerhalb der Vene und vor dem Strömungshindernis führt unter anderem zu einer Aktivierung von Fibrin. Weil der Organismus glaubt, es handle sich um eine Verletzung, die repariert werden müsse, wird genau die Fibrinbildung noch mehr angekurbelt, die von Anfang an bereits Mitschuld tragen kann an der ganzen Misere.

So schaukelt sich das Krankheitsgeschehen immer mehr hoch: Es erhält sich selbst, wie Mediziner sagen. Dieser Zustand wird als postthrombotisches Syndrom bezeichnet, als Zustand nach einer Thrombose. Die Lehrmeinung geht davon aus, daß man in diesem Fall nicht besonders viel dagegen tun kann.

Sicherlich lohnt es, einen Kompressionsstrumpf zu tragen – allerdings den richtigen Strumpf, der noch dazu richtig angepaßt und auch ständig getragen wird.

Leider ist die Bereitschaft, solch einen Strumpf zu tragen,

bei Venenkranken nicht sehr verbreitet. Mindestens 60 Prozent aller Patienten, denen zu einem Kompressionsstrumpf geraten wird, lehnen ihn ab oder lassen ihn in der Schublade liegen.

Es gibt einige Medikamente, die eine Linderung der Beschwerden versprechen, etwa die Roßkastanienpräparate. Und es gibt die Systemische Enzymtherapie.

## Erwiesene Besserung

Zahlreiche Studien bestätigen seit mehr als 30 Jahren den Wert einer enzymtherapeutischen Behandlung bestimmter Venenleiden. Um nur einige davon herauszugreifen:

Schon 1962 veröffentlichte Professor Dr. J. Valls-Serra, Direktor der Abteilung für Angiologie und Gefäßchirurgie der Universität Barcelona, seine Erfahrungen mit der Enzymtherapie bei der Behandlung von Venenentzündungen: »Unsere therapeutischen Resultate sind ausgezeichnet, insbesondere was die Therapiedauer anbetrifft. Bei der früheren Behandlung vergingen, besonders bei schweren Phlebitiden (Venenentzündungen), bis zur Ausheilung mehrere Monate. Mit dem jetzigen Behandlungssystem benötigen wir nur mehrere Wochen. Aber auch beim postphlebitischen Syndrom, d. h. beim Fortbestand der Symptomatik sechs Monate nach Auftreten der primären Phlebitis, waren die Resultate wirklich erstaunlich gut und allen bisher von uns praktizierten gefäßerweiternden und Antikoagulantien-Behandlungen weit überlegen.«

Professor Wolf berichtete 1972 über die in Amerika mit dem Enzymgemisch erfolgte Behandlung von 347 Patienten mit Venenerkrankungen unterschiedlicher Art. So wurden 58 Prozent der an oberflächlicher Phlebitis erkrankten Patienten von allen Symptomen völlig befreit, bei weiteren 29 Prozent zeigte

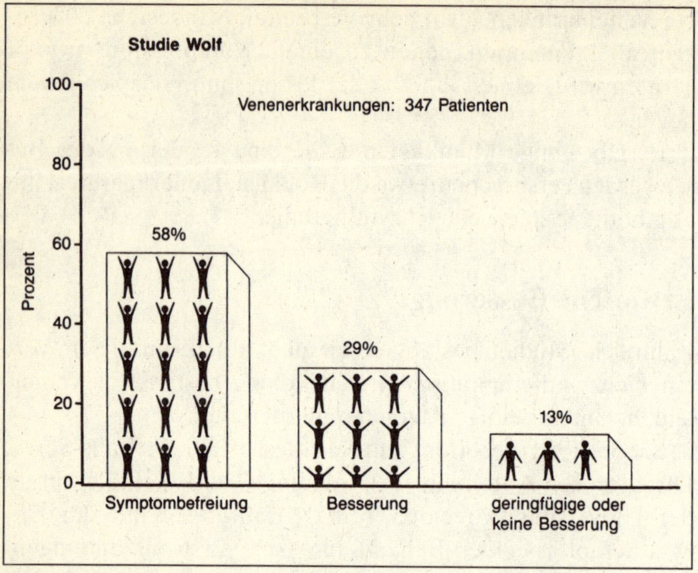


Behandlungsergebnisse bei Venenerkrankungen

sich eine fast völlige Beschwerdefreiheit. Nur bei 13 Prozent konnte lediglich eine geringe oder keine Besserung erzielt werden. Zudem wurde die Therapiedauer im Vergleich zur Kontrolle erheblich reduziert. Die Besserungen erfolgten in einem Drittel bis zur Hälfte der in der Kontrollgruppe festgestellten Zeit.

Ähnliche Ergebnisse veröffentlichte Professor Dr. H. Denck, Vorstand der Chirurgischen Abteilung des Krankenhauses der Stadt Wien. Eine klinische Studie der Behandlung des postthrombotischen Syndroms mit Enzymtherapie zeigt, daß nach acht Wochen Therapie 41 Prozent der Patienten völlige Beschwerdefreiheit beziehungsweise sehr gute Besserung, 53 Prozent eine merkliche Besserung und nur sechs Prozent keine Veränderung ihres Zustandes angaben.

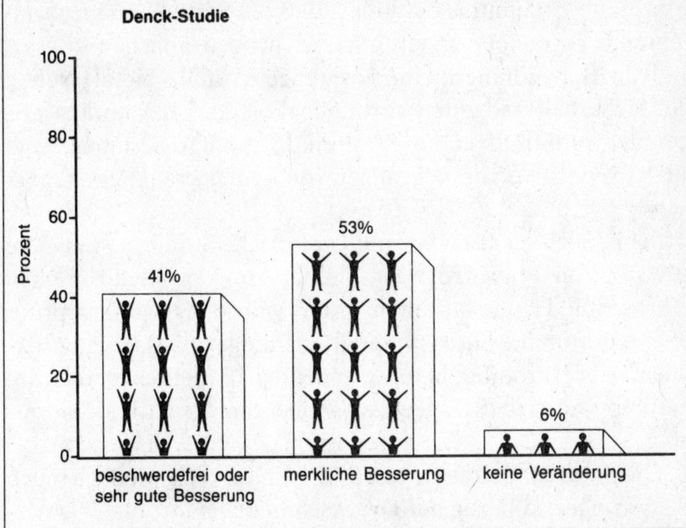


Studienergebnisse beim postthrombotischen Syndrom

Und 1996 veröffentlichten Professor Koshkin und Kollegen von der Angiologischen Abteilung der Staatlichen Medizinischen Universität in Moskau die Ergebnisse einer Studie, an der 119 Patienten mit oberflächlicher Thrombophlebitis beteiligt waren. Sie erhielten entweder ein Scheinmedikament oder aber ein Enzymkombinationspräparat. Schon nach drei Wochen zeigte sich die günstige Wirkung der Enzyme auf den Krankheitszustand. Die Entzündung klang allgemein deutlich ab, die Durchblutung der Venen besserte sich, die Beschwerden ließen nach, und die Funktion der Venen normalisierte sich weitgehend. Die russischen Ärzte schrieben den Effekt dem Einfluß auf das Immunsystem zu, besonders auf die Veränderung der Adhäsionsmoleküle, sowie der enzymatischen Spaltung von großen Immunkomplexen, die unter anderem zu einem Abklingen der Gewebeödeme beitrug. Als wichtig wurde die Erkenntnis befunden, daß die Systemische Enzymtherapie gegenüber anderen zur Zeit noch üblichen konservativen Behandlungsmethoden einige Vorteile bietet. Neben der Sicherheit und guten Verträglichkeit der Enzympräparate, bei der praktisch keine Kontraindikationen bestehen, sind zugleich positive Veränderungen von Begleitkrankheiten möglich.

Schließlich sei auch eine multizentrische Studie erwähnt, die 1996/97 von Frau Professor Fischer von der Medizinischen Hochschule Hannover durchgeführt wurde. Es wurde geprüft, ob ein bestimmtes Enzympräparat (Phlogenzym) bei an oberflächlicher Thrombophlebitis leidenden Patienten bereits innerhalb von sieben Tagen den Ruheschmerz zu lindern vermag.

Dies wurde bestätigt, aber es zeigten sich vielfach auch Besserungen in bezug auf Druckschmerz, Hautrötung, Schweregefühl der Beine. Und es kam zu keinerlei nennenswerten Unverträglichkeiten oder Nebenwirkungen.

Die Enzymtherapie ist hier nicht auf die Behandlung chronisch bestehender Venenleiden beschränkt. Der noch höhere Wert dieser Gesundheitsmaßnahme liegt darin, daß es auf diese Weise möglich ist, die Gefahr der Entstehung solcher im Alter häufig drohenden Leiden zu senken.

So urteilt Dr. Herbert Mahr, Bad Dürrheim, in seiner Arbeit über die orale Enzymtherapie entzündlicher Venenerkrankungen: »Wichtig ist, daß Risikopatienten (Rauchen, falsche oder einseitige Ernährung, Toxine, Belastungen) auch prophylaktisch mit diesen Enzymen behandelt werden können. Bei Berufen, die prädestiniert sind für Venenerkrankungen (Verkäuferinnen, alle Berufe, die stehend ausgeübt werden müssen), kann als Gefäßpflege ein solches Enzympräparat verabreicht werden.«

Wenn man bedenkt, daß etwa 60 Prozent der erwachsenen Bevölkerung in der Bundesrepublik zumindest vorübergehend venenkrank sind, jeder achte Erwachsene unter chronischer Veneninsuffizienz leidet und ein bis zwei Millionen Menschen bei uns als Folge der Venenleiden mit nicht verheilenden »offenen Beinen« leben müssen, dann zeigt das, wie wichtig diese Aufforderung zur Vorbeugung ist.

Nicht zuletzt besteht bei thrombosegefährdeten Menschen die Notwendigkeit einer weiteren vernünftigen und zumutbaren Vorbeugung. Es besteht nämlich eine Verbindung zwischen dem Thromboserisiko und dem Krebsrisiko: Schon vor rund 100 Jahren wies der französische Arzt Trousseau auf die Neigung von Krebspatienten zu Thrombosen und von Thrombosepatienten zu Krebs hin. Die Krebsforschung hat diese Gemeinsamkeit mittlerweile unter anderem durch die Sektionsstatistiken der Hamburger und Münchner Pathologischen Institute bestätigt.

KAPITEL 13

# Krebs: Der erkannte Feind

Er schlachtete Lämmer. Er schlachtete Ferkel. Er entnahm den jungen Tieren die Bauchspeicheldrüse, zerkleinerte sie, schwemmte den Brei aus, filtrierte die wäßrige Flüssigkeit und setzte sie als Medikament bei seinen Krebspatienten ein.

Es ist fast hundert Jahre her, seit der britische Mediziner John Beard sich daran machte, als unheilbar geltende Krebspatienten auf diese höchst ungewöhnliche Weise zu behandeln. Er war eigentlich Embryologe. Das heißt, er hatte sich sein Leben lang mit den Vorgängen beschäftigt, die dazu führen, daß aus einem befruchteten Ei ein ganzer Organismus entsteht. Er erkannte dabei, daß jede Entwicklung und Funktion des Lebens mit dem Wirken der Enzyme verbunden ist – jener seltsamen Substanzen, von denen man damals noch nicht sehr viel wußte.

Aber immerhin war bekannt, daß wichtige Enzyme hauptsächlich in der Bauchspeicheldrüse produziert werden. Und wenn, so folgerte Beard, ein Wachstumsprozeß außer Kontrolle gerät, wie es bei Krebs der Fall ist, könnte das am Mangel an den zu jeder gesunden Entwicklung und Funktion erforderlichen Enzymen liegen.

Die kraftvollsten Enzyme, überlegte er, müßten eigentlich in den jungen Organismen verborgen sein. So holte er sich den aus Bauchspeicheldrüsen neugeborener Lämmer und Ferkel gewonnenen Saft, der hochkonzentriert die hilfreichen Enzyme enthielt.

Bereits kurz nach der Schlachtung der Spendertiere injizierte er die aus dem filtrierten Bauchspeicheldrüsensaft gewonnene Flüssigkeit ganz langsam in die Vene oder in den Gesäßmuskel seiner Krebspatienten. Bisweilen flößte er ihnen etwas von dem Enzymsaft ein. Manchmal spritzte er ihn auch in den Tumor selbst, falls der Tumor der Injektionsnadel zugänglich war. Seine Behandlung ging nicht immer gut. Der ungereinigte Saft enthielt schließlich fremdes Eiweiß, es kam deshalb manchmal zu allergischen Reaktionen bis hin zum Schock.

Die Kollegen des Dr. Beard waren der Ansicht, dieser verrückte Embryologe wäre eine Schande für die gesamte Medizin und solle seine Praxis schließen. Sie wiesen auf die Patienten hin, die wegen allergischer Reaktionen in Lebensgefahr gerieten, und auf jene, die nach der Behandlung mit dem Saft trotzdem an Krebs verstarben.

Dr. Beard ließ sich davon nicht irritieren. Denn die meisten Patienten, die zu ihm kamen, waren bereits so schwer erkrankt, daß sie als unheilbar galten. Sie litten an Krebs im Endstadium. Bei ihnen war damit jede Methode gerechtfertigt, die auch nur den Schimmer einer Hoffnung barg.

Er erfuhr, wie sich unter der Einwirkung der Enzyminjektionen bei manchen schwer erkrankten Krebspatienten die Tumormassen tatsächlich auflösten, wie das Krebswachstum gehemmt wurde und dabei zahlreiche Patienten länger überlebten, als ihnen prophezeit worden war.

Insgesamt 170 Krebspatienten behandelte er auf diese Weise. Über seine Erfahrungen mit den Patienten schrieb er im Jahr 1907 ein Buch: *Die Enzymbehandlung des Krebses und ihre wissenschaftliche Grundlage.* Er schilderte darin, wie er mit dem Bauchspeicheldrüsensaft neugeborener Lämmer und Ferkel mehr als der Hälfte an fortgeschrittenem Krebs leidender Patienten helfen konnte; wie als unheilbar bezeichneter Krebs zum Teil völlig verschwand, wie sich viele Patienten erholten und sich ihr Leben verlängerte.

Das Buch erregte damals in England Aufsehen. Seine Kollegen wurden verständlicherweise von ihren Krebspatienten bestürmt, man möge ihnen ebenfalls diesen sagenhaften Bauchspeicheldrüsensaft geben, mit dem Dr. Beard so großartige Erfolge erzielt hatte. Die Kollegen bestellten also bei dem nächsten Apotheker filtrierten Bauchspeicheldrüsensaft. Die Apotheker wiederum bestellten den Saft beim Schlachthof.

Damit setzten die Kollegen einen Saft ein, der absolut wertlos war. Denn Enzyme in wäßriger Lösung haben nur eine auf wenige Stunden begrenzte Lebensdauer. Dr. Beard hatte seinen Enzymsaft aus jungen Tieren gewonnen und gleich nach deren Schlachtung frisch beim Patienten angewendet.

Weil die Kollegen des Dr. Beard dementsprechend keinen Erfolg sahen und die Patienten natürlich bitter enttäuscht waren, geriet die Methode rasch in Vergessenheit. Der Friede war in der Medizin wiederhergestellt und niemand gezwungen, an etwas so Absurdes wie die Theorie zu glauben, die sich der Embryologe wohl zusammengereimt hatte.

## Auf der Spur

Es dauerte noch rund 20 Jahre, bis sich auch andere Mediziner der Verbindung von Tumorgeschehen und Enzymwirkung näherten. Die Wiener Ärzte Dr. Freund und seine Assistentin Kaminer gaben etwas Blutserum von gesunden Menschen zu in einem Nährmedium befindlichen Krebszellen. Die Krebszellen lösten sich auf. Gaben sie hingegen Blutserum von Krebspatienten zu den Zellen, so wuchsen die Krebszellen in dem Nährmedium ungehemmt weiter.

Freund und Kaminer folgerten daraus, es müsse in dem Blut der Krebspatienten eine Substanz fehlen, die den Angriff des Immunsystems auf die Krebszellen blockiert. Professor Max Wolf stand seinerzeit mit Dr. Freund in enger Verbindung und verfolgte diese Spur weiter. Im Labor seines Biological Research Institute in New York fügte er den Krebszellen verschiedene Substanzen zu, unter anderem auch in geringsten Mengen proteolytische Enzyme wie Chymotrypsin und Plasmin. Sie hoben tatsächlich die hemmende Wirkung der *blocking factors* auf, die Krebszellen wurden aufgelöst.

Das war für Professor Wolf das entscheidende Signal. Er suchte weltweit nach allen Literaturangaben, die dieses Phänomen erklärten. In britischen Bibliotheken stieß er auf das längst vergilbte Buch von John Beard. Die Lektüre faszinierte ihn. Er ahnte sofort, warum Beard im Gegensatz zu seinen Kollegen mit dem Einsatz der im Bauchspeicheldrüsensaft enthaltenen Enzyme Erfolg hatte: Die Enzyme der Kollegen hatten ihre Aktivität verloren.

Nun prüfte Wolf zusammen mit seiner Mitarbeiterin Helen Benitez, einer führenden Zellbiologin, in vielfältigen Untersuchungen die krebszellzerstörende Kraft unendlich vieler pflanzlicher und tierischer Enzyme. Das Ergebnis war die Begründung der Systemischen Enzymtherapie, wobei das Präparat, das die bestmögliche Kombination von Enzymen zur begleitenden Behandlung von Krebserkrankungen darstellte, den Namen Wobe-Mugos erhielt.

## Der ganz normale Fehler

Als Wolf mit dem Einsatz der Systemischen Enzymtherapie begann, war das Wissen um die Entstehung des Krebsgeschehens längst nicht so weit fortgeschritten wie heute. Kenntnisse über das Immunsystem waren so gut wie nicht vorhanden. Mit jedem Jahr, das verging, zeigte sich jedoch mehr und mehr die Richtigkeit der Grundlagen, auf denen unter anderem die Behandlung des Krebses mit Enzymgemischen beruht.

Heute wissen wir, daß die Entstehung von Krebszellen etwas völlig Normales ist, etwas Alltägliches. In unserem Körper kommt es unablässig zu einem Umbau und Neubau: In jeder

Stunde des Lebens entstehen Milliarden neuer Zellen. Dabei kann durch den Einfluß von vielen verschiedenen Faktoren, etwa von genetischen physikalischen oder chemischen Mechanismen, die Bildung einer neuen Körperzelle gestört werden. Durch derartige Einflüsse kommt es gelegentlich zu einer winzigen Veränderung im Bauplan der Zelle.

Die fehlerhafte, mißgebildete Zelle verwandelt sich von Zellteilung zu Zellteilung immer mehr in eine fremdartige Krebszelle. Das hat einen Nachteil und einen Vorteil: Schlecht ist, daß sie sich keiner körpereigenen Kontrolle mehr unterordnet, egoistisch nur den Trieb zu eigenem Wachstum und zur Vermehrung verfolgt und dabei zunehmend raffinierter und gefährlicher wird. Gut ist, daß sie von Zellteilung zu Zellteilung immer weniger einer körpereigenen Zelle ähnelt und wegen der fremdartigen Struktur ihrer Oberflächenmoleküle eher als feindlich erkannt und dementsprechend von der körpereigenen Abwehr – wie jeder andere feindliche Fremdling – gesucht, gepackt und dann vernichtet werden kann, falls das Immunsystem optimal funktioniert.

Bei der ungeheuren Menge neu hergestellter Zellen geschehen diese Fabrikationsfehler erstaunlich selten, aber jeder gesunde Mensch hat immerhin ständig zwischen 100 und 10.000 solcher einzelnen Krebszellen in seinem Organismus. Das ist normal, man hat deswegen noch keinen »Krebs«. Denn die fehlgebildeten, entarteten Zellen werden in der Regel laufend von unserer intakten körpereigenen Abwehr an ihrer Fremdartigkeit erkannt und beispielsweise von den Makrophagen, unseren Riesenfreßzellen, umschlungen und vernichtet; oder die auf der Oberfläche der Krebszelle befindlichen verräterischen Antigene werden von den körpereigenen Antikörpern besetzt. Hilfe wird herangerufen, das Killerkommando der dafür zuständigen Enzyme kommt an und löst die Krebszelle auf. Der übrigbleibende Giftmüll wird schließlich enzymatisch abtransportiert.

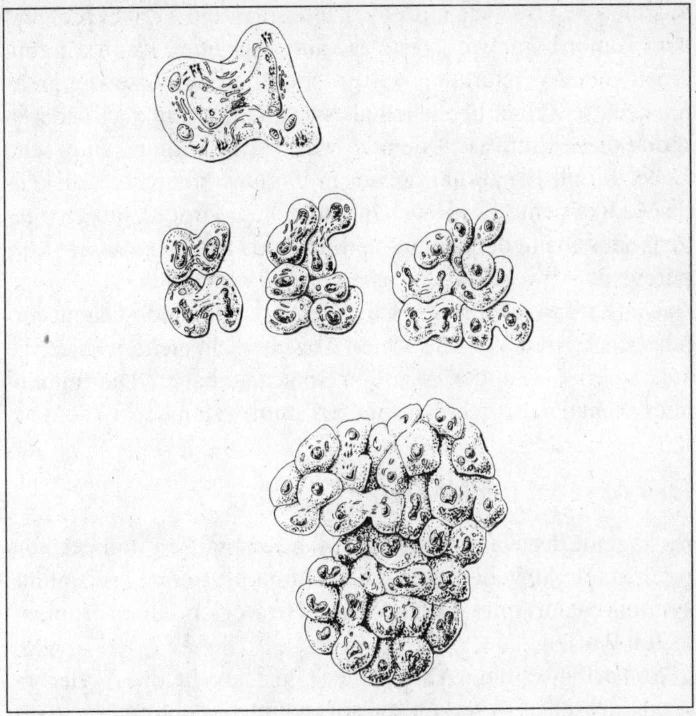

Vermehrung einer Krebszelle durch Zellteilung

Die Überwachung – man spricht in der englischen Fachsprache von *immunesurveillance* – funktioniert in der Regel. Es werden zwar ständig einige neue Krebszellen gebildet, aber auch ungefähr genau so viele gefunden und aufgelöst. Ein paar dieser einzelnen Krebszellen irren im Blut herum, finden keinen Ankerplatz und sterben auch ohne den Angriff des Immunsystems. Sie verhungern.

Problematisch wird die Situation jedoch, wenn das Immunsystem nicht in der Lage ist, genügend Krebszellen zu finden und aufzulösen, ehe sich einzelne zusammentun, vermehren und zum Tumor heranwachsen. Das kann geschehen, wenn wir zum einen durch Verstärkung zellverändernder Einflüsse viel mehr fehlerhafte Zellen herstellen als sonst. Und wenn zum anderen durch diese Einflüsse – denken wir an Umweltgifte, an falsche Lebens- und Ernährungsweise, an immunsystemunterdrückende Medikamente, das Rauchen und andere Drogen, an Bestrahlung oder an mit dem Altern verbundene Faktoren – unsere körpereigene Abwehrkraft entscheidend geschwächt wird.

Das Kräfteverhältnis zwischen Feind und Freund ist damit verschoben. Es ist der geschwächten Abwehr nicht mehr möglich, die zunehmende Zahl der Feinde in Schach zu halten. Die Immunüberwachung ist durchbrochen. Jetzt kann es zum Krebs kommen.

## Das Arsenal der Waffen

Es beginnt der Kampf zwischen den Krebszellen und der körpereigenen Abwehrtruppe – dem Immunsystem. Das Immunsystem reagiert mit vielerlei Abwehrstrategien, vielen Truppen, vielen Waffen.

So verfügt es über Abwehrmechanismen, die das Absterben der Krebszellen bewirken, die sogenannte Apoptose. Vor allem Freßzellen des Immunsystems, wie die Makrophagen, aber auch andere Abwehrzellen, erzeugen bestimmte klinische Stoffe, wie zum Beispiel den Tumor-Nekrose-Faktor (TNF), der bei einem Kontakt mit Krebszellen deren Absterben auslösen kann. Damit solche Abwehrzellen den Tumor-Nekrose-Faktor erzeugen, müssen sie jedoch erst aktiviert werden. Das heißt, sie müssen in einen Alarmzustand versetzt werden, der ihnen ganz klar sagt: Hier ist eine Krebszelle, die mit dem TNF zerstört werden muß.

Nicht alle Krebszellen werden vom TNF zum Absterben gebracht. Es gibt TNF-resistente Krebszellen, die jedoch dann mit anderen apoptoseverursachenden Substanzen zerstört werden. Ein eigener Wissenschaftszweig hat sich mittlerweile entwickelt, der die verschiedenen Moleküle untersucht, die fähig sind, diese Form des Zelltodes von Krebszellen zu verursachen. Die meisten von ihnen zählen zu den Botenstoffen, mit denen Zellen untereinander kommunizieren und Informationen austauschen, zu den Zytokinen.

Auch die Zellmembran der Freßzellen übt eine direkte zytotoxische Wirkung auf Krebszellen aus. Wenn Makrophagen mit Krebszellen in Kontakt kommen, dann kann diese Makrophagenmembranzytotoxizität, wie man die Form der Krebszelltötung nennt, wirksam werden.

Zu den wichtigsten Botenstoffen oder Zytokinen zählen die Interferone und die Interleukine, die ebenso wie der Tumor-Nekrose-Faktor (TNF) die Fähigkeit besitzen, Krebszellen selektiv zu zerstören.

Auch andere Zellen – vor allem die sogenannten natürlichen Killerzellen – sind in unserem Immunsystem dazu da, um Krebszellen als fremd und gefährlich zu erkennen und zu zerstören. Sie sind für einen ganz wesentlichen Teil der Abwehrleistung gegen Krebszellen verantwortlich. Solange genügend solcher natürlichen Killerzellen im Blut und in den Geweben vorhanden sind, ist mit großer Wahrscheinlichkeit zu erwarten, daß die sich laufend entwickelnden Krebszellen rechtzeitig aufgelöst und eliminiert werden.

Das Zusammenspiel von Tumor-Nekrose-Faktor, Interleukinen, Interferonen und natürlichen Killerzellen stellt somit eine lebenswichtige, wirksame Strategie gegen das Überleben von Krebszellen dar, die jederzeit einsatzbereit und funktionstüchtig sein sollte.

Darüber hinaus gibt es eine ganz spezifische Abwehrstrategie, die darauf basiert, daß bestimmte Lymphozyten Krebszellen an ihren typischen Merkmalen – den Krebszellantigenen – erkennen, um dann eine gezielte Tumorzellzerstörung einzuleiten. Die wichtigste Gruppe dieser Abwehrzellen ist die der zytotoxischen Lymphozyten.

Von anderen Lymphozyten werden spezielle Antikörper gebildet, die ebenfalls die zu ihnen passenden Krebszellantigene erkennen können. Sobald diese Antikörper ein verräterisches Antigen auf der Zellmembran von Krebszellen erkennen, verbinden sie sich mit dem Antigen und aktivieren damit eine ganze Kaskade von Enzymen. Es ist jene Komplementkaskade, die schließlich zur Zerstörung der Krebszelle führt.

Studiert man die Zusammenhänge, könnte man annehmen, daß es bei einer derart perfekten Abwehrstrategie den Krebszellen unmöglich sein müßte zu überleben, sich zu vermehren und die Krebskrankheit auszulösen. Aber wir wissen leider nur zu gut, daß dem nicht so ist und bei vielen Menschen trotzdem eine Krebskrankheit entsteht.

## Warum kommt es dennoch zur Krebskrankheit?

Die meisten Krebskrankheiten treten bei älteren Menschen auf. Die Gründe dafür werden immer deutlicher: Die Abwehrkräfte sind beim jungen Menschen sehr viel stärker und effizienter als beim älteren. Erst in den vergangenen Jahren hat man erkannt, wie dieser Verlust an Abwehrkraft zustande kommt. Eine Hauptursache für die Fähigkeit unseres Körpers, sich besser als im höheren Alter gegen etwaige Krebszellen durchzusetzen, ist die von unserem Lebensalter abhängige unterschiedliche Qualität der gegen Krebszellen gerichteten Lymphozyten.

Beim jungen Menschen führt ein Kontakt mit Krebszellantigenen sehr schnell zur Rekrutierung und Aktivierung sogenannter Th1-Zellen. Diese Lymphozyten sind darauf spezialisiert, in sehr hoher Konzentration Zytokine wie den bereits erwähnten Tumor-Nekrose-Faktor sowie Interleukin und Interferon zu bilden. Diesen Stoffen ist es zu verdanken, daß im jugendlichen Alter bestimmte Krebszellen sehr schnell erkannt und eliminiert werden können. Auch die natürlichen Killerzellen werden als Folge dieser in jungen Jahren erhöhten Th1-Zellen-Aktivierung mit sehr viel mehr Intensität gegen die Krebszellen eingesetzt.

Beim älteren Menschen entstehen dagegen weit mehr sogenannte Th2-Zellen, deren Zytokine lediglich eine geringe Abwehrkraft gegen Krebs besitzen. Entscheidender aber ist die Tatsache, daß mit steigendem Alter vermehrt ein Zytokin produziert wird, das die Abwehrkräfte und damit die Th1-Zellen sogar schwächt.

Es handelt sich um den TGF-β – dies ist eine Abkürzung für *Transformation Growth Factor Beta* –, einen Zellbotenstoff, der bei der Wundheilung eine große Rolle spielt. Er leitet den Prozeß ein, der bei Verletzungen von Gewebe zur Bildung eines Ersatzgewebes führt – eines Gewebes, das nicht in die normale Lebensfunktion integriert ist. Wir kennen es beispielsweise als Narbengewebe. So wichtig der TGF-β ist, er kann leider auch, wenn er im Übermaß gebildet wird, zu all den Beschwerden beitragen, die im Alter auftreten: Verhärtungen, Vernarbungen, die man als Sklerosierung und Fibrosierung kennt. Der negative Einfluß von zuviel gebildetem TGF-β macht sich nicht nur bei der Verhärtung von Arterien bemerkbar, er ist auch mitverantwortlich für die im Alter zunehmende Zahl der Autoimmunerkrankungen. Deshalb wird dieser TGF-β uns in den nachfolgenden Kapiteln immer wieder begegnen.

In Verbindung mit den Krebserkrankungen ist der im Alter zunehmend gebildete TGF-β durch die Unterdrückung von Th1-Zellen und von natürlichen Killerzellen und anderen Apoptosemechanismen von Bedeutung. Er ist Mitursache dafür, daß weniger TNF-Interleukine-1, -Interleukine-2 und Interferone gebildet werden. Er ist gewissermaßen der Gegenspieler, der Antagonist dieser lebenswichtigen Krebsabwehrsysteme.

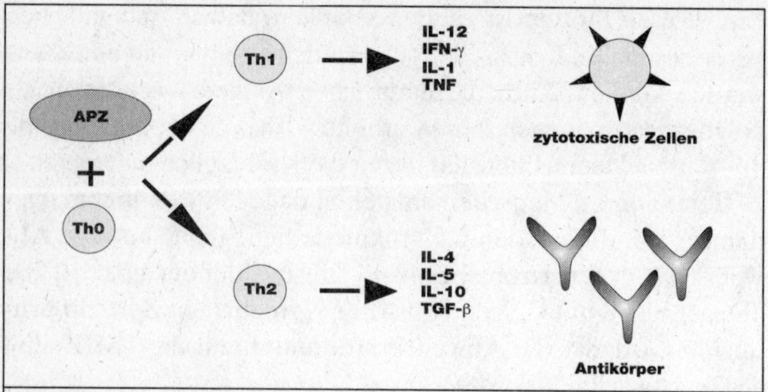


**Th1/Th2-Immunantwort**

Im Zusammenspiel zwischen antigenpräsentierenden Zellen (APZ) und CD4-T-Lymphozyten, den sogenannten Helferzellen, entscheidet sich die Immunantwort. Zelluläre Antigene wie Bakterien, viral befallene Zellen oder Tumorzellen stellen eine besonders hohe Bedrohung des Körpers dar. Hier ist eine Immunabwehr über zytotoxische Zellen besonders effektiv. Die Helferzelle (Th0) entwickelt sich in diesem Fall zur sogenannten Th1-Zelle. Diese Th1-Zellen sind die eigentliche Basis der Immunabwehr. Sie schütten spezielle, entzündungsfördernde Botenstoffe aus und aktivieren schlußendlich zytotoxische Zellen oder fördern die Bildung von Antikörpern, die Komplement aktivieren können.
Dagegen werden Giftstoffe, lösliche Partikel usw. sinnvollerweise von neutralisierenden Antikörpern gebunden, dadurch markiert und leicht entfernt. Für diese Immunantwort sind Helferzellen der Th2-Linie zuständig, die sozusagen die Aufräumarbeiten steuern. Durch ihre Botenstoffe wird die Bildung von neutralisierenden Antikörpern angeregt. Außerdem können Th2-Zellen für Zellerneuerung und Wundheilung den Wachstumsfaktor TGF-β ausschütten.
Ist die Th1-Immunantwort zu heftig, kann es zum Angriff auf körpereigenes Gewebe kommen, es entstehen Autoimmunerkrankungen. Allergien wiederum beruhen auf einer überschießenden Th2-Immunantwort. Besonders kritisch kann sich ein Zuviel an ausgeschüttetem TGF-β auswirken.
Die Botenstoffe beider Immunantworten stehen normalerweise im Gleichgewicht; erst wenn eine überwiegt, entgleist das System. Wie bei der Multiplen Sklerose beschrieben, fanden Forscher heraus, daß Enzyme in der Lage sind, eine überschießende Th1-Immunantwort zu bremsen und dadurch Autoimmunerkrankungen zu verhindern oder abzuschwächen. Andere Wissenschaftler zeigten, daß Enzyme eine überschießende Bildung von TGF-β bremsen.
Die Enzyme greifen in das Zusammenspiel zwischen antigenpräsentierenden Zellen und T-Lymphozyten ein, wobei über die zukünftige Th1- oder Th2-Immunantwort entschieden und eine ausgewogene Immunantwort gefördert wird.

## Was zuviel ist, ist zuviel

Manche werden sich fragen, wie es möglich ist, daß ein so wichtiges Zytokin wie der TGF-β, der unter anderem bei jeder Wundheilung eine unersetzliche Rolle spielt, ein derart gefährlicher Faktor sein kann, der uns gegenüber den angreifenden Krebszellen wehrlos macht. Wie kann so ein Zytokin zugleich gut und böse sein? Sollen wir das Zytokin nun fördern oder sollen wir es bekämpfen?

Diese Frage stellt sich nicht nur in diesem Fall. Die Antwort lautet: Es geht bei eigentlich fast allen Lebensvorgängen immer um eines, nämlich um die Erhaltung des Gleichgewichtes, um das optimale Maß: nie zuviel und nie zuwenig. Ein Ausschlagen des Pendels in eine Richtung ist zwar bisweilen erforderlich, muß aber unter Kontrolle bleiben und nach erfüllter Aufgabe wieder zum Gleichgewicht zurückkehren.

Deswegen geht es auch bei dem Problem einer Gefährdung durch den abwehrschwächenden TGF-β nicht darum, dieses Zytokin im Organismus völlig zu vernichten. Es geht vielmehr darum, im Überschuß gebildeten TGF-β drastisch zu verringern.

Ähnlich, wie im Übermaß gebildeter TGF-β die Abwehr lähmt, üben auch andere Mechanismen diese Wirkung aus. Wenn der Körper den Tumor-Nekrose-Faktor TNF in größeren Mengen produziert, um Krebszellen zu zerstören, kommt es zugleich auch zur Bildung von Anti-Tumor-Nekrose-Faktoren: TNF-Rezeptoren, die sich mit dem TNF zu einem Komplex verbinden, wodurch der TNF seine tumorzellzerstörende Wirkung verliert. Nicht nur das, dieser TNF-TNF-Rezeptorkomplex hat zusätzlich negative Eigenschaften, wenn er in größerer Menge im Blut vorhanden ist. Dann verursacht er nämlich Appetitlosigkeit (Anorexie) und die für Krebspatienten typische Schwäche (Kachexie), die zu den Hauptsymptomen einer fortgeschrittenen Krebskrankheit zählen.

Neben dem TGF-β und den TNF-Rezeptoren sind noch weitere Faktoren am Kräfteverfall und der Abwehrschwäche des Krebspatienten beteiligt. Eine wichtige Rolle spielen dabei Immunkomplexe, die entstehen, wenn sich humorale Antikörper mit dem Antigen der Krebszellen verbinden. Diese Immunkomplexe werden normalerweise über die Freßzellen rasch aufgenommen und entfernt. Man sagt, sie werden phagozytiert und eliminiert. Beim fortgeschrittenen Krebsgeschehen ist diese Fähigkeit der Elimination der Immunkomplexe verringert oder gestört. Die Freßzellen sind nicht mehr in der Lage, derartige Immunkomplexe in genügender Menge aufzunehmen und zu verdauen. Dadurch steigt ihre Anzahl im Blut und in den Geweben, in der Folge ist die Abwehrleistung des Immunsystems herabgesetzt. So zählen die nicht aufgelösten Immunkomplexe zu den wichtigen *blocking factors,* die zusätzlich die Abwehrleistung des Körpers verringern.

Es tritt allmählich ein Zustand ein, in dem sich der Körper mit seinen Abwehrmechanismen nicht mehr gegen das Fortschreiten der Krebserkrankung wehren kann. Wir sprechen von der Anergie des Krebspatienten.

## Was können wir gegen die Krebsentwicklung tun?

Die wirksamste Methode gegen Krebs ist selbstverständlich seine Verhinderung. Es sollte deshalb alles unternommen werden, die im Körper befindlichen Krebszellen rechtzeitig zu zerstören und zu entfernen. Jede Maßnahme, die dazu führt, die körpereigenen Abwehrmechanismen in der individuell sinnvollsten Weise zu stimulieren und funktionstüchtig zu erhalten, ist für den gesunden Menschen der wirksamste Schutz vor Erkrankungen im allgemeinen und natürlich auch vor Krebs. Zugleich sollte man alles meiden, was unsere körpereigene Abwehr schädigen könnte.

Die elementaren Regeln einer solchen vernünftigen Lebensweise kennen wir alle. Es sind die immer wiederholten und leider häufig nur unzureichend beachteten Ratschläge: nicht rauchen, nur mäßig Alkohol genießen, insgesamt viel trinken, bei der Ernährung auf frisches Gemüse und Obst und wenig Fett achten, kein weißes Mehl, kein weißer Zucker, häufig Vollkornprodukte und andere Lebensmittel, deren Gehalt an Vitalstoffen noch gesichert ist, möglichst kein gegrilltes oder geräuchertes Fleisch, insgesamt kalorienreduziert essen, langsam und lange kauen. Und es gehört die regelmäßige, aber nicht übertriebene körperliche Betätigung dazu und all die anderen nur zu bekannten Dinge, die wir uns so oft vornehmen und doch nicht konsequent einhalten.

Stellt sich durch eine Störung des Abwehrsystems eine Erkältungskrankheit oder ein grippaler Infekt ein, sollten wir das nicht nur beklagen. Denn es ist eine Chance für die körpereigene Abwehr, aktiv zu werden, zu trainieren und an Kraft zu gewinnen. Die Chance wird allerdings vertan, wenn wir sofort versuchen, mit fiebersenkenden Mitteln und Antibiotika oder immunsuppressiven Medikamenten den Ablauf solcher Erkrankungen zu verhindern.

Das könnte sich rächen. Man hat festgestellt, daß Menschen, gerade auch ältere Menschen, die ein- oder zweimal im Jahr eine solche Erkältung durchleben und dabei auch richtiges Fieber entwickeln, eine sehr viel geringere Wahrscheinlichkeit für die Entstehung von Krebs haben als diejenigen, die nie eine Erkältung haben oder bei einer Erkältung kein entsprechendes Fieber entwickeln.

Dafür gibt es eine Erklärung: Das während einer Erkältung auftretende Fieber und das entstehende Krankheitsgefühl werden hauptsächlich von den körpereigenen Abwehrstoffen, vor allem Zytokinen wie TNF, Interleukin und Interferon erzeugt. Also nicht etwa die zur Erkältung führenden Bakterien oder Viren verursachen das Krankheitsgefühl, sondern die körpereigenen Abwehrstoffe, die gegen die Viren und Bakterien wirksam werden. Diese Folgen der natürlichen Abwehrreaktion sollten deshalb positiv gesehen werden, als Hinweis auf die noch funktionierende Abwehrkraft, unter anderem auch gegen Krebs.

Über die Beachtung der Regeln einer vernünftigen Lebensweise hinaus gibt es viele weitere Möglichkeiten, das Abwehrsystem durch präventive medizinische Maßnahmen zu stärken und funktionstüchtig zu erhalten, wodurch die Wahrscheinlichkeit einer Krebsentstehung deutlich vermindert wird. Besonders hilfreich ist aus Gründen, die in diesem Buch mehrfach besprochen und begründet werden, natürlich die gelegentliche Kur mit einem Enzymkombinationspräparat. Auch hochkonzentrierte Vitamine E, C und A können erheblich zur Steigerung der körpereigenen Abwehr beitragen.

So wurde in vielen klinischen Studien immer wieder nachgewiesen, daß das Krebsrisiko des starken Rauchers durch Einnahme von hohen Dosen Vitamin A deutlich vermindert werden kann. Vitamin A kann allerdings in extrem hoher Dosis auch ernsthafte Nebenwirkungen verursachen. Aus diesem Grunde sollte eine derartige Vitamin-A-Einnahme immer ärztlich überwacht sein. Auch bekannte immunstimulierende Medikamente wie Thymuspeptide, Echinacin, Mistelpeptide und viele andere haben sich zur Steigerung der Krebsabwehr bewährt.

Alle Schutzmaßnahmen können dazu führen, das Krebsrisiko eines gesunden Menschen deutlich zu senken. Die Wahrscheinlichkeit, eine Krebserkrankung zu entwickeln, ist damit erheblich geringer. Eine Garantie jedoch, nie an Krebs zu erkranken, darf man selbstverständlich nicht erwarten. Denn es gibt sicherlich auch Nichtraucher, die sich gesund ernähren, täglich spazierengehen und ein vernünftiges Leben führen und trotzdem eines Tages von einer Krebserkrankung betroffen werden.

## Was kann man tun, wenn die Krebserkrankung droht?

Krebs tritt nicht von einem Tag zum anderen auf – man erkennt ihn nur von einem Tag zum anderen. Bei den meisten Krebserkrankungen kommt es zunächst zu einem mehr oder weniger langen Frühstadium der Krebserkrankung. Dies gilt vor allem für jene Krebsarten, die im Alter gehäuft auftreten, das heißt im Alter erst erkannt werden. Es gilt nicht so sehr für die eher im Kindesalter sich entwickelnden Tumoren, die Leukämien und Lymphome. Sie sind zumindest teilweise virusbedingt und führen sehr schnell zu Krankheitssymptomen.

Dieser unterschiedliche Verlauf einer Krebsentwicklung wird uns deutlich, wenn wir das Schema von Professor Wrba betrachten. Hier sind die verschiedenen Stadien der Krebserkrankung und die Möglichkeiten der Behandlung mit den unterschiedlichen Methoden dargestellt. Wir unterscheiden danach die unsichtbaren Phasen der Krebserkrankung von den sichtbaren. Während der unsichtbaren Phase sind die abwehrsteigernden Behandlungsmethoden von besonders großer Wichtigkeit, denn sie liefern dem Patienten eine faire Chance, das Schicksal zum Besseren zu wenden.

Bei den meisten Krebspatienten kommt es jedoch leider erst nach vielen Jahren einer unsichtbaren Phase der Krebsentwicklung zur Entwicklung erkennbarer Symptome. Während dieser unsichtbaren Phase spürt der Patient meist nur wenig. Er ist vielleicht etwas abgeschlagen, nicht so energiegeladen, verliert vielleicht auch schon etwas Gewicht, aber er denkt dabei noch nicht an eine Krebserkrankung. Erst wenn Gewichts-

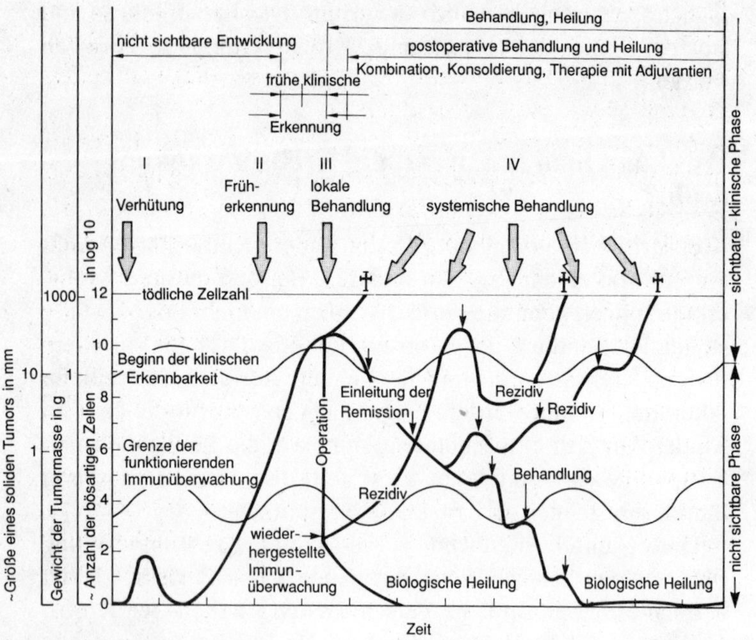


Schematische Darstellung der Beziehung zwischen Erkrankungsstadium und möglichen Angriffspunkten für die Behandlung (nach Professor Wrba).

verlust, Husten, Kräfteverfall eingetreten sind und ein Tumor durch den Arzt nachweisbar geworden ist, spricht man von der sichtbaren Phase der Krebserkrankung.

Ist die Krebserkrankung erst einmal in diese sichtbare Phase getreten, sind im allgemeinen die abwehrsteigernden Maßnahmen nicht mehr in der Lage, allein das Schicksal des Patienten entscheidend zu verbessern. In dieser Situation ist es notwendig, durch Operation, Strahlen- und Chemotherapie die meisten der Tumorzellen zu entfernen oder zu zerstören – in der Hoffnung, daß entweder so gut wie alle Tumorzellen entfernt werden oder nur so wenige Tumorzellen im Körper verbleiben, daß die nun wieder dringend erforderlichen Maßnahmen zur Steigerung der Abwehrmechanismen dazu verhelfen, eine endgültige Heilung zu erzielen.

In der unsichtbaren Phase der Krebserkrankung, bevor sie in der sichtbaren Phase diagnostiziert wird, hat die biologische Krebsbehandlung eine faire Chance. Wir sprechen von der primären Krebsprophylaxe, die besonders dann wirksam wird, wenn die Anzahl der Tumorzellen noch sehr gering ist. Man nennt dies *minimal tumor burden.* Nach Operation, Strahlen- und Chemotherapie besteht eine ähnliche Situation. Auch in dieser Phase der sekundären Präventionsphase existiert nur eine minimale Krebszellbelastung, ein *minimal tumor burden.* Meist ist jedoch durch die Strahlen- und Chemotherapie die körpereigene Abwehrqualität so stark in Mitleidenschaft gezogen, daß die wenigen verbleibenden Krebszellen es jetzt viel leichter und einfacher haben, sich wieder zu vermehren und dabei den Patienten in das Generalisationsstadium seiner Erkrankung zu führen. In dieser Phase des *minimal tumor burden* sollten alle Anstrengungen unternommen werden, die verbliebenen Tumorzellen zu eliminieren und die körpereigene Abwehr optimal zu steigern.

Dazu haben sich die gleichen Behandlungsmethoden bewährt, die auch in der primären Prävention wirksam sind, vor allem die Enzymtherapie.

## Enzyme in jeder Phase der Krebsgefährdung

Die Enzymtherapie übt einen entscheidenden Einfluß auf die Überwindung der Anergie des Krebspatienten während der Phase des *minimal tumor burden* aus. Erst in jüngster Zeit ist es gelungen, tieferen Einblick in die Wirkungsweise der Enzyme zu gewinnen.

Viele zum Krebsgeschehen gehörende Mechanismen führen, wie wir gesehen haben, zur Lähmung des körpereigenen Abwehrsystems. Eine der wichtigsten Wirkungen auf das Abwehrsystem entsteht durch die Verminderung von TGF-β und anderen Wachstumsfaktoren, die für die Entwicklung der Krebskrankheit entscheidend sind.

Hier greifen die Enzyme ein. Wie bereits erwähnt, verbinden sich die Enzyme im Blut mit einem wichtigen Transportmolekül, dem Alpha-2-Makroglobulin. Dieses $\alpha_2$M wird überall im Organismus gebildet und wartet in seiner sogenannten Slow-Form gemächlich auf ein Enzym. Sobald es solch einem Enzym begegnet, kommt es zur Bindung, wobei das $\alpha_2$M sich zur viel aktiveren Fast-Form wandelt. In dieser Fast-Form – als Komplex, der aus $\alpha_2$M und Enzym besteht – bindet es den Wachstumsfaktor TGF-β an sich. Das wiederum löst ein Signal aus, das nunmehr die großen Freßzellen, die Makrophagen, alarmiert, die alles – das $\alpha_2$M, das Enzym und den TGF-β – umschlingen, den Komplex auflösen und entfernen. Dies geschieht ganz schnell – ein faszinierender Vorgang, der sich etwas kompliziert anhört, jedoch fabelhaft funktioniert.

Übrigens bindet der TGF-β sich zwar auch ohne die Anwesenheit des Enzyms an das $\alpha_2$M, doch ist diese Bindung wieder auflösbar, und der TGF-β verliert dabei nichts von seiner Aktivität. Erst in der Dreierkombination, bei der zusätzlichen Anwesenheit des Enzyms, ist die Bindung unauflöslich, und der TGF-β kann in dieser Form nicht mehr an andere Oberflächenrezeptoren andocken und aktiv werden.

Auf diese Weise sind Enzyme tatsächlich entscheidend daran beteiligt, wieviel TGF-β im Organismus aktiv werden kann – also jener Faktor, der einerseits unverzichtbar an der Wundheilung beteiligt ist, aber andererseits auch an der Vernarbung, der Fibrosierung und Sklerosierung. Ebenso ist er am Krebs-

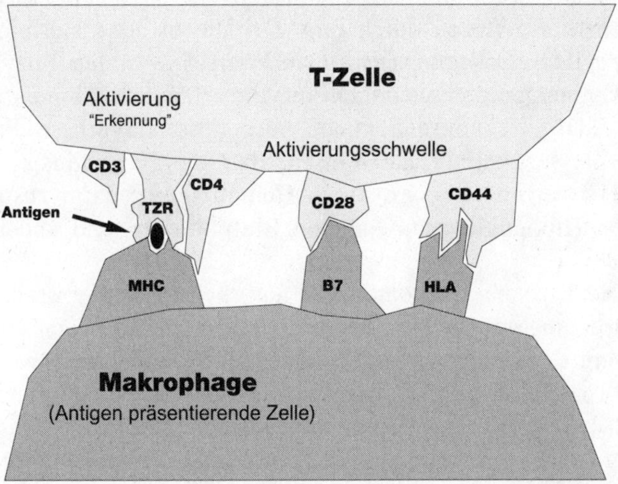


**Enzyme hemmen die Immunantwort gegen körpereigene Antigene**

Antigen präsentierende Zellen wie die Makrophagen und Immunzellen treten über Adhäsionsmoleküle in Kontakt. Die »Antigenpräsentation« selbst erfolgt über die Adhäsionsmoleküle der Antigenerkennungsstelle (CD3, CD4 und TZR auf der T-Zelle und die MHC-Moleküle auf z. B. Makrophagen).
Bevor die Immunantwort erfolgt, wird noch ein Sicherheitssystem vorgeschaltet: Makrophage und T-Zelle müssen erst durch weitere Botenstoffe aktiviert werden. Die Menge der Adhäsionsmoleküle CD28, CD44, B7 und HLA wird erhöht. Erst wenn es zu einem intensiven Kontakt dieser Adhäsionsmoleküle kommt, ist die Aktivierungsschwelle zur Immunantwort überschritten. Damit eine Immunantwort gegen ein wie körpereigene Bausteine schwach fremdes (antigenes) Molekül erfolgt, müssen besonders viele dieser Adhäsionsmoleküle miteinander agieren.
Durch Enzyme wird die Menge an CD44, CD4 und B7 verringert, der Kontakt ist weniger stark – die Immunantwort unterbleibt.

geschehen beteiligt, falls es gehäuft zu einer Überproduktion des TGF-β kommt.

Erst kürzlich gelang der Nachweis einer von der im Organismus befindlichen Menge abhängigen Wirkung der Enzyme auf die Anzahl der im Organismus befindlichen aktiven Wachstumsfaktoren durch Frau Dr. Desser am Österreichischen Krebsforschungsinstitut in Wien. Die oralen Enzyme beschleunigen demnach nicht nur die schnellere Elimination von TGF-β, sondern hemmen auch dessen Synthese. Frau Dr. Desser konnte nachweisen, daß die Neubildung von TGF-β vermindert wird durch Hemmung der dafür zuständigen Ribonukleinsäure in den Blutplättchen und anderen Zellen.

Die Enzyme sind damit die natürliche Regulanz für die Freisetzung von TGF-β. Durch die Verminderung von TGF-β kommt es zu einer viel intensiveren Entstehung von fördernden Th1-Zellen und zu einer Verringerung der eher störenden Th2-Zellen. Dies wiederum führt zu einer massiven Freisetzung von Botenstoffen wie TNF, Interleukinen und Interferonen – Mechanismen, die hochwirksam sind zur Vernichtung der Krebszellen. Gleichzeitig wird die Freßlust der Makrophagen gesteigert, so daß die Immunkomplexe und auch die Enzym/TGF-β/$\alpha_2$M-Komplexe schneller eliminiert werden. Die Energie der zytotoxischen Lymphozyten nimmt ab, die Makrophagenmembranzytotoxizität nimmt zu, die Killerzellaktivität wird um das Mehrfache gesteigert. Es kommt demnach insgesamt zu einer vielschichtigen Abwehrsteigerung gegen das erneute Auftreten von Krebswachstum, wodurch das Schicksal des Krebspatienten entscheidend verbessert werden kann.

## Und nun die Frage: Was ist mit den Metastasen?

Bereits 1970 beschrieben Max Wolf und Karl Ransberger in ihrem Buch *Enzymtherapie* (Maudrich-Verlag), daß sie mit Enzymen die Ansiedlungsrate von Lungenmetastasen des Lues-Long-Tumors erheblich verringern konnten, wogegen sie beispielsweise mit Enzymhemmern, also den Enzyminhibitoren, die Anzahl der Lungentumoren erhöhten. Sie konnten seinerzeit den Wirkmechanismus dieser Enzymbehandlung zur Verringerung der Metastasenbildung nicht erklären. Damals war weder der TNF und seine Wirkung bekannt, Tumorzellen durch eine sogenannte Apoptose zu zerstören – Lloyd Old entdeckte ihn erst einige Jahre später. Noch kannte man den TGF-β, den man erst im Jahre 1988 fand, und der für die Schwächung der körpereigenen Abwehr gegen Krebswachstum mitwirksam ist.

Ähnliche Versuche führten 1997 Dienstbier und Wald durch, in denen sie zeigten, daß und auf welche Weise die oralen Enzyme in erheblichem Umfang die Tumorentstehung beim Lues-Long-Tumor oder auch beim B16-Melanom beeinflussen. Darüber hinaus trugen die Enzyme zur Hemmung der Metastasenbildung bei – eine Erkenntnis, die nun durch die neue Immunforschung zunehmend bestätigt wird.

Die meisten Krebspatienten sterben nicht an den Folgen des Primärtumors, sondern an den multiplen Tochtertumoren, die sich häufig nach operativer Entfernung des Primärtumors entwickeln – so, wie es bereits in der schematischen Darstellung des Krebsgeschehens nach Professor Wrba dargestellt ist. Eine der zentralen Eigenschaften fast aller malignen (bösartigen) Tumoren ist nun einmal ihre Fähigkeit, Metastasen zu bilden.

Wenn ein primärer maligner Tumor entsteht, werden einzelne Krebszellen aus dem Verband dieses Tumors in die umgebenden Gewebe oder in die Blutbahn entlassen. Nach einer Zeit der Wanderung heften sich diese Tumorzellen an sogenannte Matrixproteine oder auch an die Gefäßinnenwand von Arterien. Sie durchwandern in dem Fall die Innenwand und bilden dann im Gewebe durch häufige Zellteilung neue Tumoren.

## Wie kommt es zur Metastasenbildung?

Im Primärtumor, also in der ursprünglichen Krebsgeschwulst, befinden sich Adhäsionsmoleküle, die zur Familie der Cadherine zählen. Sie sind verantwortlich dafür, daß die Tumorzellen im Tumorzellverband festgehalten und daran gehindert werden auszuwandern. Ab einer gewissen Größe des Tumors nimmt die Aktivität dieser Cadherine ab. Dadurch kommt es zu einem häufigen Auswandern von Tumorzellen in die Nachbargewebe sowie in die Lymphe und Lymphgefäße. Der Verlust an Cadherinen tritt vor allem dann ein, wenn ein Mangel an den Enzymen Trypsin und Plasmin besteht. Eine Zuführung solcher Enzyme bewirkt eine Steigerung der Cadherine und damit eine stärkere Erhaltung des Tumorzellverbandes ohne Auswanderung von Tumorzellen. Es zeigt sich also, daß auch hier die Enzyme eine Funktion haben, indem sie helfen, die Auswanderung von Tumorzellen eher zu verhindern.

Sind die Tumorzellen erst aus dem Tumorzellverband ausgewandert und über Blut und Lymphe im Körper verteilt, so können sie – wiederum durch die Ausstülpung bestimmter Adhäsionsmoleküle – an Matrixproteine oder an Endothelzellen anhaften und eine neue Tochtergeschwulst bilden. Unter Endothel versteht man die Zellschicht, die unter anderem die Innenhaut der Blut- und Lymphgefäße auskleidet.

Das wichtigste derartige Adhäsionsmolekül, mit dem sich die vagabundierenden Krebszellen am Endothel festhalten (oder an Matrixproteinen), ist das CD44. Von diesem CD44 weiß man heute, daß es hauptsächlich für die Metastasenbildung verantwortlich ist. In experimentellen Versuchen kann man nachweisen, daß Antikörper das CD44 neutralisieren und damit das Andocken der Tumorzellen verhindern, wodurch die Entstehung der Metastasen unterbleibt.

Diesen Effekt kann man nicht nur mit neutralisierenden

CD44-Antikörpern erzeugen, sondern auch durch die orale Enzymtherapie. Die hierbei eingesetzten Enzyme Chymotrypsin, Bromelain und Papain verändern nämlich zuverlässig das Adhäsionsmolekül CD44 und verringern auf diese Weise die Wahrscheinlichkeit der Metastasenbildung.

In vielen Instituten wird nunmehr über diese erst vor wenigen Jahren entdeckte Wirkung der Enzyme intensiv Forschung betrieben. Professor Maurer in Berlin bestätigte bereits, daß die Enzyme Bromelain und Papain das CD44 hemmen und damit metastasenhemmend wirken. Professor M. S. Sy, Case Western University in Cleveland, hat ebenfalls diesen Zusammenhang mit unterschiedlichen Enzymen gründlich untersucht. Melanomzellen menschlichen Ursprungs verursachen demnach Metastasen in der nackten Maus nur dann, wenn die Tumorzellen auf ihrer Zelloberfläche das Adhäsionsmolekül CD44 ausstülpen oder exprimieren. Melanomzellen, die kein CD44 exprimieren, führen nicht zur Bildung von Metastasen. Und Melanomzellen, die zwar CD44 exprimieren, jedoch mit Enzymen behandelt werden, verursachen ebenfalls keine Metastasen. Auch solche Melanomzellen, die CD44 exprimieren und in Tiere überimpft werden, die zuvor mit Enzymen behandelt wurden, entwickeln ebenfalls keine Metastasen.

Sicherlich ist das wichtigste für die Bildung von Metastasen verantwortliche Adhäsionsmolekül das CD44. Es gibt aber noch weitere Adhäsionsmoleküle, wie das Fibronektin, das eine ähnliche Eigenschaft besitzt. So gelang Frau Dr. Desser in Wien der Nachweis, daß die oralen Enzyme auch auf die Fibronektinausstülpung bei Melanomzellen eine hemmende Wirkung ausüben.

Derartige wissenschaftliche Arbeiten sind die Grundlage für umfangreiche klinische Untersuchungen, die zur Zeit durchgeführt werden, um die Wirkung der oralen Enzyme auf die Metastasenbildung beim Menschen weiterhin zu verfolgen.

Die bisherigen Ergebnisse deuten darauf hin, daß es möglich ist, bei verschiedenen Arten von bösartigen Tumoren des Menschen die Wahrscheinlichkeit für die Entstehung von Metastasen zu verringern.

In einer placebo-kontrollierten klinischen Untersuchung überprüfte Professor Tadeusz Popiela in Krakau die Wirkung der mit Wobe-Mugos durchgeführten oralen Enzymtherapie bei Patienten mit Kolonkarzinomen (Darmkrebs). Das Ergebnis der Studie zeigt eine Verringerung der Metastasierung und eine Verlängerung der Überlebenszeit bei den enzymbehandelten Patienten. Die anderen Methoden der Behandlung, vor allem Operation und Chemotherapie, waren für beide Behandlungsgruppen identisch.

Frau Professor Sakalová an der Universität Bratislava untersuchte die Wirkung der oralen Enzymtherapie bei Patienten mit multiplem Myelom. Das ist eine sehr problematische Krebserkrankung, die fast immer zum Tode führt. Alle Patienten erhielten eine Chemotherapie, zusätzlich erhielt eine Gruppe dieser Patienten über mehrere Jahre hinweg eine Enzymbehandlung. Die enzymbehandelte Gruppe überlebte mit einer deutlich besseren Lebensqualität im Durchschnitt um drei Jahre länger als die Gruppe der nur chemotherapierten Patienten. Auf Grund dieser Untersuchung kann angenommen werden, daß das multiple Myelom zu den besonders günstig auf die Enzymtherapie ansprechenden Tumorarten zählt.

## Enzyme – ein Ersatz für Chemotherapie und Strahlentherapie?

Mit diesen Erklärungen soll nicht der Eindruck erweckt werden, daß die Enzymbehandlung des Krebses ein Ersatz für die Chemotherapie und Strahlentherapie sein kann und schon überhaupt nicht für die Operation. Diese klassischen Methoden sind für das Schicksal des Krebspatienten von zentraler Bedeutung und müssen auf jeden Fall zur Anwendung gebracht werden, wenn auf Grund der Art des malignen Tumors und des Stadiums der Erkrankung mit einer heilenden (kurativen) Wirkung gerechnet oder zumindest eine deutliche Verlängerung der Lebenserwartung erhofft werden kann.

Chemo- und Strahlentherapie können das Schicksal des Krebspatienten entscheidend zum Positiven verändern. Sie sind jedoch häufig mit schwerwiegenden Nebenwirkungen verbunden. Denn die Vernichtung der Tumorzellen durch Chemo- und Strahlentherapie geht auf Kosten des körpereigenen Abwehrsystems. Es ist deshalb von außerordentlicher Wichtigkeit, zumindest sogleich nach einer Chemo- und Strahlentherapie – besser bereits während dieser Behandlungsphase – begleitend die intensivste orale Enzymtherapie zur Anwendung zu bringen. Dadurch können unter anderem die Abwehrleistung des Organismus wesentlich früher wieder erhöht und gleichzeitig die Nebenwirkungen der Strahlen- und Chemotherapie vermindert werden.

## Gefahr der Nebenwirkungen senken

Die mit jeder Strahlentherapie verbundenen Risiken stehen im Mittelpunkt einer seit vielen Jahren laufenden Forschung. Längst werden nicht mehr die Strahlen in der Tumortherapie eingesetzt, wie sie einst Röntgen entdeckte und verwendete. Man ist heute in der Lage, Strahlen zu nutzen, die sich wesentlich gezielter als früher auf das vom Tumor befallene Gebiet konzentrieren und zudem in der Stärke reduziert werden können. Man setzt Strahlen mit einem Bruchteil der vor einem halben Jahrhundert massiv verabreichten Dosis ein. Telekobaltgeräte, radioaktive Isotope und ähnliche Methoden senken die mit einer Strahlentherapie verbundenen Schäden deutlich.

Aber es bleibt generell eine Behandlung, die den Organismus in Mitleidenschaft zieht. Die Strahlen zerstören bevorzugt sich schnell teilende Zellen, zu denen die Tumorzellen, aber auch die Immunzellen zählen. So treffen die Strahlen bei einer auf das Tumorgebiet konzentrierten Behandlung nicht nur die Tumorzellen, sondern auch die rings um den Tumor intensiv mit der Tumorabwehr beschäftigten Immunzellen.

Es kommt zunächst zu akuten Nebenwirkungen: etwa zu Kopfschmerzen, Übelkeit, Schwäche, Haarausfall und Entzündungen. Sie lassen sich mittels einer optimal durchgeführten oralen Enzymtherapie deutlich besser in Schach halten.

Wichtiger ist jedoch die Tatsache, daß auch die viel gefährlicheren chronischen Nebenwirkungen einer Strahlentherapie durch die gleichzeitige Enzymtherapie deutlich vermindert werden können. Bisweilen treten diese Nebenwirkungen als Spätschäden erst Monate oder sogar Jahre nach der Bestrahlung auf. Die durch Strahlen erzielte Zerstörung gesunder Zellen wird vom geschwächten Organismus nicht mehr durch den Ersatz der zerstörten Gewebszellen mit neuen, deren Funktion übernehmenden Zellen ausgeglichen: Es wird Ersatz produziert, der zwar den Platz der zerstörten Zellen einnimmt, aber keine Funktion mehr ausüben kann.

Es kommt also zu dem bereits geschilderten Vorgang der Fibrosierung. Strahlen regen massiv die Produktion des Wachstumsfaktors TGF-β an, und sie leiten die Bildung der Matrixproteine ein. Die Folge ist die Einwanderung von Narbengewebszellen mit dem Ergebnis einer immer stärkeren Vernarbung und des Funktionsverlustes. Diese als Strahlenfibrose bezeichnete chronische oder als Spätschaden erscheinende Nebenwirkung einer Strahlentherapie kann, wie nunmehr zahlreiche Untersuchungen und Studien bestätigen, durch die Enzymtherapie günstig beeinflußt oder sogar verhindert werden.

Bereits 1986 führte Dr. Scheef, Chefarzt der Janker-Klinik in Bonn, eine vergleichende klinische Studie an Patientinnen durch, die sich nach operativer Entfernung der von Krebs befallenen Brust einer Strahlenbehandlung an der Achselhöhle unterzogen. Es wurde eine gefürchtete Folge derartiger Brustoperationen untersucht, das Lymphödem in der Achselhöhle. Es ist nicht etwa gleichbedeutend mit einem Krebsbefall der Lymphgänge und Lymphknoten: Das Lymphödem entsteht in der Regel vielmehr in der Form einer Strahlenfibrose. Entzündliche Vorgänge entwickeln sich, kurbeln nun die Fibrosierung weiterhin an und erfassen nach und nach den gesamten Arm der Patientin. Die Achselregion, das Schlüsselbein, dann der Oberarm, dann der Unterarm schwellen zusehends an und werden bretthart. Bisweilen wird der betroffene Arm so unförmig, daß man von einer Elephantiasis spricht.

Die Medizin kennt viele sinnvolle Maßnahmen zur Behandlung derartiger strahlenbedingter Lymphödeme – das reicht von Ernährungstips über Gymnastik bis zur manuellen Lymphdrainage. Viele dieser Behandlungen erübrigen sich, weil diese gefürchtete Folge einer Brustoperation in den meisten Fällen langfristig vermieden werden kann. In den von Dr. Scheef an der Janker-Klinik in Bonn durchgeführten Studien wurde festgestellt, daß bei den unter Enzymschutz operierten Brustkrebspatientinnen innerhalb von zwei Jahren keine Lymphödeme auftraten, während ohne diesen Enzymschutz bei etwa 26 Prozent der operierten Brustkrebspatientinnen Lymphödeme entstanden.

Dieser Schutz wurde erzielt, indem die Patientinnen sofort nach Operation oder Strahlentherapie zweimal täglich je zehn Dragees eines Enzymgemischs zwei Jahre lang zu sich nahmen. Wer das Leid kennt, mit dem ein Lymphödem einhergehen kann, und weiß, wie einfach es langzeitig zu verhindern ist, sollte die Systemische Enzymtherapie anwenden.

Auch in anderen klinischen Untersuchungen bewährte sich der Einsatz von Enzymen zur Verhinderung der Strahlenfibrose hervorragend. Chefarzt Dr. Beaufort in Graz hat zwei klinische Untersuchungen an Patienten durchgeführt, die sich wegen maligner Tumoren einer Strahlentherapie unterzogen und zugleich eine Enzymbehandlung erhielten. In beiden Untersuchungen wurde eine deutliche Verringerung der Strahlennebenwirkungen beobachtet.

Ähnlich positiv fielen Untersuchungen von Dozent Dr. Vinzenz an der kieferchirurgischen Klinik der Universität Wien mit strahlentherapierten und enzymbehandelten Patienten aus. Hier trat die sogenannte Mukositis bei den enzymbehandelten Patienten deutlich geringer auf.

## Die Chemie muß stimmen

Ähnlich verhält es sich bei der enzymunterstützten Chemotherapie. Wie die Enzymtherapie kein Ersatz für Operation, Strahlentherapie oder Chemotherapie sein will und kann, ist sie andererseits nach den neuen Erkenntnissen zahlreicher Wissenschaftler in den USA, in Europa, Indien und Asien in fast jedem Fall einer Krebserkrankung eine unverzichtbare begleitende Maßnahme.

Als es gelang, nicht nur durch Strahlen, sondern auch durch Medikamente im Organismus befindliche, sich schnell teilende Zellen zu töten, hoffte man, damit den entscheidenden Sieg über den Krebs errungen zu haben, weil Krebszellen in der Regel derartige sich besonders schnell teilende Zellen sind. Daß bei dem Angriff mit diesen Medikamenten – mit den sogenannten Zytostatika – auch andere sich schnell teilende Zellen im Organismus des Krebspatienten betroffen werden, muß man als unvermeidlich hinnehmen. Die Behandlung mit Zytostatika zeigte eine zu deutliche Wirkung, um wegen der unvermeidbaren Nebenwirkungen darauf zu verzichten: Die Chemotherapie wurde somit zu einer zentralen Waffe der Onkologen, die in immer größerem Umfang eingesetzt wurde.

Es gab schließlich kaum noch eine Form der Krebserkrankung, bei der man auf Chemotherapie verzichtet hätte. Erzielte man keine merkliche Wirkung auf den bekämpften Tumor, so erhöhte man die Dosis oder setzte ein neues, noch wirkungsstärkeres Zytostatikum aus der ständig anwachsenden Familie der chemotherapeutischen Medikamente ein.

Die Euphorie über die sichtbaren Erfolge – die Tumormassen schmolzen häufig dahin, die Verschlimmerung der Krankheit verzögerte sich, es kam zu beschwerdefreien Stadien – wurde getrübt durch die Erkenntnis, daß die Chemotherapie in den meisten Fällen allerdings zwei Dinge nicht erreicht: weder eine merkliche Verlängerung der Lebenszeit noch eine sichtbare Verbesserung der Lebensqualität.

Erst als man begann, die veröffentlichten Arbeiten über den Einsatz der Chemotherapie sowie die zur Verfügung stehenden Statistiken und andere medizinischen Daten genauer zu untersuchen, wurde klar, daß das Vertrauen auf die Chemotherapie als stärkste oder sogar einzige Waffe gegen so gut wie jede Krebserkrankung nicht berechtigt ist.

Biometriker wie Dr. Ulrich Abel von der Universität Heidelberg stellten fest, daß bei den meisten Krebserkrankungen der alleinige Einsatz einer Chemotherapie nicht dazu beiträgt, das Leben der Patienten zu verlängern oder zu verbessern. Im Gegenteil, er kann sogar lebensverkürzend wirken und die Qualität des Lebens erheblich senken. Dies gilt besonders bei Patienten mit Karzinomen in bereits fortgeschrittenem Stadium.

Das soll natürlich nicht bedeuten, daß die Chemotherapie eine verfehlte oder sinnlose Maßnahme insgesamt ist, es macht jedoch klar, daß sie – ebenso wie die Strahlentherapie – deutlich differenzierter eingesetzt werden sollte. Man spricht von einer erforderlichen »Individualisierung der Therapie«.

Eine Berechtigung kann der Einsatz der Chemotherapie möglicherweise bei Bronchial- und Ovarialkarzinomen haben. Und unverzichtbar ist die Chemotherapie bei Leukämie, Lymphomen und Hodenkrebs sowie einigen anderen selteneren Krebsformen.

Wo immer die Chemotherapie unumgänglich sinnvoll und wirksam ist, sollten zum Standard der Behandlung alle begleitenden Maßnahmen zählen, die geeignet sind, die zu erwartenden Nebenwirkungen zu verringern und der Gefahr vorzubeugen, daß sich vom Tumor abgesiedelte Krebszellen irgendwo im Organismus an eine Gefäßwand heften und beginnen, eine Tochtergeschwulst zu bilden, also zu metastasieren.

Die Hemmung der Metastasenbildung zeigte sich übrigens auch bei einer doppelblind durchgeführten klinischen Studie, die Professor Tadeusz Popiela am polnischen Krankenhaus in Krakau unternahm. Ziel der Studie war eigentlich die Frage, ob proteolytische Enzympräparate wie Wobe-Mugos die Nebenwirkungen lindern können, die bei an Darmkrebs operierten und nachfolgend chemotherapeutisch behandelten Patienten auftreten. Diese Nebenwirkungen können sich äußern in Müdigkeit, Kopfschmerzen, Übelkeit, Erbrechen, Durchfall, Entzündungen der Mundschleimhaut, Hautirritationen sowie Schädigungen des Herzens und der Lunge.

Die Studie ergab, daß die mit Enzymen kombinierte Chemotherapie tatsächlich das Auftreten von Nebenwirkungen mindert. Noch dazu zeigte sich, daß die zusätzlich mit Enzymen versorgten Patienten deutlich weniger Metastasen entwickelten. Und folgerichtig kam es bei der Enzymgruppe auch zu einer signifikant höheren Überlebenszeit.

Diese Erkenntnisse machen die Systemische Enzymtherapie zu einer wertvollen begleitenden Maßnahme bei jeder Krebsbehandlung. So hat sich Dr. Michael Schedler, Homburg – der an der Universitätsklinik vorwiegend Patienten mit Krebsgewebe in Hals, Nasen und Ohren behandelt, deren Zustand bereits weit fortgeschritten ist und die in der Regel erheblichen Belastungen durch Strahlen- und Chemotherapie ausgesetzt sind –, schon vor Jahren die Frage gestellt, ob selbst in diesen schweren Fällen die Systemische Enzymtherapie in der Lage ist zu helfen: durch eine Verbesserung des Allgemeinzustandes, durch eine Regulierung der körperlichen Abwehr und eine Senkung des Metastasenrisikos – nicht zuletzt aber auch durch eine Verringerung der aufgrund aggressiver Strahlen- oder Chemotherapie auftretenden Nebenwirkungen.

Er verabreichte den bereits schwer erkrankten Krebspatienten therapiebegleitend das Enzymgemisch Wobe-Mugos sowie zusätzlich Vitamin A in extrem hoher Dosis. Nach der Auswertung von 109 Patienten zeigte sich, daß die Nebenwirkungen durch die übliche Strahlen- und Chemotherapie wesentlich geringer ausfielen als bei den nicht enzymbehandelten Patienten.

Ein weiteres Ergebnis kam hinzu: Eines der wichtigsten, chemotherapeutisch die Zellteilung hemmenden Mittel bei der Behandlung von Tumoren im Hals-Nasen-Ohrenbereich ist die Substanz Bleomycin. Die ausgezeichnete Wirksamkeit von Bleomycin kann jedoch nicht voll genutzt werden, da es oft die Lungen stark schädigt.

Bei der bislang als obere vertretbare Grenze angesehenen Dosis Bleomycin kommt es mit einer Wahrscheinlichkeit von 15 Prozent zu einer Atmungsstörung, die lebensbedrohlich sein kann. Seit Dr. Schedler an der Universitätsklinik in Homburg jedem Patienten neben Bleomycin zugleich Wobe-Mugos gab, kam es in keinem einzigen Fall mehr zu dieser Komplikation. Daraufhin wagte Dr. Schedler nach und nach, die Dosis des Medikaments zu erhöhen. Mittlerweile konnte man die Dosis

Bleomycin verdoppeln und schließlich sogar verdreifachen, ohne dabei durch die gefürchtete Lungenschädigung zum Abbruch gezwungen zu werden.

Die auf dem Gebiet der Krebserkrankungen betriebene Enzymforschung hat zu erstaunlichen Ergebnissen geführt. Man untersuchte, wo und wie die dem Organismus zugeführten proteolytischen Enzyme die einzelnen immunologischen Parameter verändern und damit ganz verschiedene, zum Teil sogar gegensätzliche Reaktionen auslösen, die jedoch alle zu positiven Folgen führen können – und man fand einen weiteren Pluspunkt für die Systemische Enzymtherapie: Bei einer die Chemotherapie begleitenden Zufuhr derartiger Enzyme wurde vielfach eine höhere Konzentration der zelltötenden Wirkstoffe im Tumorgewebe beobachtet.

Das bedeutet: Dank der Enzyme wird die Chemotherapie effizienter, die Wirkstoffe greifen vermehrt die Krebszellen und weniger körpereigene Zellen an – besonders die gefährdeten Immunzellen werden geschont. Die Möglichkeit ergibt sich, die Dosis der Chemotherapeutika bei gleicher Wirksamkeit zu senken oder – wie es bei Bleomycin der Fall ist – bei vermindertem Risiko die Dosis sogar zu erhöhen.

Der Onkologe hat somit ein Instrument in der Hand, viele Probleme besser in den Griff zu bekommen, die mit der Strahlen- und Chemotherapie verbunden sind. Er muß allerdings beachten, daß es bei den proteolytischen Enzymgemischen nicht etwa in jedem Fall lediglich darum geht, eine zu schwache Immunreaktion anzukurbeln.

So verwirrend es sich anhören mag: Die Enzymwirkung beschränkt sich nicht auf eine Aktivierung von Immunzellen oder auf eine Hemmung bestimmter Komponenten des Immunsystems. Es geht immer darum, das in der jeweils bestehenden Situation erforderliche Gleichgewicht aller am Immungeschehen beteiligten Mechanismen herzustellen.

## Das Duell auf Leben und Tod

Nimmt die Anzahl des gefürchteten Feindes, der zur tödlichen Bedrohung gewordenen ehemaligen eigenen Körperzelle zu, so beginnt für das Immunsystem das Duell auf Leben und Tod. In der hektischen, überschießenden Reaktion kann allerdings das Immunsystem dem Organismus schaden. Die Bremsung dieser Überreaktion wird durch den Einsatz der regulierenden Enzymtherapie möglich.

Der Kampf gegen die Krebszelle wird erschwert durch die übelsten Tricks, die Krebszellen anwenden, um sich unkontrolliert zu vermehren und dabei der Vernichtung durch das Immunsystem zu entgehen. Um zu zeigen, wie raffiniert manche Krebszellen dabei vorgehen, seien einige der sogenannten Tumor-Escape-Mechanismen erwähnt:

- Die Krebszelle überzieht ihre Zelloberfläche, auf der sich die Antigene befinden, die sie als Feind ausweist, mit einer klebrigen Schicht, die aus dem bei der Blutgerinnung gebildeten Fibrin oder aus einem Schleimstoff (Muzin) besteht. Damit tarnt sie sich und entzieht sich den nach feindlichen Antigenen suchenden Immunzellen.
- Die Krebszelle schafft es bisweilen, von Generation zu Generation die Form ihrer Zelloberfläche oder aber ihrer Antigene deutlicher der gesunden Körperzelle anzugleichen, bis die Krebszelle ihr beinahe gleicht und deshalb nicht mehr als feindlich erkannt wird.
- Die Krebszelle wirft die meisten ihrer verräterischen Antigene ab. Die frei und einsam in Blut oder Lymphe herumschwimmenden Krebszellantigene werden dann von den dafür zuständigen T-Zellen des Immunsystems gefunden. Die T-Zellen binden sich an diese Antigene und sind nicht mehr verfügbar für die Suche nach der eigentlichen Krebs-

zelle, die nunmehr mit ihren wenigen Antigenen kaum noch zu orten ist und sich ungestört zum Tumor entwickeln kann.
- Um dem Angriff des direkt die Feindzelle tötenden Tumor-Nekrose-Faktors TNF zu entgehen, werfen Krebszellen den speziellen Rezeptor ab, an dem der TNF an die Krebszelle andockt. Nun klammert sich der nächste TNF, der auf solch einen abgeworfenen TNF-Rezeptor trifft, daran fest und bildet einen Komplex, der natürlich nichts gegen die Krebszelle selbst ausrichtet.

Das Immunsystem wehrt sich gegen alle Tricks, so gut es kann. In seinem Kampf gegen den Krebs wird es aber ständig zusätzlich behindert durch die hohe Konzentration der bei dem Kampf entstandenen Immunkomplexe, etwa den TNF-Rezeptor/TNF-Komplexen und anderen, die Funktion einzelner Immunzellen hemmenden Substanzen.

Manchmal stumpft das Immunsystem bei dem gewaltigen Angebot an feindlichen Antigenen ab und hält deren Anwesenheit schließlich für so normal, daß sie als körpereigen angesehen und toleriert werden.

## So helfen Enzyme zusätzlich gegen Krebs

Wir müssen deshalb alles unternehmen, um das Immunsystem bei dem Kampf gegen die Krebszelle zu unterstützen. Seit mehr als 40 Jahren wird die Systemische Enzymtherapie zu diesem Zweck wirkungsvoll eingesetzt.

Diesen Erfolg verdanken wir unter anderem diesen Eigenschaften der Enzyme:

- Die Enzyme bewirken eine Regulation des durch äußere Einflüsse oder andere Faktoren (Entzündungen, Infektionen etc.) in seiner Funktion gestörten Immunsystems und halten es im optimalen Gleichgewicht zwischen zu geringer und zu starker Aktivität. Das gesamte Immunsystem kann auf diese Weise seine Aufgabe als ständiger Kontrolleur der im Körper gebildeten Krebszellen optimal erfüllen.

- Die Enzyme können die sich tarnenden, raffiniert der Zerstörung entziehenden Krebszellen der Entdeckung und Auflösung besser zugänglich machen. So lösen sie die Substanzen auf, die beim Kampf zwischen Krebs- und Immunzelle entstehen können: etwa die als *blocking factors* bezeichneten Immunkomplexe, die TNF-Rezeptor/TNF-Komplexe und andere Substanzen, die unser Immunsystem in seiner optimalen Funktion hemmen. Die Enzyme entfernen zudem die aus Fibrin oder Schleimstoff (Muzin) bestehende klebrige Schutzdecke, die Krebszellen über ihre Oberfläche ziehen, um unerkannt zu bleiben.
- Die Enzyme regulieren das Blutfließgleichgewicht. Sie vermindern damit zusätzlich die Chancen im Blut fließender Krebszellen, sich an den Gefäßwänden festzusetzen und dort Metastasen zu bilden.
- Die Enzyme verringern die Dichte jener auf einer Krebszelloberfläche ausgefahrenen Adhäsionsmoleküle, deren Aufgabe es ist, sich an passende Rezeptoren an der Wand eines Blut- oder Lymphgefäßes anzuheften. Damit senken sie weiterhin die Gefahr des Festsetzens vereinzelt zirkulierender Krebszellen, also die Gefahr einer Metastasenbildung.
- Die Enzyme erhöhen die Fremdartigkeit einer Krebszelle einerseits und die Kraft der immunkompetenten Zellen andererseits.

Selbstverständlich sind die Enzyme nicht die einzigen Mittel, die zur Bekämpfung der Krebszellen und zur Unterstützung der Immunzellen eingesetzt werden. Es gibt zahlreiche andere *Biological Response Modifier* (BRM), die beispielsweise geeignet sein können, die sogenannten *blocking factors* zu beseitigen. Impfstoffe sind dabei zu nennen oder aber Vitamin-A- und -E-Emulsionen in hoher Dosierung oder Mistelpeptide, Thymuspeptide, Botenstoffe wie Interleukin-2 oder Interferon.

Die Erkenntnisse über die durch Immunkomplexbelastung entstehende Abwehrschwäche haben zu Bemühungen geführt, die schädigenden Immunkomplexe aus dem Blut und der Lymphe der Krebspatienten herauszufiltern. Dazu eignen sich beispielsweise die Plasmapherese und die Lymphopherese: Dabei werden das Blut und die Lymphe des Patienten aus dem Kör-

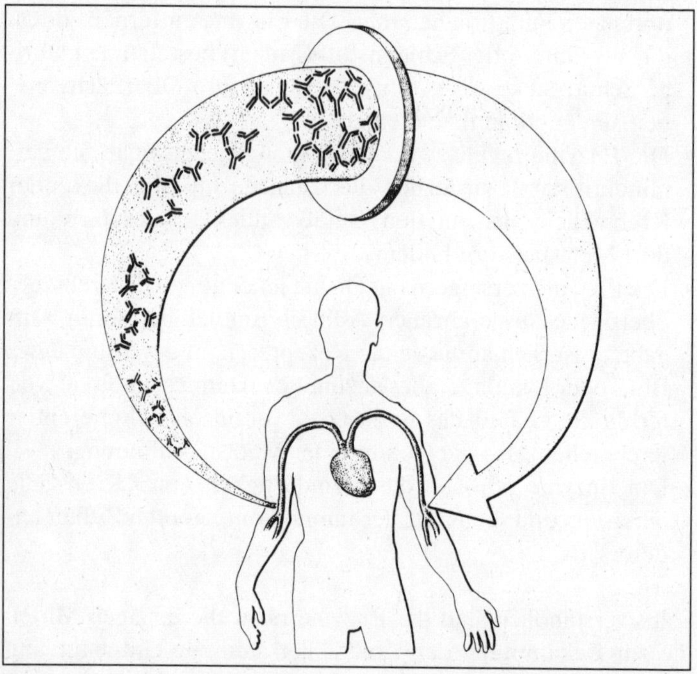

Vereinfachte Darstellung der Plasmapherese: Blut wird entnommen, die Immunkomplexe werden herausgefiltert, das Blut in den Körper zurückgeführt.

per geleitet, sozusagen maschinell von den Immunkomplexen gereinigt und wieder in den Körper zurückgeleitet. Ähnlich funktioniert die Kälteausfällung (Kryopräzipitation), während die Anwendung von Protein A dazu führt, daß sich die Immunkomplexe an dieses besondere Protein binden.

Die Systemische Enzymtherapie ist dagegen in der Lage, jedem Krebspatienten in jedem Stadium seiner Erkrankung eine zusätzliche wirksame Hilfe zu bieten, ohne seinen ohnehin bereits geschwächten Organismus dadurch noch weiter zu belasten, wie das auf den Einsatz der klassischen Säulen der Krebstherapie – Operation, Strahlen- und Chemotherapie – zutrifft.

## Nur ein Beispiel: Brustkrebs

Hier können nicht alle einzelnen Krebsformen und deren enzymunterstützte Behandlung beschrieben werden. Nennen wir stellvertretend nur eine Krebserkrankung.

Viele Frauen, besonders jüngere, leiden unter der Angst vor Brustkrebs, sobald sie plötzlich Gewebsverhärtungen in ihrer Brust ertasten. Man schätzt, daß etwa zwei Millionen Frauen in der Bundesrepublik augenblicklich diesen Zustand kennen und befürchten, sie müßten operiert werden, würden ihre Brust verlieren oder gar an Krebs sterben.

Doch knotige Verhärtungen und schmerzhaft entzündliche Veränderungen der Brust bedeuten noch nicht, daß bereits ein bösartiger Prozeß vorliegt. Oft werden Gewebsproben entnommen – oder sogar etwas voreilig Brustoperationen durchgeführt –, bei denen sich dann herausstellt, daß es sich bei den Knoten eigentlich um gutartige Geschwüre handelt.

Diese gutartigen Knoten werden, wie weitere Studien an der Janker-Klinik in Bonn ergeben haben, in der Regel durch Gabe von zweimal zehn Enzymdragees und zusätzlich 1.000

Milligramm Vitamin E pro Tag innerhalb von wenigen Wochen erfolgreich behandelt. Auf diese Weise gelang es, bei über 90 Prozent der Frauen die gutartigen Knoten oder schmerzhaft entzündlichen Veränderungen in der Brust zum Verschwinden zu bringen. Treten die Beschwerden später erneut auf, so kann durch eine weitere Behandlung mit den Enzymdragees plus Vitamin E wieder ein positives Ergebnis erzielt werden: ein fast harmlos klingendes Rezept, das jedoch ohne Zweifel geeignet ist, viele Frauen von ihrer Angst zu befreien und ihnen möglicherweise eine außerordentlich belastende Behandlung zu ersparen.

Stellt der Arzt allerdings fest, daß es sich tatsächlich um ein Krebsgeschehen handelt, sollte die Patientin dennoch nicht in Panik verfallen. Neue Operationsmethoden mit kosmetisch besseren Ergebnissen sowie der gezielte Einsatz von individuell vorgenommener Strahlentherapie und Chemotherapie haben dem Brustkrebs viel von der furchtbaren Bedrohung nehmen können. Eine Frau stirbt heute mit einer zwölfmal größeren Wahrscheinlichkeit an einer Herz- oder Kreislauferkrankung, an Schlaganfällen oder Erkrankungen der Atemwege als an Brustkrebs.

Das ändert natürlich nichts daran, daß der Brustkrebs noch immer die häufigste Krebserkrankung der Frau ist und eine sehr ernsthafte Bedrohung darstellt. Bei der Behandlung des Krebsleidens sollte alles geschehen, um der Patientin ein möglichst langes beschwerdefreies Leben zu bescheren und ihr eine kosmetische Beeinträchtigung, soweit es möglich ist, zu ersparen.

Die operative Entfernung des Tumors ist zunächst die wichtigste Maßnahme. Danach ist – entsprechend dem Tumorwachstum – der gezielte, begrenzte Einsatz der Strahlen- und Chemotherapie erforderlich. In früheren Jahren kam es bei diesem Behandlungsschema allerdings immer wieder zu unbefriedigenden Resultaten: Es wurden nicht nur zahlreiche Patientinnen durch unnötig radikale Totalamputationen verstümmelt – ebenso wurde bei vielen Operationen zuwenig darauf geachtet, die im Operationsgebiet befindlichen Krebsabsiedelungen an der weiteren Ausbreitung in den Organismus zu hindern. Nur eine äußerst sorgsame, die zu- und ableitenden Gefäße im Operationsgebiet abdichtende Operationstechnik kann dieses Hauptrisiko senken. Denn grundsätzlich ist nicht der Tod durch den Tumor zu befürchten, sondern der Tod durch die danach über Blut- und Lymphbahnen in den Organismus gelangenden Krebsabsiedelungen: die Metastasen.

Der Wiener Chirurg Professor Dr. Ottokar von Rokitansky hat sich seit vielen Jahren bei der Behandlung von Brustkrebs der Beherrschung dieser Risiken gewidmet. Er verfügt über eine ungewöhnlich große Erfahrung und kann Resultate vorweisen, die anderen Ergebnissen bis jetzt noch deutlich überlegen sind. Das liegt nicht nur an der behutsamen und auf das absolut notwendige Ausmaß beschränkten Operationstechnik, sondern auch an der begleitenden Sorge um die Erhaltung der körpereigenen Abwehrkraft.

Bereits ein bis zwei Wochen vor der geplanten Operation injiziert Dr. von Rokitansky in den Tumor und in die Umgebung des Tumors täglich, manchmal sogar mehrmals täglich das besonders bei der Krebsbekämpfung geeignete Enzymgemisch (Wobe-Mugos) und verabreicht es zusätzlich in Form von Tabletten oder Mikroklistieren. Wenn es möglich ist, also beispielsweise keine Schwangerschaft bei der Patientin besteht, erhält die Patientin außerdem das »Antikrebs-Vitamin« A in hoher Dosis, bis zu 200.000 I. E. täglich.

Die erzielten Resultate unterstreichen den Nutzen der Behandlungsform eindrucksvoll. Dr. von Rokitansky veröffentlichte eine Dokumentation über die Ergebnisse bei 305 wegen Brustkrebs operierten Patientinnen, deren Schicksal über zehn Jahre hinweg verfolgt wurde.

Die Zehnjahresüberlebensrate bei Patientinnen mit Brustkrebs des Stadiums I betrug demnach rund 85 Prozent. Bei dem schwereren Stadium II betrug sie immerhin noch über 75 Prozent. Wer die Vergleichszahlen anderer Kliniken kennt, kann ermessen, wie ermutigend diese Ergebnisse sind. Bei dem schwereren Stadium II handelte es sich ausschließlich um Patientinnen, bei denen fast jede bereits mehrere von abgesiedelten Krebszellen befallene Lymphknoten aufwies.

In einer retrolektiven Analyse wertete das IFAG-Institut in Basel den Erfolg der Wobe-Mugos-Therapie beim Mammakarzinom an 2.339 Patientinnen aus 216 Zentren (Kliniken, onkologische Fachpraxen in Deutschland) aus. In diesem im Oktober 1998 vorgelegten Bericht wurde die herkömmliche Therapie (Radio- und Chemotherapie) mit einer adjuvanten Therapie mit Wobe-Mugos verglichen. In der Wobe-Mugos-Gruppe waren die Nebenwirkungen der Radio- und Chemotherapie signifikant vermindert; aber auch die krankheitsbedingten Symptome wurden deutlich verbessert. Es ergaben sich erste Hinweise darauf, daß die rezidiv- und metastasenfreie Zeit und damit die Gesamtüberlebenszeit in der Wobe-Mugos-Gruppe verlängert ist; hier war aber der Beobachtungszeitraum noch zu kurz. Deswegen sind weitere Nachuntersuchungen für Ende 1999 und 2000 geplant. Die Verträglichkeit von Wobe-Mugos war sehr gut, und es wurde über keine Nebenwirkungen berichtet.

Im Februar 1999 konnte die IFAG einen sinngemäßen Bericht zur Therapie des kolorektalen Karzinoms mit Wobe-Mugos vorlegen. Die krankheitsbedingten Symptome wie Appetitlosigkeit, Diarrhöe, Müdigkeit, Depression, Konzentrationsmangel wurden in der Enzymgruppe wirksam verbessert; auch hier verminderten sich die Nebenwirkungen der Chemotherapie deutlich. Am eindrucksvollsten war die signifikante Verlängerung der Überlebenszeit um 3,5 Jahre, die

Sterblichkeit beim kolorektalen Karzinom wurde auf 50 Prozent reduziert. Die Verträglichkeit von Wobe-Mugos war sehr gut, und das Präparat erwies sich als außerordentlich nebenwirkungsarm.

Auf die Möglichkeit, die gefürchtete Folge eines Lymphödems zu verhindern, wurde bereits hingewiesen.

## Mehr Lebensqualität

Zum Schluß sei erwähnt, daß die Enzymtherapie eine weitere wichtige Aufgabe erfüllt, die über die Hilfe im direkten Kampf gegen Krebs hinausgeht. Sie lindert die Symptome, die mit dem Krebsgeschehen auftreten: also das, was in der Medizin als Kachexie und Anergie bezeichnet wird und den Verlust an Lebensqualität durch die eintretende Depression, den Appetitverlust, die Gewichtsabnahme, die völlige Schwäche und lähmende Müdigkeit darstellt.

Das hört sich an, als sei die Enzymtherapie fast eine Alternative zu Bestrahlung und Chemotherapie bei jedem Krebsgeschehen. Das ist sie gewiß nicht. Aber es ist auch klar, daß die auf vielfältige Weise zu nutzende, begleitende Systemische Enzymtherapie einen festen Platz in der Vorbeugung, der Behandlung und ganz besonders in der Nachsorge von Krebserkrankungen hat.

Die enzymtherapeutisch begleitete Krebsbehandlung erfüllt schließlich Bedingungen, die bereits der Nobelpreisträger Paul Ehrlich stellte. Er forderte bei der Krebsentstehung und beim Krebswachstum stets zwei Dinge zu beachten: einmal die Abwehrkraft des Organismus und zum anderen die Bösartigkeit der Geschwulst. Genau diese beiden Faktoren sind es, die bei der Enzymtherapie berücksichtigt werden.

KAPITEL 14

# Viren: Tot oder lebendig

Niemand weiß es genau: Sind Viren tote Materie, oder leben sie? Man könnte behaupten, daß Viren tot sind, da sie keinen Stoffwechsel besitzen und sich nicht allein vermehren können, sondern auf die Hilfe von Wirtszellen angewiesen sind. Man könnte andererseits auch sagen, daß sie »leben«, weil sie in fremde Zellen eindringen, ihren Bauplan zur Herstellung des Virus an eine fremde Zelle abgeben und sie veranlassen, unentwegt Kopien von sich selbst herzustellen, wodurch sie sich fortpflanzen.

Was immer sie sein mögen, diese unvorstellbar kleinen Wesen, die nur mit Hilfe von Elektronenmikroskopen erstmals sichtbar wurden, sind wohl die gefährlichsten Feinde unserer Gesundheit. Kaum zu greifen, kaum zu bremsen, kaum zu entfernen.

Viren dringen ständig von außen in unseren Organismus ein – über die Atemluft, über die Ernährung. Sie sind überall. Und jedes Virus – man sagt »das Virus« und nicht »der Virus« – gehört zu einer bestimmten feindlichen Truppe, die sich jeweils durch eigene Art und Gefährlichkeit auszeichnet.

Es gibt Viren, die von einer Hülle umgeben sind, und Viren ohne Hülle. Es kommt auch darauf an, ob ein Virus seinen genetischen Code als doppelsträngige DNA in sich trägt (DNA-Virus) oder einen einzelnen genetischen Strang, den man RNA (RNA-Virus) nennt und der erst in der gewählten Wirtszelle zur eigentlichen DNA kopiert werden muß.

Jedes Virus sucht in unserem Organismus immer nach einem bestimmten Typ Körperzelle, in die es eindringen will. Dazu besitzt das Virus auf der Oberfläche sozusagen Prüfgeräte, mit denen es ständig die Oberfläche der Zellen kontrolliert, an denen es gerade vorbeigeschleust wird. Es kann sich dabei um die auf der Zelloberfläche befindlichen Adhäsionsmoleküle handeln oder um andere Strukturen und Merkmale, die wir zum Teil noch nicht enträtselt haben.

Hat ein Virus in unserem Organismus eine zu ihm passende Wirtszelle entdeckt, dockt es an dieser an und verschmilzt quasi mit der Außenhaut unserer Zelle, durchdringt sie und übergibt in der Zelle den Bauplan seines genetischen Codes an den DNA-Code.

Das Virus sucht nur nach Zellen, die dazu in der Lage sind, etwas herzustellen, die also eine kleine Fabrik zur Bildung anderer Substanzen sind. Knochenzellen können das zum Beispiel nicht. Es gibt also auch kein Virus, das nach Knochenzellen sucht, weil sich dort keine Anlage befindet, die einen übergebenen Bauplan aufnehmen und die geforderte Substanz produzieren kann. Schleimhautzellen hingegen sind für Viren ideale Landeplätze, was wir daran bemerken, daß sie dann unentwegt Grippeviren herstellen. Auch Nierenzellen und Leberzellen sind ungemein aktive Fabriken, die von jeweils darauf spezialisierten Viren heimgesucht und dazu gebracht werden, statt der eigentlich vorgesehenen Fabrikation den übergebenen fremden Bauplan zur Herstellung des Virus zu befolgen.

Die wie von einem bösartigen Piraten gekaperte Wirtszelle produziert unentwegt neue Piraten und geht daran zugrunde. Sie stirbt und entläßt die Schar der neugebildeten Piraten, die nun ebenfalls auf die Jagd gehen, um ihrerseits wiederum eine passende Wirtszelle zu finden, sie zu kapern und bis zu ihrem Untergang zu mißbrauchen.

Je nach Art des Virus kann es auf diese Weise zu einer virusbedingten Krankheit bei dem betroffenen Menschen, Tier oder einer betroffenen Pflanze kommen. Bei uns Menschen kann das – um nur einige zu nennen – Pocken, Masern, Kinderlähmung, Tollwut, Mumps, Röteln, Hepatitis sowie Aids oder der ganz gewöhnliche Schnupfen sein.

Um gegen Viruskrankheiten vorzugehen, hat die Medizin viele Möglichkeiten parat und auf manchen Gebieten dabei sogar großartige Erfolge erzielt, etwa durch Schutzimpfungen. Aber von der sicheren Beherrschung all dieser Krankheiten sind wir weit entfernt.

Denn Viren finden immer neue Wege, um sich der Zerstörung zu entziehen. Sie entwickeln raffinierte Strategien, verändern ihr Aussehen, stürzen sich auf neue Ziele. Wir sind bei der Bekämpfung der Viren deshalb wieder einmal in hohem Maße abhängig von der Qualität unseres Immunsystems, das in der Lage sein muß, auf jede neue Bedrohung in der richtigen Art und Stärke zu reagieren.

Da erwiesen ist, daß die Qualität unseres Immunsystems in engem Zusammenhang mit der Qualität der Enzymversorgung steht, war schon relativ früh erkennbar, daß die Systemische Enzymtherapie auch bei Viruskrankheiten eine positive Wirkung ausüben kann.

## Von der Milchkuh bis zur Orchidee

Professor Max Wolf kam auf die Idee, Enzyme gegen Viren einzusetzen, als er nach dem Zweiten Weltkrieg in Florida eine Rinderfarm besuchte und Milchkühe behandelte, die an Papillomatose litten: an gutartigen, bis zu faustgroßen Tumoren auf der Haut. Er spritzte damals ein Enzymgemisch in die Haut der Kühe, das noch nicht ganz so ausgereift war, wie es bei den heute genutzten Enzymgemischen der Fall ist – direkt in die Umgebung der Tumoren. Nach wenigen Tagen fielen die Tumore ab, die Kühe gesundeten.

Max Wolf wußte, daß die Papillomatose von einem bestimmten Virus verursacht wird, und schloß daraus, daß die Enzyme die Viren unschädlich gemacht haben müßten. Er vermutete – die moderne Immunologie befand sich damals noch im Anfangsstadium –, die Enzyme hätten die aus Eiweiß bestehenden »Füße« der Viren aufgelöst, mit denen sie sich an der Wirtszelle anheften. Das hätte es den Viren unmöglich gemacht, in die Wirtszelle einzudringen und sie zur Herstellung von exakten Kopien zu zwingen.

Wolf setzte die Enzyme daraufhin auch bei Pflanzen ein, die von Viren befallen waren. Er übertrug das Tabakmosaik-Virus auf Bohnenpflanzen. Alle Bohnenpflanzen, die keine Enzyme erhalten hatten, wurden infiziert. Die zuvor mit den Enzymen versorgten Bohnenpflanzen überstanden jedoch die Überimpfung mit den Viren ohne Schaden oder zeigten nur eine schwache Reaktion. Ähnlich gelang es, wertvolle Orchideen, die bei einem Züchter restlos von einem Virus befallen waren, von der Krankheit zu befreien.

Obwohl es eigentlich möglich wäre, mit den für uns Menschen gedachten Enzymen auch kranke Pflanzen zu behandeln, wird wohl kaum ein Botaniker diese Methode in der Praxis einsetzen. Doch immer mehr Tierärzte erkennen, daß sie Dank der Enzymtherapie auf recht einfache Weise mit einigen Tierkrankheiten fertig werden konnten, bei denen sie bislang ratlos gewesen waren. Es war dabei für sie weniger interessant, warum und wie das funktionierte, für sie war allein entscheidend, daß es funktionierte.

Sie verwendeten wie Professor Wolf derartige Enzymgemische zunächst gegen die Rinderpapillomatose. Dann kamen andere Tierärzte auf die Idee, auch den virusbedingten Pferdehusten damit zu behandeln, der bei wertvollen Rennpferden so gefürchtet ist. Und sie hatten damit ebenfalls Erfolg.

Als Meldungen aus dem afrikanischen Tschad drangen, dort würde sich eine grassierende Pockeninfektion bei Kamelen zu einer Katastrophe für die Volkswirtschaft entwickeln, fuhr der deutsche Tierarzt Dr. Dunkel in den Tschad und sorgte dafür, daß die infizierten Kamele mit Wobe-Mugos behandelt wurden. So bekam man die Virusinfektion der Kamele, die der menschlichen Pockeninfektion sehr ähnelt, in relativ kurzer Zeit in den Griff. Im Tschad untersuchte Dr. Dunkel übrigens zugleich die Enzymwirkung auf die virusbedingte Hühnerleukämie. Es zeigte sich, daß man die Hühnerleukämie auf diese Weise erfolgreich bekämpfen kann, die Kosten für die Behandlung waren aber höher als der Wert der betroffenen Hühner.

## Fast jeder Mensch hat Herpes – und das für immer

Die Erfahrungen der Tierärzte ermutigten schließlich einige vorurteilslose Humanmediziner, auch beim Menschen die Behandlung von Virusinfektionen mit Enzymen zu untersuchen.

Die Virusinfektion, die sich dazu besonders eignete, war die Infektion mit Herpes-Viren. Epidemiologen haben errechnet, daß bereits 90 Prozent der Bevölkerung in Europa und Amerika mit mindestens einer der sechs Grundformen von Herpes-Viren durchseucht sind – mit Viren, die wohl für immer im Organismus verbleiben.

Das Teuflische an diesen Viren ist: Nach der ersten Ansteckung wird das Herpes-Virus nicht völlig ausgeschieden, sondern bleibt – in irgendwelchen Nischen des Organismus wie im Winterschlaf versteckt – in unserem Körper.

Auch andere Viren verbleiben zum Teil in der Wirtszelle, lassen sie am Leben und geben der Wirtszelle bei der normalen Teilung lediglich den eigenen Code mit. So besitzen wir in unserem Organismus nach und nach immer mehr Zellen, in denen schlafend der Fremdcode ruht. Unter bestimmten Bedingungen wieder aufgeweckt und zu neuer Aktivität angeregt, löst das Virus ein erneutes und diesmal noch heftigeres Aufflackern einer Viruserkrankung aus.

Indem das Virus stärkere Zellveränderungen bewirkt, können Krebszellen entstehen. So vermutet man beispielsweise, daß ein als Herpes-simplex-Virus Typ II bezeichnetes Virus ein potentieller Krebserzeuger ist, der mit Gebärmutterhalskrebs in Verbindung gebracht werden kann.

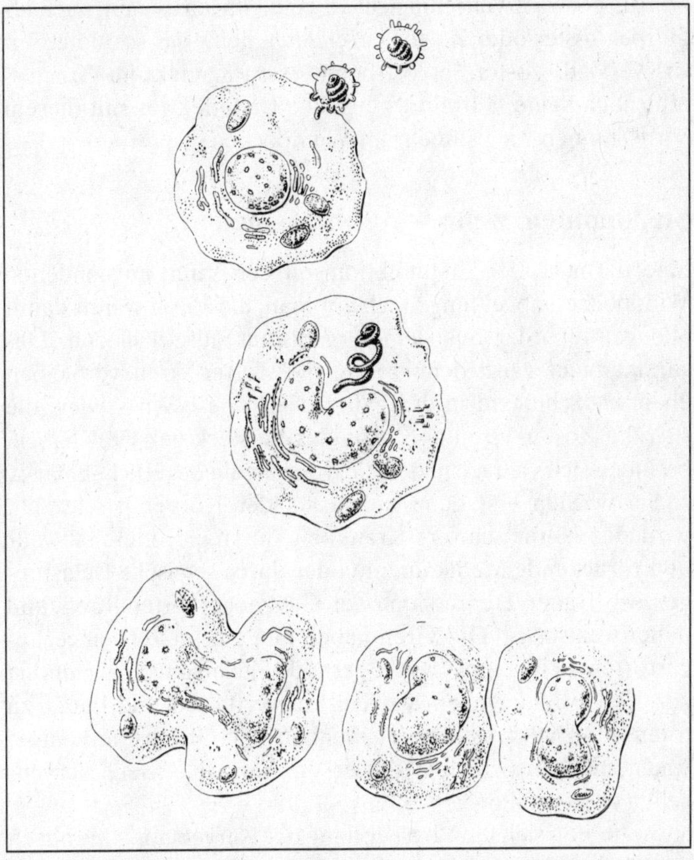

Ein Virus dringt in eine Körperzelle ein und verändert diese in der Weise, daß sie zur sich teilenden Krebszelle entartet.

Die eigentliche Erstinfektion mit Herpes-Viren tritt oft wie ein grippaler Infekt oder eine andere leichtere Gesundheitsstörung auf, die nach einiger Zeit wieder vergeht. Man hofft, die Krankheit überwunden zu haben. Doch das kann ein Irrtum sein.

Tritt beim »Zweitschlag« etwa eine Gürtelrose auf, auch als Herpes zoster oder Zoster bezeichnet, heißt das schuldige Virus Varicella zoster. Es löst beim ersten Kontakt im Organismus noch keine Gürtelrose aus: Die Erstinfektion mit diesem Virus kennen wir vielmehr als Windpocken.

## Sie kommen, wenn wir wehrlos sind

Sind die nach der Erstinfektion mit den Viren entstandenen Windpocken abgeklungen, glaubt man, die Viren wären damit alle getötet oder aus dem Organismus ausgeschieden. Das stimmt nicht ganz, denn zahlreiche Zoster-Viren verbleiben eben wie schlafend in den Wirtszellen. Diese Wirtszellen, die sich die Zoster-Viren als passendes Versteck gekapert haben, befinden sich vielfach in den Nervenwurzeln des Rückenmarks.

Sie wachen erst dann auf, wenn der Körper geschwächt wird, durch eine schwere Krankheit, durch die Immunabwehr unterdrückende Medikamente oder durch seelische Belastungen wie Trauer, Depression oder nicht abgeführten Streß, und daher wehrlos ist. Die Viren haben nun eine gute Chance, ungestört in zu ihnen passende, gesunde Zellen einzudringen, sie zur Kopie der eigenen Struktur zu verführen und damit zu töten. Plötzlich treten sie massenhaft auf: Gleichzeitig aufgewacht, machen sich viele Zoster-Viren daran, unsere Nervenzellen zu überfallen.

So breiten sich die Viren entlang der Nerven aus – bis hin zu den Nervenfasern, die in der Haut enden. Dort kommt es durch die Reaktion des alarmierten Immunsystems zur Entzündung, zur typischen Bläschenbildung, zu Pusteln und Schmerzen. Über die Nerven wird zudem der gesamte Organismus in Mitleidenschaft gezogen.

Häufig ist das Immunsystem überfordert: Die Gürtelrose bricht ja in der Regel gerade dann aus, wenn der Organismus nicht im Vollbesitz seiner Kräfte ist. Zusätzlich ist es nun aufgerufen, mit dieser Bedrohung durch die Zoster-Viren fertig zu werden.

Das Immunsystem verfügt allerdings über eine Hilfe: Es kennt die Zoster-Viren bereits durch die vielleicht viele Jahre zurückliegende Erstinfektion, die möglicherweise in der Kindheit zu Windpocken führte. Damals hat das Immunsystem sicherlich gut funktioniert, indem es sich mit Hilfe der Makrophagen, jener mit unglaublichen Fähigkeiten ausgestatteten Riesenfreßzellen, auf die von den Viren besetzten und damit verfremdeten Wirtszellen stürzte. Über die Anwesenheit der Viren informierte Immunzellen haben auch dafür gesorgt, daß reichlich Antikörper gebildet wurden, die sich an die Kennzeichen dieser Viren anheften, also an deren Antigene.

Nochmals zur Erinnerung: Wenn sich Antikörper an feindliche Antigene binden, entsteht ein Immunkomplex. Die an den Feind angehefteten Antikörper locken Makrophagen oder aber das zum Töten lizenzierte enzymatische Komplementsystem herbei. Der Immunkomplex wird aufgelöst, die Trümmer werden abtransportiert. Die Gefahr ist beseitigt.

Im Organismus verbleiben danach einige Gedächtniszellen, die den genauen Bauplan zur Herstellung der gegen die speziellen feindlichen Antigene gerichteten Antikörper enthalten. Werden irgendwann einmal die speziellen Antigene wieder im Organismus entdeckt, so können die Gedächtniszellen sofort mit der Produktion der passenden Antikörper beginnen.

Sie sind also auch da, um gegen die plötzlich massenhaft erneut auftauchenden Zoster-Viren anzutreten.

## Wie kann man Gürtelrose erfolgreich behandeln?

Vor gut 15 Jahren war in wissenschaftlichen Arbeiten über die Behandlung des Zoster noch ziemlich übereinstimmend zu lesen: Es gibt keine wirksame Behandlung der Ursache dieser Erkrankung. Um die Symptome zu bekämpfen und nicht ganz tatenlos dazustehen, bestrich man damals die Bläschen mit kortisonhaltigen Salben und verordnete Vitamin B12 oder Gammaglobuline. Es war den Ärzten klar, daß dies im Grunde nicht viel helfen würde. Man müsse eben geduldig abwarten, bis der Zoster von allein wieder verschwindet. Denn nach zwei oder drei Wochen heilt solch eine Gürtelrose normalerweise von allein wieder ab und wird vergessen.

Unter Umständen stellt sich allerdings die Postzosterneuralgie, besonders bei älteren Menschen, als Folge der Gürtelrose ein, die sich oft in jahrelangen oder sogar lebenslangen sehr quälenden Nervenschmerzen äußert und medizinisch schlecht zu beeinflussen ist.

Viele Ärzte wissen bereits seit mehr als 25 Jahren, daß die Systemische Enzymtherapie eine erfolgreiche Maßnahme gegen den leichten bis mittelschweren Zoster und besonders gegen die drohende Postzosterneuralgie ist, falls sie rechtzeitig und massiv eingesetzt wird.

In zahlreichen Untersuchungen wurde diese Wirkung geprüft. Es zeigte sich, daß Enzymgemische wie etwa das allgemein antiviral eingesetzte Wobe-Mugos tatsächlich in der Lage sind, eine frische Zosterinfektion sehr rasch zum Abklingen zu bringen.

Einer der ersten Ärzte, der diese Hilfe nutzte, war Dr. Dorrer vom Krankenhaus Prien am Chiemsee, der 1964 erstmals das Enzymgemisch Wobe-Mugos bei 24 Patienten mit Gürtelrose angewendet hat. Das erstaunliche Ergebnis: Wurde die Enzymbehandlung sofort nach Auftreten der ersten Bläschen, also innerhalb von drei Tagen, massiv eingesetzt, verschwanden die Schmerzen, und die Bläschen verkrusteten viel rascher, als es normalerweise der Fall ist. Noch wichtiger war, daß es bei keinem Patienten im Anschluß zu der gefürchteten Postzosterneuralgie kam – jener äußerst schmerzhaften Komplikation, deren Behandlung so selten erfolgreich verläuft und die manche verzweifelte Menschen in den Selbstmord getrieben hat.

Die Veröffentlichung der Erfolge von Dr. Dorrer nahmen andere Ärzte zum Anlaß, seinem Beispiel zu folgen. Große Erfahrung auf diesem Gebiet sammelte danach Dr. Bartsch, Chefarzt des Waldsanatoriums Urbachtal, einer Krebsnachsorgeklinik mit 200 Betten. Für ihn war die Behandlung des Zoster ein besonders dringliches Problem, weil neben der Verbindung Krebs und Thrombose auch eine enge Verbindung zwischen Krebs und Zoster besteht. In einer vergleichenden Studie im Jahr 1968 behandelte er eine Gruppe von Krebspatienten, die an Zoster litten, mit hohen Dosen des Enzymgemisches, eine zweite Gruppe dagegen mit den damals üblicherweise zur Verfügung stehenden Mitteln.

Nach der Behandlung von insgesamt 23 Patienten brach Dr. Bartsch die Studie aus ethischen Gründen ab. Er konnte es nicht verantworten, weiterhin Patienten auf die bisher übliche Weise zu behandeln, da sich die Überlegenheit der Enzymtherapie bereits eindeutig gezeigt hatte.

Daraufhin wurden in der Klinik mehrere hundert Zosterpatienten enzymtherapeutisch mit Erfolg behandelt. Die späteren Veröffentlichungen von Dr. Bartsch bestätigten die ersten Ergebnisse. Sein Fazit: »Zur Zeit halten wir die Therapie des Herpes zoster mit proteolytischen Enzymen für die wirkungsvollste, nachwirkungsfreieste und optimalste Therapie.«

Mittlerweile wurde ein anderes antivirales Medikament entdeckt. Es folgte ein Siegeszug in der Medizin, der fast an den von Aspirin erinnert. Das Medikament enthält Aciclovir. Mit dem von einem Pharmariesen hergestellten und weltweit vermarkteten Aciclovir wurde von nun an so gut wie jeder Patient behandelt, der an Herpes zoster litt. Mit gutem Erfolg.

Seitdem stehen dem Arzt zwei Möglichkeiten zur Verfügung, gegen Zoster vorzugehen: Enzympräparate wie Wobe-Mugos oder aber Aciclovirpräparate. Um zu untersuchen, ob eines der beiden Präparate dem anderen überlegen ist, wurden unter anderem auch von der Medizinischen Enzymforschungsgesellschaft mehrere vergleichende Studien in Auftrag gegeben.

Man verfolgte die Behandlungsergebnisse von Zosterpatienten, die entweder das Wobe-Mugos oder das Aciclovirpräparat Zovirax erhalten hatten. 1993 veröffentlichte Dr. Michael-W. Kleine, Planegg, das Ergebnis einer doppelblinden, kontrollierten und multizentrischen Studie. Die Auswertung von insgesamt 96 Zosterpatienten zeigte keinerlei Unterschied im Erfolg der beiden Behandlungsweisen. Die Linderung der Schmerzen, die Verkrustung und Abheilung der Bläschen erfolgte in beiden Gruppen in gleicher Weise und Zeit. Das aus natürlichen Substanzen gewonnene Enzymgemisch erwies sich demnach als dem chemischen Aciclovirpräparat absolut ebenbürtig.

Nachfolgend wurden immer wieder ähnliche vergleichende Studien unternommen – mit dem gleichen Ergebnis: Das Enzymgemisch und das Aciclovir sind tatsächlich beim Zoster gleich erfolgreich. Der entscheidende Unterschied, der für die Enzyme spricht, ist deren bessere Verträglichkeit.

Wichtig ist auch die Erkenntnis, daß bei rechtzeitiger Gabe von Enzymen das spätere Auftreten der Postzosterneuralgie mit den unerträglichen chronischen Schmerzzuständen verhindert wird, indem die Enzyme eine Fibrose (Gewebsvernarbung) entlang der Nervenzellen durch die Hemmung von TGF-β unterbinden. Der Druck auf die Nerven und damit die Gefahr der Postzosterneuralgie werden verringert.

## Hilfe gegen Aids – das gleiche Prinzip?

Eine große Bedrohung geht immer noch von der heute am meisten gefürchteten Virusinfektion aus, von Aids. Tatsächlich fallen gewisse Parallelen zwischen Aids und Zoster auf. Auch bei Aids kommt es zunächst zu einer eher als harmlos empfundenen Erstinfektion mit Viren und oft erst viele Jahre später zum schwerwiegenden Zweitschlag.

Der von Aidsviren infizierte Mensch verspürt meist lediglich eine grippeähnliche Krankheit mit leichtem Fieber und allgemeinem Schwächegefühl. Viele Infizierte halten das für eine unbedeutende Episode und vergessen deshalb die Beschwerden wieder, die normalerweise bald abklingen. Die erste Phase des von Aidsviren befallenen Patienten entspricht demnach dem Auftreten der Windpocken des von Zoster-Viren befallenen Patienten.

Im Organismus des mit Aidsviren infizierten Patienten werden Antikörper gegen das HI-Virus gebildet. Sie sind im Blut nachzuweisen und wichtig für die Diagnostik. Sind die Antikörper vorhanden, dann ist der Mensch HIV-positiv, was nicht bedeutet, daß er bereits aidskrank ist.

Die Aidsviren haben sich als Wirtszelle vorzugsweise ausgerechnet eine Immunzelle ausgesucht: die T4-Helferzelle, die eine wichtige Rolle innerhalb der körpereigenen Abwehr spielt. Nach der Erstinfektion mit Aidsviren kommt es zwar zur Vernichtung der meisten Viren, aber einige überleben doch. Sie nisten sich hauptsächlich in den T4-Helferzellen ein und warten auf ihre Chance.

Oft vergehen viele Jahre, ehe die im Körper verbliebenen, auf eine günstige Gelegenheit wartenden HI-Viren durch eine Belastung des Immunsystems aktiviert werden und damit einen Krankheitsverlauf in Gang setzen, der schließlich zum Krankheitsbild Aids führt.

Ein derartiger Auslöser kann beispielsweise die Gabe von immunsuppressiven Medikamenten sein, die unsere körpereigene Abwehr unterdrücken. Wer bedenkt, wie stark das Schicksal des HIV-Positiven von der Abwehrkraft des eigenen Körpers gegenüber dem zu erwartenden Angriff der Aidsviren abhängt, wird sich darum nicht mit der Forderung anfreunden können, abwehrschwächende Medikamente sogar schon im Zwischenstadium einzusetzen, also bereits vor Ausbruch der vollen Aids-Symptomatik.

Erwachen die in den T4-Helferzellen versteckten Aidsviren zur Aktivität, kommt es plötzlich zur starken Überschwemmung mit Viren und Viruspartikeln und damit zur Überforderung der Immunzellen.

Lange Zeit hat man angenommen, Aidsviren würden das Immunsystem lahmlegen und damit das Schicksal des Patienten besiegeln: weil die Viren in die T4-Helferzellen eindringen, sich dort vermehren und diese Immunzellen umbringen. Nun weiß man, daß in der Regel lediglich etwa eine von 10.000 T4-Helferzellen mit dem Aidsvirus infiziert ist.

Entscheidend aber für das Schicksal des Patienten ist, daß die hyperaktiven Immunzellen nicht in der Lage sind, sich gegen die ungeheure Menge an zugleich gebildeten Immunkomplexen zu wehren, wodurch das Immunsystem blockiert wird.

Nichtaufgelöste Immunkomplexe lagern sich an die Helferzellen an, alarmieren dabei die für das Töten zuständige Komplementkaskade und vernichten somit die eigenen Immunzellen.

Das Immunsystem verliert somit nach und nach seine Funktionsfähigkeit. Der Patient wird Opfer der nächsten auftretenden Infektion, es kommt schließlich zu vollausgebildetem Aids: zur totalen Schwächung, die häufig zum Tod führt.

## Nur nicht schwach werden

Weitere Fehlregulationen des Immunsystems HIV-positiver Patienten tragen zum Zusammenbruch der körpereigenen Abwehr und damit zur Wehrlosigkeit gegenüber nachfolgenden Infektionen bei. Die Behandlung von HIV-Positiven und Aidspatienten mit enzymtherapeutischen Mitteln kann eine sinnvolle begleitende Maßnahme sein. In Kliniken der Bundesrepublik, in Amerika und Frankreich sowie in zahlreichen ärztlichen Praxen wird dieses Prinzip zusätzlich bei der Behandlung von Aidsvirusinfektionen angewendet.

Vor allem bei den Patienten mit Vorstufen der Aidserkrankung (LAS und ARC) kommt es zu einer Besserung der Symptomatik. Das gilt für neurologische Beschwerden, das Konzentrationsvermögen und Depressionen, aber auch für das Auftreten von Husten, Atemnot, genereller Schwäche, Appetitlosigkeit, Gewichtsverlust, Durchfall, gestörtem Sehvermögen, Fieber und Gehbeschwerden.

Die Verbesserung des Allgemeinzustandes korreliert mit bestimmten Blutwerten – etwa der Blutsenkungsgeschwindigkeit, der Zahl der Erythrozyten und Lymphozyten. Auch die Zahl der intakten T4-Helferzellen stieg nach dieser Therapie geringfügig bei denjenigen Patienten an, deren Helferzellen noch bei über 250 lagen.

Die in den vergangenen Jahren von der Medizinischen Enzymforschungsgesellschaft konzipierten und betreuten kontrollierten klinischen Studien lassen folgende Schlüsse zu:

1. Die Frühstadien der HIV-Erkrankung werden durch die Enzymbehandlung in ihrem Fortschreiten gehemmt. Den Patienten geht es symptomatisch wesentlich besser.
2. Bei HIV-positiven Menschen kann durch die Enzymbehandlung der Krankheitsbeginn verzögert werden. Sollte

sich herausstellen, daß eine solche langfristige Verhinderung immer wieder möglich ist, demnach also die Gesundheit langzeitig erhalten werden kann, käme dies symptomatisch einer Heilung nahe.

3. Bei einer geringgradigen Verringerung der Helferzellen kann die Enzymbehandlung zu einer Erholung der Helferzellen führen.
4. Das Auftreten von Infektionskrankheiten, vielleicht auch von bösartigen Erkrankungen, kann durch die gesteigerte Makrophagenaktivität und die verbesserte Helferzellentätigkeit ganz oder teilweise verhindert werden.

In vielen Ländern wurde an Universitäten und Kliniken durch Studien bestätigt, daß die Enzymtherapie durch die Mobilisierung und Auflösung zellgebundener Immunkomplexe sowie andere positive Reaktionen in der Lage ist, zumindest in den Vorstadien – also vor dem Ausbruch der eigentlichen Aidserkrankung – wertvolle Dienste zu leisten. Immer mehr Ärzte nehmen die jüngsten Forschungsergebnisse zur Kenntnis, wonach auch aufgrund der Senkung der TGF-β-Werte und Verminderung der TNF-Rezeptoren durch die Enzymtherapie die körpereigene Abwehr gegen die HIV-Erkrankung gesteigert wird.

## Die neue Bedrohung

Die Gefährdung durch Aidsviren ist leider nicht die einzige neue Bedrohung, der wir weltweit ausgesetzt sind. Kaum ein Jahr vergeht, in dem nicht eine bislang kaum beachtete oder zuvor völlig unbekannte Art von Viren auftaucht und unser Immunsystem vor gewaltige Aufgaben stellt, für die es keine Lösung zu geben scheint. Tödliche Viren aus Afrika, aus den Elendsvierteln Indiens oder Südamerikas lassen Visionen entstehen von einem erneuten furchtbaren Siegeszug der Seuchen, die wir längst überwunden glaubten: Sogar Pest und Cholera fordern wieder manches Opfer.

Meldungen über derartige Viren – etwa das Ebola-Virus – erregen die Öffentlichkeit. Es gibt auch andere Viren, die uns neuerdings immer stärker bedrohen. Millionen Menschen sind bei uns bereits damit infiziert.

Zunächst unbemerkt, unbeachtet schleichen die Viren sich in den Organismus ein und suchen sich ihre speziellen Wirtszellen, in die sie ihren genetischen Bauplan abgeben, um von sich selbst Kopien herstellen zu lassen: die Organgewebszellen der Leber (Leberparenchym). Die von derartigen Viren befallene Leber entzündet sich, es kommt zu Hepatitis.

Hepatitis wird wegen ihrer zu Beginn scheinbaren Harmlosigkeit häufig zunächst nicht erkannt. Man fühlt sich allgemein schwach, hat vielleicht leichtes Fieber, keinen Appetit, mag bestimmte Speisen oder Getränke nicht, hat Magen-Darm-Beschwerden oder rheumatische Beschwerden – wie bei einer leichten Grippe oder einem verdorbenen Magen. Nach und nach vergehen die Krankheitssymptome und nach einigen Wochen ist die Episode vergessen, wenn es nicht zu einer Gelbsucht (Ikterus) kommt, einem äußerlich erkennbaren Zeichen, das unter Umständen auf eine Hepatitis hinweist. Die Gelbsucht tritt jedoch nur etwa bei jeder zweiten Hepatitis-Infektion auf.

Akute Hepatitis-Infektionen können – wenn die Viren in einigen Wirtszellen sozusagen übernachten und auf eine neue Welle der Aktivität warten – nach einigen Wochen oder auch Monaten erneut aktiv werden und dann zu ernsthafteren Beschwerden führen. Bisweilen bleibt der von den Viren befallene Patient lebenslang lediglich stummer Virusträger. Man kann sein Leben lang Hepatitis-Viren in der Leber beherbergen, ohne jemals etwas davon zu spüren. Immerhin sind etwa

20 Prozent der afrikanischen und südostasiatischen Bevölkerung derartige ständige Virusträger.

Es gibt aber auch Verlaufsformen, die so rasch voranschreiten (fulminante Hepatitis), daß es nach wenigen Tagen zum Tod durch Leberzerfall kommt. Folgen einer Hepatitis können Leberkrebs oder eine der zahlreichen Autoimmunerkrankungen sein.

Das Verwirrende bei einer Hepatitis ist also ihr uneinheitliches Erscheinungsbild. Es gibt kaum einen klaren Anhaltspunkt, wie sich die Krankheit entwickeln wird. Das hängt von vielen Faktoren ab, etwa vom gesamten Gesundheitszustand, von der Hygiene, der Berührung mit bestimmten Bevölkerungsgruppen, vom Aufenthalt in bestimmten Ländern und anderen Dingen.

## Das ABC der Hepatitis-Viren

Beim Auftreten einer Hepatitis ist es zunächst wichtig festzustellen, um welches Virus es sich handelt, das die Hepatitis ausgelöst hat. Denn die Wissenschaft ist seit rund 30 Jahren diesen Viren genauer auf der Spur und entdeckt dabei immer neue Unterarten.

Es begann mit der Bestimmung von Hepatitis-A-Viren (HAV), die hauptsächlich über die Nahrung, über infizierten Stuhl oder Urin in den Organismus gelangen können. Manche Hepatitis-A-Patienten bringen diese Viren auch als unerwünschtes Souvenir von Urlaubsreisen in warme Länder mit.

Hinzu kamen die Hepatitis-B-Viren, die hauptsächlich über eine Bluttransfusion in den Organismus dringen. Medizinisches Personal ist dementsprechend gefährdet, aber auch Dialysepatienten, Drogenabhängige und Personen mit häufig wechselndem Sexualpartner sowie Familienangehörige von Hepatitis-Patienten können mit dem Typ B infiziert werden.

Schließlich fand man verschiedene Hepatitis-Viren, die weder zu A noch zu B gehören und die man deshalb zusammenfassend als Non-A-Non-B-Hepatitis-Viren bezeichnete. Ein Virus aus dieser Gruppe, die laufend das Alphabet der Virusarten vervollständigt, hat dabei eine Bedeutung erlangt, die es zu einer Bedrohung der Gesamtbevölkerung macht: das Hepatitis-C-Virus (HCV).

Zunächst nahm man an, HCV würde lediglich durch Bluttransfusionen oder Injektionen in den Organismus gelangen und damit in die Leber eindringen. Diese Annahme stellte sich mittlerweile als falsch heraus, denn beispielsweise über Speichel, aber wohl auch durch Geschlechtsverkehr oder anderen engen Kontakt mit Virusträgern kann es übertragen werden. Noch sind längst nicht alle Übertragungswege erforscht.

Immer deutlicher wird, daß die in einigen asiatischen und afrikanischen Ländern bereits bestehende weitgehende Durchseuchung mit Hepatitis-C-Viren nunmehr auch in Europa zu erwarten ist. Die Alarmsignale müßten deshalb viel deutlicher blinken, und wir sollten genauer darüber informiert sein, daß sich auch bei uns mit jedem Tag mehr Menschen mit diesen Viren infizieren. In Deutschland gibt es bereits mehr als 800.000 HCV-infizierte Menschen, die meist nichts von ihrem Zustand ahnen.

Aber was sollen wir tun?

## Sind wir wehrlos?

Hepatitis A ist relativ problemlos zu behandeln. Schonung, Stärkung und Geduld, so raten die meisten Ärzte, sollten genügen, um die Attacke dieser Viren (HAV) zu überstehen. Nach zwei, drei Wochen ist man wieder gesund. Und im Gegensatz zu den Hepatitis-Viren B und C verbleiben die Viren auch nicht im Körper; der Patient läuft also nicht Gefahr, chronischer Virusträger der HAV zu werden.

Gegen die Hepatitis B kann man sich schützen, indem man sich impfen läßt. Dazu benutzt der Arzt Teile der Virushülle des HBV, die kein genetisches Material enthält und auch nicht infektiös ist – also ein für uns gesundheitlich nicht schädigender Bestandteil des HBV, der trotzdem eine starke Antwort des Immunsystems auslöst, wodurch bei einer späteren Infektion mit HBV bereits eine schlagkräftige Truppe bereitsteht, um den neuen Viren sofort die Chance zu nehmen, sich in den Lebergewebszellen auszubreiten. An einem Impfstoff gegen das Hepatitis-C-Virus (HCV) wird eifrig gearbeitet, er ist jedoch noch nicht ausgereift.

Ein weiterer Schutz wird angestrebt, indem Blutbanken das Spenderblut auf HBV und HCV untersuchen, um den Infektionsweg über eine Bluttransfusion möglichst zu unterbinden. Die Sicherung vor virenbefallenem Spenderblut funktioniert mittlerweile weitgehend, absolute Virenfreiheit kann jedoch nicht garantiert werden.

Die akute Hepatitis geht häufig in eine chronische Hepatitis über, wenn die Infektion länger als sechs Monate besteht. Bei jedem zweiten an Hepatitis C erkrankten Patient entwickelt sich diese chronische Form, eine schwerwiegende Erkrankung, der man in der Medizin bis jetzt nur unvollkommen begegnen kann.

Es hat nicht an Versuchen gefehlt, den Virenbefall einzudämmen und die fortschreitende Zerstörung der Leber aufzuhalten. Kortisonhaltige Medikamente brachten keine zufriedenstellenden Erfolge. Was immer auf dem pharmazeutischen Markt an Mitteln eine antivirale Wirkung versprach, wurde ausprobiert und meist als wenig hilfreich aufgegeben.

Ausgenommen einiger weniger Medikamente, die – ähnlich wie das gegen Zoster-Viren eingesetzte Aciclovir – zu den sogenannten Nukleosidanaloga zählen. Gegen das HBV setzt man Famciclovir ein. Es hemmt tatsächlich das Virus, allerdings nur so lange, wie das Mittel genommen wird. Nach dem Absetzen sind die Viren wieder aktiv. Und auch während der Einnahme des Mittels melden sich Viren, die sich aus den HBV als Mutanten gebildet haben, ihnen also zumindest ähneln. Die Therapie mit Famciclovir hat noch dazu deutliche Nebenwirkungen.

Gegen HCV wird auch Ribavirin eingesetzt, das vergleichbar wie Famciclovir wirkt und ebenfalls zu Nebenwirkungen führt, unter anderem zu Anämien. Auch hier flammt die Infektion häufig wieder auf. Außerdem ist die Behandlung mit Medikamenten wie Ribavirin mit hohen Kosten verbunden.

Heute gilt als etabliertes Verfahren zur Behandlung einer chronischen Hepatitis B oder C die Injektion eines Botenstoffes der Zellen, also eines Zytokins: $\alpha$-Interferon. Dem an chronischer Hepatitis leidenden Patienten wird als Standardtherapie demnach zwischen drei und zwölf Monate lang $\alpha$-Interferon unter die Haut gespritzt.

Bei jedem dritten bis vierten Patienten, der an chronischer Hepatitis B leidet, normalisieren sich danach die Leberfunktionswerte. Diese Normalisierung bleibt jedoch nur bei 20 Prozent aller an chronischer Hepatitis-C-Erkrankten auf Dauer erhalten.

In einer großangelegten internationalen Studie hat man daraufhin versucht, dieses magere Ergebnis zu verbessern, indem man Hepatitis-C-Patienten eine Kombination von $\alpha$-Interferon und dem Virostatikum Ribavirin verabreichte. Dank dieser allerdings kostenträchtigen und nebenwirkungsreichen Behandlung wurde bei immerhin fast der Hälfte aller Patienten eine Besserung erzielt.

Man überlegt, ob vielleicht eine deutlich erhöhte Dosis des Interferons dazu führen könnte, diese Erfolgsquote zu steigern, ohne dabei die Problematik dieser Behandlungsweise zu vermehren.

Die Wissenschaft hat nicht mehr viel Zeit. Es wird immer dringender erforderlich, der ständig steigenden Zahl an chronischer Hepatitis C erkrankter Menschen Herr zu werden. Was für uns in Europa noch nicht so deutlich erkennbar ist, hat sich in vielen asiatischen und afrikanischen Ländern bereits zum gravierenden Problem entwickelt.

Selbst in Ägypten, wo keine so eklatanten hygienischen Mißstände wie in einigen benachbarten Ländern bestehen, wächst sich Hepatitis C zu einer Seuche aus: Bereits 15 Prozent der erwachsenen Bevölkerung sind Virusträger. Man schätzt, daß sieben Millionen Menschen mit chronischer Hepatitis C behandlungsbedürftig sind.

Professor S. M. Kabil, Direktor der Abteilung für infektiöse Erkrankungen am Benha University Hospital in Kairo, führte eine Studie durch, um zu prüfen, welche Behandlungsform zur Zeit die effektivste und optimalste darstellt. Er teilte 80 Patienten in vier Gruppen auf. Eine Gruppe erhielt lediglich unterstützende Mittel wie Vitamine, Minerale, Spurenelemente, eine zweite Ribavirin, die dritte Gruppe bekam α-Interferon und eine vierte Gruppe täglich dreimal zwei Dragees eines Enzympräparates (Phlogenzym).

Für Professor Kabil war es keine Frage, daß proteolytische Enzyme für die von Viren infizierten Patienten eine Hilfe darstellen könnten. Die international zur Verfügung stehende wissenschaftliche Literatur machte das bereits deutlich. Er zweifelte nicht daran, daß die eingenommenen Dragees den Weg in den Gesamtorganismus finden und über den regulierenden Einfluß auf das durch massiven Virenbefall aus dem Gleichgewicht geratene Immunsystem zur Normalisierung des Befindens beitragen würden.

Die Frage war, ob die einfachen, von den befürchteten Nebenwirkungen freien Enzymdragees in ähnlicher Weise helfen würden, wie es bei dem Einsatz von Ribavirin und noch mehr von α-Interferon der Fall ist.

Nach relativ kurzer Zeit, nämlich bereits nach drei Monaten, wurde die Studie beendet. Die Auswertung ergab, daß die Gruppe mit den Vitaminen, Mineralen und Spurenelementen nur minimal von der Behandlung profitierte. Eine merkliche Besserung zeigte sich bei der Ribavirin-Gruppe, noch deutlicher bei der α-Interferon-Gruppe. Lediglich eine Behandlungsform ergab in allen einzelnen geprüften Bereichen eine kontinuierliche Besserung, nämlich die Behandlung mit dem Enzympräparat Phlogenzym.

Bei Ärzten und Patienten wurde die Enzymeinnahme eindeutig favorisiert. Die Wirkung war insgesamt den anderen Behandlungsformen überlegen und wurde am besten vertragen, besser noch als die eigentlich problemlose Einnahme der Vitamine, Minerale und Spurenelemente.

Alles deutete darauf hin, daß die bemerkenswert gute Wirkung der Enzyme bei einer länger als lediglich drei Monate anhaltenden Behandlungsdauer weiterhin gesteigert werden könnte. Neue Untersuchungen mit sechs, neun und zwölf Monate lang durchgeführten Behandlungen sollen diese Annahme bestätigen – nicht nur in Ägypten, sondern auch in Indien, Pakistan und anderen Ländern, um die vorgelegten Ergebnisse zu überprüfen, zu sichern und zu optimieren. Die bisherigen Ergebnisse solcher Langzeitbehandlungen sind sehr positiv und noch erfreulicher als die Ergebnisse der nur über drei Monate eingehaltenen Behandlung in Kairo.

## Immer wieder: Das Schlüsselwort heißt TGF-β!

Über den Wirkmechanismus der Systemischen Enzymtherapie bei der chronischen Hepatitis wurden in den letzten Jahren entscheidende Erkenntnisse gewonnen. Wir wissen heute, daß der Virusbefall das Immunsystem zu vielfältigen Abwehrmaßnahmen veranlaßt. In großer Anzahl binden Antikörper sich an Viren und Virenpartikel und führen damit zur enormen Bildung von Immunkomplexen. Sie werden durch die Enzyme abgebaut und durch Phagozytose eliminiert.

Die Reaktion des Immunsystems führt jedoch zugleich zur überschießenden Bildung von Botenstoffen, deren Aufgabe es ist, die Herstellung von funktionsunfähigem Bindegewebe zu stimulieren. Die zerstörten Zellen werden also nicht mehr von gesunden Zellen ersetzt, sondern von Narbengewebe. Man spricht von Fibrose. Auf dem Boden einer Leberfibrose kann sich als Folge eine Leberzirrhose entwickeln.

In jüngster Zeit wurden die Zusammenhänge, die zur Entwicklung der Leberfibrose führen, aufgedeckt und im Detail genauer erforscht. Die Zerstörung der von Viren befallenen Leberzellen löst im Immunsystem eine Gewebsreparaturaktivität aus, die versucht, die abgestorbenen Leberzellen durch Narbengewebe – sogenannte Fibroblasten – zu ersetzen. Dabei werden Blutplättchen und andere Zellen angeregt, einen Zellwachstumsstimulator zu bilden. Narbengewebszellen stellen durch Zellteilung den TGF-β her und bauen ihn in das Lebergewebe ein. Je mehr solcher Narbengewebszellen die Leber »reparieren«, um so mehr Fibrose entsteht. Nachdem die Hepatitis-Viren immer mehr Leberzellen befallen und zerstören (chronischer Verlauf), wird auch immer mehr TGF-β gebildet, und damit werden immer mehr Narbengewebszellen in die Leber eingebaut – bis ein Funktionsverlust der Leber eintritt und eine Leberzirrhose entsteht. Diese schicksalhafte Entwicklung endet für viele mit Hepatitis B und C infizierte Patienten tödlich.

Da die orale Enzymbehandlung mit Phlogenzym die Bildung von TGF-β sehr effektiv verringert, schützt sie damit auch deutlich vor Leberfibrose und Leberzirrhose.

Eine derartige Leberzirrhose ist bei jedem dritten an chronischer Hepatitis C erkrankten Patienten zu befürchten. Zusätzlich kann es zu Erkrankungen kommen, die wir als Autoimmunerkrankungen bezeichnen. Diese zwei Bereiche rücken immer stärker in den Mittelpunkt des medizinischen Interesses. Die orale Enzymbehandlung ist in beiden Fällen die wohl wirksamste Therapie.

Sie rückt immer stärker in den Mittelpunkt der wissenschaftlichen Forschung. Ein amerikanischer Immunologe formulierte es so: »Es hat den Anschein, daß die moderne medizinische Wissenschaft zur Zeit alles unternimmt, um den Vertretern der Systemischen Enzymtherapie zu beweisen, wie recht sie haben.«

KAPITEL 15

# Autoaggression: Wir zerstören uns selbst

Neue Erkenntnisse in der Immunologie haben die moderne Medizin verändert: vor allem unser heutiges Wissen über die Angriffe unseres Immunsystems auf körpereigene Strukturen und Zellen, die zu den Autoimmunerkrankungen führen.

Seitdem wir eine sehr klare Vorstellung davon haben, wie es zu diesen Selbstzerstörungen kommt, ist es eher möglich, gezielt Strategien gegen die Entstehung von Autoimmunerkrankungen zu entwickeln, sie möglichst im Keim zu ersticken, zu bremsen oder sogar zu heilen.

Dabei kommt der Systemischen Enzymtherapie eine äußerst wichtige Rolle zu. Zahlreiche wissenschaftliche Studien belegen, daß durch eine orale Enzymbehandlung verschiedene Autoimmunerkrankungen günstig beeinflußt werden. Immer deutlicher stellt sich heraus, warum die Systemische Enzymtherapie hilft, wann sie hilft und wo die besonderen Stärken dieser Behandlung liegen.

Da jeder zweite Mensch in den westlichen Industrienationen damit rechnen muß, einmal an einer autoimmunbedingten Erkrankung zu leiden, ist es von außerordentlicher Bedeutung, diesen Krankheitsverlauf rechtzeitig zu bremsen oder den Ausbruch der Krankheit zu verhindern.

Was ist eigentlich eine Autoimmunerkrankung? Wie entsteht sie und auf welche Weise beeinflussen die oralen Enzyme die Erkrankung günstig?

Eine vollständige Aufzählung aller als Autoimmunerkrankung bezeichneten Gesundheitsstörungen ist schon deshalb nicht möglich, weil sich Mediziner noch nicht einig sind über die exakte Abgrenzung, welche Krankheit autoimmun- und welche nicht autoimmunbedingt entsteht. Es ist daher gut möglich, daß sich die Liste noch um zahlreiche bedeutende Erkrankungen erweitern wird. Zu den Autoimmunerkrankungen zählen beispielsweise:

- entzündliche Bindegewebserkrankungen wie Gelenkrheuma (Rheumatoide Arthritis), progressive Sklerodermie, systemischer Lupus erythematodes (SLE);
- Nerven- und Muskelerkrankungen wie die Multiple Sklerose und Myasthenia gravis;
- Magen-Darm-Erkrankungen wie Morbus Crohn und Colitis Ulcerosa;
- Lebererkrankungen wie eine Form der Leberentzündung und eine primär-biliäre Leberzirrhose;
- Lungenerkrankungen wie die Farmer-Lunge, die Taubenzüchter-Lunge oder die schnell voranschreitende Niereninsuffizienz mit Lungenbeteiligung (Goodpasture-Syndrom);
- Herzerkrankungen wie die Entzündung der Herzinnenhaut (z. B. Endocarditis lenta) oder des Herzmuskels (Perimyocarditis / Myocarditis);
- Nierenerkrankungen, hauptsächlich zahlreiche Formen der Glomerulopathie (z. B. Antibasalmembran-Glomerulonephritis, rapid progressive Glomerulonephritis);
- Erkrankungen des Hormonsystems wie jugendlicher Diabetes (Diabetes mellitus Typ I), Morbus Basedow und andere Schilddrüsenentzündungen (Hashimoto-Thyreoditis) sowie die Bronzehautkrankheit (Morbus Addison).

Den Autoimmunerkrankungen ist fast immer ein Schema gemeinsam: Zunächst besteht über längere Zeit hinweg ein Vorstadium, in dem die Erkrankung noch nicht zum vollen Ausbruch kommt. In dieser Phase ist natürlich die beste Chance gegeben, durch eine sinnvolle Behandlung die fortschreitende Entwicklung der Autoimmunerkrankung zu verhindern.

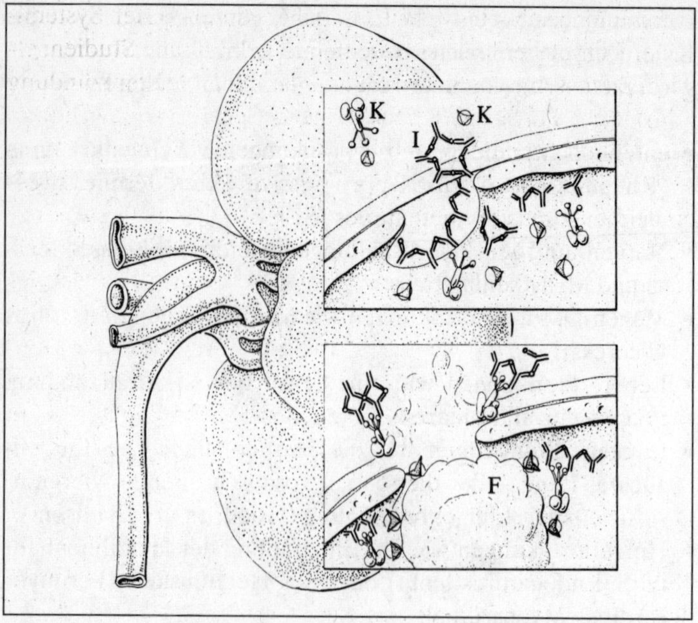


Schematische Darstellung der Entstehung einer Glomerulonephritis; die vergrößerten Ausschnitte zeigen die Feinstruktur des Nierengewebes:
*Oben:* Immunkomplexe (IK) haben sich im Gewebe festgesetzt, Komplementfaktoren (K) werden aktiviert.
*Unten:* Komplementfaktoren setzen die Entzündung in Gang und locken Freßzellen (F) an den Ort des Geschehens; das Zerstörungswerk beginnt.

Häufig wird diese Gelegenheit nicht genutzt, denn im Vorstadium bemerkt der Patient die Erkrankung kaum. Es führt oft nur zu unauffälligen Beschwerden, die deshalb auch vom Arzt nicht weiter ernst genommen werden. Dabei kann es entscheidend sein, dieses Vorstadium so früh wie möglich zu erkennen. Der geringste Verdacht sollte Anlaß sein, es durch den Nachweis einer gegen körpereigene Strukturen gerichteten Immunreaktion zu erkennen und dadurch behandelbar zu machen.

Eine Möglichkeit besteht in der Anwendung der Systemischen Enzymtherapie, wie umfangreiche klinische Studien, etwa bei der Behandlung der rheumatischen Gelenkentzündung (chronische Polyarthritis), des Morbus Bechterew, der Glomerulonephritis und der Multiplen Sklerose ergeben haben.

Der schubhafte Verlauf ist typisch für diese Autoimmunerkrankungen. Nach jedem Schub kommt es meist zu einer Verschlimmerung des Zustandes und einer vermehrten Zerstörung des betroffenen Gewebes, wie etwa der Nerven, des Knorpels oder Knochens.

Meist sind Frauen weitaus häufiger von Autoimmunerkrankungen betroffen als Männer. Eine Ausnahme bildet der zum rheumatischen Formenkreis zählende Morbus Bechterew, an dem mehr Männer als Frauen erkranken.

## Ererbt und erworben

Natürlich hat man lange Zeit gerätselt, wie es zu diesem Irrtum des Immunsystems kommen kann, Zellen unseres eigenen Körpers anzugreifen. Einige Wissenschaftler waren der Meinung, ein Fehler in der genetischen Veranlagung sei dafür verantwortlich, daß unser Immunsystem körpereigene Strukturen irrtümlich für Feinde hält, angreift und zerstört. Andere Wissenschaftler stellten dagegen die Behauptung auf, feindliche Einflüsse wie etwa Bakterien, Gifte, Pilze würden manche körpereigenen Strukturen derart verändern, daß die Merkmale verlorengehen, die sie als körpereigen ausweisen – so daß sie vom Immunsystem als fremd angesehen und damit bekämpft und zerstört werden.

Beide haben recht. Bei den meisten an einer Autoimmunerkrankung leidenden Patienten findet man eine genetische Eigenart, die den Ausbruch der Krankheit bereits seit der Geburt, sogar seit der Entwicklung im Mutterleib wahrscheinlich macht. Man spricht von einer genetischen Prädisposition.

Die für das spätere Auftreten einer Autoimmunerkrankung besonders relevanten genetischen Merkmale finden sich auf der Zelloberfläche fast jeder Zelle unseres Gewebes. Sie machen etwa ein Tausendstel des menschlichen genetischen Codes aus und sind für die Unterscheidung zwischen Freund und Feind von ausschlaggebender Bedeutung.

Diese körpereigenen Antigene sind aus der Zellmembran herausragende kleine Gebilde, die – wie ein Personalausweis – die Zelle als unserem Organismus zugehörig kennzeichnen. Kontrollierende Immunzellen (Makrophagen, Granulozyten, T-Zellen, B-Zellen oder Teile des Komplementsystems) prüfen, ob der Personalausweis in allen Einzelheiten korrekt ist oder ob sich nicht doch etwas Fremdes dahinter versteckt.

Die genetischen Merkmale des Personalausweises sind zu einem Genkomplex zusammengefaßt, fachlich ausgedrückt *Human Leucocyte Antigens,* abgekürzt HLA. Diese HL-Antigene sitzen auf fast jeder Gewebszelle und haben die Aufgabe, die Zelle als körpereigen auszuweisen und einen Angriff des Immunsystems abzuwehren, und besitzen leider eine kaum noch überschaubare Vielfalt.

Einige HLA-Antigene sind sogar so geformt, daß zur Kontrolle andockende Immunzellen sie nicht eindeutig identifizieren können. Je nachdem, zu welchem Typ die nicht präzise zu identifizierenden Antigene gehören, auf welcher Gewebszelle sie sitzen und in welcher Zahl sie dort vorkommen, können sie damit zu einem potenten Risiko für bestimmte Autoimmunerkrankungen werden.

Wenn ein Feind, etwa ein Bakterium oder Virus, in unseren Körper eindringt, wird er von bestimmten Immunzellen (dendritischen Zellen oder Makrophagen) in das Zellinnere aufgenommen und durch die zelleigenen Enzyme in kleinere Bruchstücke zerlegt. Diese Bruchstücke ragen aus der Zellmembran und werden präsentiert. Bestimmte Helferzellen (CD4-Lymphozyten) erkennen solch ein Bruchstück als »typisch fremd«. Aufgeregt reagieren sie, werden stark aktiviert und vermehren sich sofort sehr schnell durch Zellteilung. Gleichzeitig informieren sie die für dieses Fremdantigen spezifischen B-Lymphozyten, die mit der Produktion von typischen Antikörpern beginnen, über diesen für feindlich gehaltenen Fremdling. Die Antikörper greifen das Antigen an und bilden mit ihm einen Immunkomplex. Auch die zur Zellzerstörung fähigen zytotoxischen Lymphozyten (CD8-Zellen) werden aufgefordert, alle Zellen zu vernichten, die dieses Antigen auf ihrer Oberfläche tragen. Diese geballte Abwehrfront funktioniert im Normalfall hervorragend. Nach kurzer Zeit sind alle Eindringlinge vernichtet, die Infektion ist beendet.

Zeigen die Makrophagen oder die dendritischen Zellen ein Antigen, das z. B. einem Rezeptormolekül sehr ähnlich ist, also die körpereigene Struktur wie bei der Mimikry nachahmt, kann es passieren, daß die autoreaktiven Helferzellen die Produktion von Antikörpern und zytotoxischen Lymphozyten auslösen. Ist das der Fall, richtet sich der Angriff gegen die unserem Feind so ähnlichen körpereigenen Strukturen und vernichtet sie. In der Folge entsteht eine Autoimmunerkrankung.

Ist das »Autoantigen« beispielsweise Teil des Gelenkknorpels, dann entsteht eine rheumatoide Arthritis. Ähnelt es der Myelinscheide der Nervenzellen, so entwickelt sich eine Multiple Sklerose. Und weil das Immunsystem glaubt, seine Pflicht zu tun, schreitet die Krankheit immer weiter fort.

Meist kommt es in der Regel zu solchem Mißgeschick des Immunsystems allerdings erst dann, wenn zur genetischen Prä-

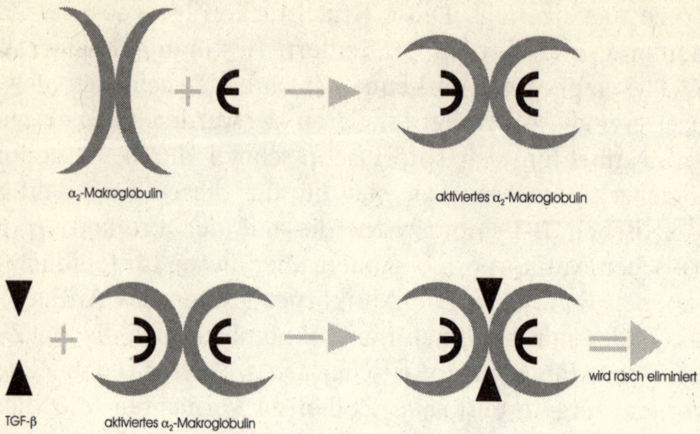


**$\alpha_2$-Makroglobulin, Bindung von Enzymen und Botenstoffen**

Enzyme sind nicht frei im Blut gelöst, sondern binden bevorzugt an ein spezielles Transportmolekül, das $\alpha_2$-Makroglobulin. So wie ein Klappstuhl im Winter gestapelt werden kann und zum Liegen aufgeklappt wird und damit seine Form ändert, verändert auch das $\alpha_2$-Makroglobulin seine Form, wenn es Enzyme gebunden hat. Aus $\alpha_2$-Makroglobulin in der »slow«-Form wird ein $\alpha_2$-Makroglobulin in der »fast«-Form. Diese »fast«-Form entspricht einer aktivierten Form des $\alpha_2$-Makroglobulins, welches jetzt völlig neue biologische Eigenschaften hat – darunter Bindungsstellen für zahlreiche Botenstoffe. Die Entfernung von nicht mehr benötigtem TGF-β erfolgt in erster Linie durch aktiviertes $\alpha_2$-Makroglobulin. Durch die Zufuhr von Enzymen kann man so einen Überschuß an TGF-β verringern.

disposition ein auslösender Faktor hinzukommt – beispielsweise eine Infektion durch Bakterien, Gifte, Pilze und andere krankheitsfördernde Einflüsse.

Eine Autoimmunerkrankung kann gelegentlich auch ohne eine solche bereits vorliegende genetische Prädisposition ausgelöst werden, doch das geschieht nur sehr selten.

## Nobody is perfect

Niemand ist vollkommen, auch nicht unser genetischer Code oder unser Immunsystem: Fehler und Irrtümer sind bei dem unfaßbar komplizierten Zusammenspiel aller biologischen Vorgänge unvermeidbar.

Allerdings begeht nicht das Immunsystem den Fehler, es funktioniert sogar ausgezeichnet. Es ist nicht seine Schuld, wenn aus irgendeinem Grund von außen einwirkende Einflüsse eine körpereigene Zelle als fremd erscheinen lassen. Es registriert diese fremde Eigenschaft und tut das, wozu es da ist: aktiv werden, alle Kollegen alarmieren, das Fremde angreifen und nach Möglichkeit auflösen.

Ein typisches Beispiel dafür ist die autoimmunbedingte Nierenerkrankung. Ihre Entstehung war Gegenstand intensiver immunologischer Forschung, die in den letzten Jahren neue Erkenntnisse darüber gebracht hat, wie es zu solchen Entgleisungen des Immunsystems kommen kann und wie diese möglicherweise auf relativ einfache Weise wieder zur normalen Funktion gebracht werden können.

## Es geht an die Nieren

Eine chronische Nierenentzündung entsteht, wenn durch abgelagerte Immunkomplexe in den Nierenzellen die Filterfunktion eingeschränkt ist und aus dem Blut der eiweißfreie Vorharn nur mehr teilweise herausgefiltert wird. Das führt dazu, daß es zur Ablagerung von Eiweiß und Giftstoffen in der Niere kommt und das Organ schlußendlich völlig versagt. Dieser Vorgang kann vielerlei Ursachen haben, etwa eine Zuckerkrankheit, Infektionen, Medikamente oder andere Autoimmunerkrankungen.

Jedes Jahr tritt bei etwa 5.000 der an chronischer Niereninsuffizienz erkrankten Patienten dieser Zustand ein. Sie werden dialysepflichtig oder benötigen schließlich eine neue Niere von einem Organspender.

Die Funktion der Nierenzellen (Glomerulen) wird häufig gestört, wenn sie mit Immunkomplexen belastet sind, die bei anderen Autoimmunerkankungen gebildet wurden. Bei Diabetes, der rheumatoiden Arthritis, der Multiplen Sklerose, dem Systemischen Lupus erythematodes, dem Morbus Crohn, der Colitis ulcerosa und auch bei vielen Infektionserkrankungen werden zirkulierende Immunkomplexe gebildet. Sie entstehen beispielsweise bei einer Streptokokkeninfektion.

Als Nebenwirkung von bestimmten Medikamenten kann ebenfalls eine solche Nierenschädigung entstehen. Bei rheumatischen Leiden häufig verschriebene Mittel wie nichtsteroidale Antiphlogistika, Goldpräparate und andere Basispräparate – nicht nur Penicillamin und Zytostatika (z. B. Cisplatin und Methotrexat) – können die Nieren schädigen, aber auch als harmlos eingestufte Medikamente wie manche Schmerzmittel (Paracetamol). Nimmt ein Patient mehrere Medikamente dieser Art ein, dann erhöht sich die Gefahr der Nierenschädigung deutlich.

Drei Faktoren sind Auslöser einer chronischen Niereninsuffizienz: Bluthochdruck, Übergewicht und Diabetes. Alle Maßnahmen, den Hochdruck zu senken, Übergewicht abzubauen, das Risiko eines Diabetes rechtzeitig zu erkennen und hohen Blutzucker durch sinnvolle Ernährung und körperliche Bewegung zu normalisieren, gegebenenfalls mit Medikamenten, sind die besten Methoden, um das Risiko eines Nierenversagens zu verringern.

Durch gesündere Lebensweise und durch vernünftige Vorsorge ist das Auftreten einer chronischen Niereninsuffizienz wenigstens zu bremsen. Ganz ausschließen läßt sich diese Erkrankung dadurch nicht: Die Zahl der möglichen auslösenden Faktoren ist zu groß.

## Ist das alles?

Lagern sich trotzdem massenhaft Immunkomplexe in der Niere an und verursachen sie Entzündungen über die Aktivierung von Zytokinen und Adhäsionsmolekülen, die das Komplementsystem aktivieren und körpereigenes Gewebe zerstören, so ist die Zufuhr von oralen Enzymen erforderlich. Enzyme lösen am Gewebe festsitzende Immunkomplexe los und zerteilen sie. Die zirkulierenden Makrophagen können sie jetzt umschlingen und verspeisen. Massenhaft gebildete Immunkomplexe hemmen die Makrophagen, durch Enzyme werden sie wieder aktiviert. Dank ihrer eiweißspaltenden Eigenschaft zerkleinern sie in den Nierenzellen eingelagertes Eiweiß, wodurch die Nieren wieder funktionsfähiger werden.

Die Behandlung einer immunkomplexbedingten Niereninsuffizienz sollte deshalb stets von einer oralen Enzymtherapie begleitet werden, ruft man sich das bisher über die Eigenschaften der Enzyme Gesagte in Erinnerung.

Erklärt dies die Entstehung und Behandlung einer Autoimmunerkrankung? Ist die Bildung von Immunkomplexen, die zur Entzündung und nachfolgend zur Zerstörung von körpereigenem Gewebe führt, tatsächlich die eigentliche Ursache oft völlig unterschiedlicher Autoimmunerkrankungen?

Es wurde bereits angedeutet, wie es zu dem folgenschweren Irrtum kommen kann, der unser Immunsystem dazu bewegt, das oberste Gebot zu mißachten, das da lautet: Greife nie eine körpereigene Zelle an. Man hat erst in den letzten Jahren zu verstehen begonnen, daß diese Vorgänge mit Toleranz zu tun haben.

## Mehr Toleranz, bitte

Die für unsere körpereigene Abwehr zuständigen Zellen – unsere immunkompetenten Zellen – sind dazu da, um uns vor feindlichen Einflüssen zu schützen. Also patrouillieren unglaublich kompetente Zellen wie die Makrophagen über die Blut- und Lymphbahnen durch den gesamten Organismus und kontrollieren alles, was ihnen begegnet, ob Freund oder Feind.

Je fremdartiger das Antigen ist, das ihnen begegnet, um so eher reagieren sie. Antigene, die völlig anders aussehen als die unserer körpereigenen Zellen, werden ohne Zögern umschlungen und – nachdem noch eine absichernde Bestätigung von den Kollegen, den T-Zellen, abgegeben wurde – enzymatisch verdaut. Das klappt wunderbar, und deshalb sind wir alle auch noch am Leben. Denn ohne diesen Mechanismus wäre jeder Mensch bereits längst Opfer feindlicher Bakterien, Gifte oder Viren geworden.

Nicht jedes Antigen trägt immer ein zweifellos feindliches oder ein körpereigenes Kennzeichen. Einige der Eindringlinge üben nur einen ganz schwachen Reiz zum Angriff aus. Es gibt körpereigene Antigene, die nicht zu hundert Prozent eine bereits bekannte und als körpereigen registrierte Form aufweisen. Bei den milliardenfach vorhandenen Antigenstrukturen, die sich nur ganz minimal voneinander unterscheiden, ist die Bestimmung eben manchmal nicht so einfach.

Eine nicht exakt als fremd oder feindlich zu erkennende Struktur wird von den kontrollierenden Makrophagen eingefangen, zerlegt und ein Stück davon – ein Peptid – wird an die Zelloberfläche befördert und dort wie auf einem Tablett präsentiert. Anschließend bringen sie das verdächtige Peptid in die Lymphknoten, wo auch andere solch verdächtiges Antigenmaterial präsentierende Zellen, wie die dendritischen Zellen, alles zeigen, was ihnen nicht ganz geheuer ist.

T-Zellen kommen bei der Kontroll- und Prüfstelle vorbei und suchen Arbeit. Sie lassen sich die verdächtigen Stücke der zerkleinerten Antigene zeigen. Da sie aber nicht besonders fremd aussehen, regen sich die T-Zellen auch nicht besonders auf. Sie marschieren weiter und bekommen dann so ein verdächtiges Peptid nochmals gezeigt. Wieder keine Reaktion. Die T-Zellen und auch die B-Zellen tolerieren solche zweifelhaften Gestalten zunächst.

Diese Toleranz ist notwendig. Es gibt manche Fremdlinge, gegen die wir nichts einzuwenden haben. Unser Immunsystem weiß, daß bei der Herstellung körpereigener Zellen nicht immer alles hundertprozentig klappt. Man muß ja nicht mit Kanonen auf Spatzen schießen.

Dank dieser Toleranz geschieht erst einmal gar nichts. Erst dann, wenn eine T-Zelle – in unserem Fall, bei dem es um eine Autoimmunerkrankung wie die chronische Niereninsuffizienz geht, ist es eine für die Makrophagenaktivierung zuständige CD4-Zelle – mehr als 200- oder 300mal mit dem gleichen fremd erscheinenden Peptid konfrontiert wird, begreift sie langsam, daß man ihr mitteilen will: Hoppla, da ist was faul, das kennen wir nicht, die Information über solch einen Fremdling sollte sofort im Organismus an alle Makrophagen weitergegeben werden.

Die CD4-Zelle trägt diese Bezeichnung, weil sie zu ihrer Aktivierung den Co-Rezeptor CD4 benötigt, eines der Adhäsionsmoleküle, von denen schon die Rede war; neben dem CD4 braucht sie noch das CD44 und ein B7-1 genanntes Molekül. Sie ist eine inflammatorische Zelle, weil sie dazu beitragen kann, eine Entzündung auszulösen. Das tut sie tatsächlich, indem sie einerseits bestimmte Zytokine mit Botschaften losschickt, die Entzündungsvorgänge fördern. Andererseits informiert sie alle Makrophagen, die verunsichert mit den zweifelhaften Antigenen in den Nieren herumirren, daß es sich hier anscheinend tatsächlich um etwas Fremdes handelt, das angegriffen und vernichtet werden muß.

Die CD4-Zellen aktivieren damit das gesamte humorale Immunsystem und kurbeln eine Kette sich hochschaukelnder

Reaktionen an. Die Folgen sind Immunkomplexbildung, Entzündung, Zerstörung und letztlich der Funktionsverlust.

Um eine Autoimmunerkrankung, die ausgelöst wird durch T-Zellen, welche ihre Toleranzgrenze überschreiten, zu verhindern oder zu bremsen, müßte man deshalb versuchen, sie daran zu hindern, aktiv – in dem Fall autoreaktiv – zu werden: damit sie auch nach der wiederholten Präsentation eines zweifelhaften Peptids diesen unsicheren Kandidaten noch tolerieren.

Es ist eine ziemliche Gratwanderung, die man hier unternimmt: Man greift immerhin in das Immunsystem ein und schwächt seine Kraft. Nur sehr behutsam darf man die Wachsamkeit gegenüber eindringenden Feinden verringern.

Die Toleranzgrenze der T-Zellen gegenüber nur schwach veränderten Antigenen wurde mit Hilfe von ganz bestimmten Enzymen erhöht. Die Systemische Enzymtherapie hat sich in der Praxis als eine Behandlungsmaßnahme bei chronischer Niereninsuffizienz bewährt. Die entzündlichen Vorgänge beruhigten sich, die Leistung der funktionsgestörten Nierenzellen wurde nach und nach deutlich besser, und die drohende lebenslange Dialyse konnte vielfach noch vermieden werden.

Es ist faszinierend, wie die Enzyme es schaffen, so gezielt einzugreifen. Sie tun es nicht nur bei der chronischen Niereninsuffizienz, sondern auch bei vielen anderen Autoimmunerkrankungen auf ähnliche und selbst für Immunologen erstaunliche Weise.

## Gezielte Schwäche

CD4-Zellen, die nach wiederholtem Kontakt mit veränderten körpereigenen Antigenen schließlich doch glauben, die Kennzeichen zu bekämpfender fremder Eindringlinge entdeckt zu haben, sind bei ihrer Aktivierung auf die Mithilfe der schon erwähnten Adhäsionsmoleküle angewiesen. Je mehr CD4-,

CD44- und B7-1-Moleküle sich auf der T-Zelle und auch auf der das Antigen präsentierenden Zelle befinden, um so eher nimmt sie die Information über solche als verdächtig präsentierte Antigene auf – und beginnt, alle Makrophagen zu alarmieren und sie zu veranlassen, solche Antigene zu vernichten, wo immer sie ihnen begegnen.

Verringert man die Zahl der Mithelfer, so sinkt die Bereitschaft der T-Zelle, das präsentierte Antigen zur Kenntnis zu nehmen und danach aktiv zu werden. Die Mithelfer bestehen aus Eiweiß. Und wir wissen, daß die proteolytischen Enzyme es bestens verstehen, Eiweiß zu spalten.

Mittlerweile hat sich herausgestellt, daß besonders das Enzym Trypsin, aber auch Bromelain fähig ist, drei der zahlreichen auf der Oberfläche jeder T-Zelle angesiedelten Adhäsionsmoleküle zu spalten: nämlich die drei Mithelfer, die bestimmend sind für den Grad der Toleranz und Aktivierung: CD4, CD44 und B7-1. Von den 21 bislang bekannten Adhäsionsmolekülen der T-Zelle wurden bei dieser Untersuchung vermehrt diese drei Moleküle gespalten, die anderen, ebenfalls aus Eiweiß bestehenden Moleküle blieben dagegen eher verschont.

Das war selbst für viele Wissenschaftler zunächst verwirrend, denn Trypsin und Bromelain sind normalerweise in der Lage, so gut wie jedes Eiweiß zu spalten; sie sind nicht wählerisch. Dann entdeckte man, daß die Enzyme, wenn sie durch die Darmzotten in den Blut- und Lymphkreislauf gelangt sind, sich an ihre Transportmittel heften, die den komplizierten Namen Alpha-2-Makroglobuline tragen. Diese Verbindung von Enzym und Transportmittel verändert vieles. Es macht unter anderem Enzyme wie Trypsin und Bromelain zu Spezialisten.

Untersuchungen im Labor und Studien in den Kliniken bestätigten: Die Zufuhr von Enzympräparaten, die Trypsin und Bromelain enthalten, führt zu einer deutlichen Erhöhung der

Toleranzgrenze von CD4-Zellen. Sie sind zwar noch immer in der Lage, ihre Aufgabe als immunkompetente Zellen zu erfüllen, werden aber erst dann aktiv, wenn ihnen wirklich gefährliche Feinde mit deutlicher Antigenität begegnen.

Die verringerte Kraft der T-Zellen zur Autoreaktivität senkt die Gefahr, daß es zu einem Angriff auf nicht exakt geformte Organ- oder Gewebszellen kommt, indem die Ausschüttung von entzündungsfördernden Botenstoffen durch versehentlich aktivierte T-Zellen reduziert wird.

Ist eine sich steigernde Aktivierung der T-Zellen gegen Autoantigene bereits in Gang gekommen, werden immer mehr T-Zellen des Typs TH1 gebildet, die sich hauptsächlich um die Makrophagen kümmern. Die TH2-Zellen verlieren an Bedeutung. Sie sind für die Aktivierung der B-Zellen verantwortlich, also für die Herstellung von Antikörpern, die auf die Jagd nach passenden Antigenen gehen.

Diese Verschiebung von Th2-Zellen zu Th1-Zellen ist eine Verschiebung im Gleichgewicht zwischen zellulärer und humoraler Immunantwort. Die Enzymzufuhr bewirkt also unter anderem auch eine Rückkehr zum immunologischen Gleichgewicht.

## So früh wie möglich bremsen

Autoimmunerkrankungen können durch die rechtzeitig eingesetzte Systemische Enzymtherapie in ihrer Entstehung gehindert oder nach dem Ausbruch in ihrer Entwicklung zumindest gebremst werden. Auch wenn im Spätstadium einer Autoimmunerkrankung mit der zusätzlich genutzten Systemischen Enzymtherapie oft noch günstige Ergebnisse erzielt werden können, gilt selbstverständlich der Grundsatz: Je früher auf die Bremse getreten wird, um so sicherer kommt die Krankheitsentwicklung zum Stehen.

Es gibt gute Möglichkeiten, um schon in der ersten noch stummen Phase der Erkrankung die Gefahr zu erkennen und die Bremse zu betätigen – Möglichkeiten, die bei konsequenter Nutzung den immer häufiger auftretenden und zu erheblicher Belastung führenden Autoimmunerkrankungen viel von ihrem Schrecken nehmen könnten.

## Vor der Dialyse bewahrt

Es ist heute möglich, durch zellbiologische Untersuchungen festzustellen, ob ein Mensch über fehlerfrei ausgebildete körpereigene HL-Antigene verfügt oder ob irgendein bestimmter Typ dieser Adhäsionsmoleküle eine winzige Veränderung aufweist, die den Personalausweis automatisch wie eine Fälschung erscheinen läßt. Eine Zelle mit gefälschtem Personalausweis ist für unser Immunsystem natürlich ein Feind.

Durch einfache Tests kann man bereits beim Neugeborenen feststellen, ob eine genetische Prädisposition für verschiedene Autoimmunerkrankungen vorliegt.

Man kennt mittlerweile viele der Autoantigene, die dazu führen können. Etwa, welche Autoantigene daran beteiligt sind, das Immunsystem gegen Inselzellen in der Bauchspeicheldrüse zu alarmieren.

Man findet sie häufig bei Menschen, in deren Familie bereits mehrere Diabetiker aufgetreten sind: Eltern oder Geschwister, besonders Zwillingsgeschwister oder auch stark übergewichtige Blutsverwandte mit Diabetes sind Hinweise auf eine wahrscheinlich vorliegende genetische Prädisposition.

Die genetische Prädisposition bedeutet nicht, daß unbedingt eine Autoimmunerkrankung wie der Diabetes ausbrechen muß. Doch der Grad der Gefährdung rechtfertigt viele Vorsorgemaßnahmen. Das reicht von der Lebensführung und Ernährung bis hin zur vorsorglichen dauerhaften Zufuhr einer gewissen Anzahl proteolytischer Enzyme. Niemand kann voraussagen, wann aus der latenten Bedrohung eine tatsächliche Erkrankung wird, wann welche der oft unbemerkt eintretenden zusätzlichen Faktoren dazu führen, daß der fortschreitende Prozeß der Selbstzerstörung beginnt.

Besonders der Diabetes I, der sich meist in der Jugend höchstens durch eine vorübergehende Schwäche bemerkbar macht, ist zunächst kaum zu erkennen. Es kann schon jahrelang ein Angriff auf die Inselzellen stattfinden, Autoantigene und Autoantikörper können bereits nachweisbar und bereits mehr als die Hälfte sämtlicher Inselzellen in der Bauchspeicheldrüse für immer zerstört sein, ohne daß der davon betroffene Mensch gewarnt würde. Es kann erst dann zum Insulinmangel kommen, wenn schon etwa 80 Prozent aller Inselzellen von unserem irrtümlich alarmierten Immunsystem zerstört sind. Erst dann erfährt der Patient, daß er schon seit langer Zeit Diabetiker ist.

Jetzt muß der an Diabetes I erkrankte Patient in der Regel damit rechnen, daß sich sein Zustand nach und nach weiter verschlechtern wird, weil Nieren, Leber und die Gefäße in Mitleidenschaft gezogen werden. Oft bleibt ihm das Schicksal nicht erspart, lebenslang regelmäßig zur Dialyse zu gehen und an die künstliche Niere angeschlossen zu werden.

Folgt man den Untersuchungen von Professor August Heidland, der an der Universität Würzburg tätig ist und dem Kuratorium für Dialyse und Nierentransplantation angehört, dann wäre es möglich, Jahr für Jahr einige tausend Kinder davor zu bewahren, als Diabetes-I-Patienten dialysepflichtig zu werden: Es würde genügen, alle mit genetischem Risiko behafteten Kinder vorsorglich dauerhaft mit den zusätzlich gegebenen proteolytischen Enzymen zu versorgen. Damit würde eine eventuell eintretende Entwicklung zum Diabetes in den meisten Fällen sicher unterbunden. Was das für die heranwachsenden Kinder bedeutet, kann jeder ermessen, der das Leid lebenslang dialysepflichtiger Diabetiker miterlebt hat.

Dieses Ergebnis ist zu erzielen durch den Einsatz einer von Nebenwirkungen so gut wie freien Behandlung, die nicht nur einen Schutz vor unendlichen körperlichen und seelischen Belastungen bedeutet, sondern auch eine Kosteneinsparung im Gesundheitswesen in Milliardenhöhe.

## Multiple Sklerose: Ungenutzte Chancen

Das gilt auch für die meisten anderen Autoimmunerkrankungen, ganz besonders für die Multiple Sklerose. Daß die Multiple Sklerose zu den autoimmun bedingten Erkrankungen zählt, wurde früher bezweifelt. Dieser Zusammenhang steht heute jedoch fest. Der Ablauf ist in etwa der gleiche, der auch bei der chronischen Niereninsuffizienz kurz beschrieben wurde.

Veränderungen an der Isolierschicht, die unsere Nervenfasern umgibt, sind die Autoantigene, die schließlich autoreaktive T-Zellen dazu veranlassen, durch ausgeschüttete Zytokine und die Aktivierung von Makrophagen eine Immunantwort einzuleiten, bei der es zur Entzündung und nachfolgenden Zerstörung kommt: Die Nervenimpulse werden nicht mehr weitergeleitet, die Befehle an Muskeln und Organe kommen nur verstümmelt und dann gar nicht mehr an. Der Patient verliert nach und nach in oft schubweise verlaufenden Phasen die Kontrolle über die Muskeln und Organe, die von den betroffenen Nerven versorgt werden sollten.

Allein in der Bundesrepublik könnten durch konsequente Nutzung einer rechtzeitig und individuell vorgenommenen Enzymtherapie rund 50.000 an Multipler Sklerose erkrankte Menschen vor der zunehmenden Verschlechterung ihrer Läh-

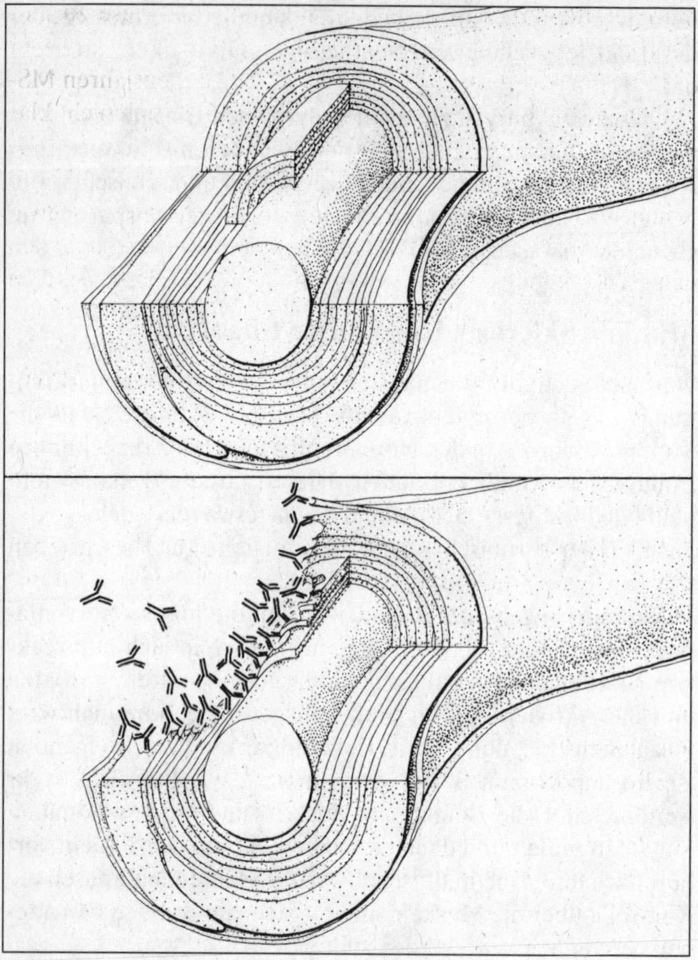

**Entstehung der Multiplen Sklerose**

*Oben:* gesunder Nerv, der von einer intakten, aus mehreren Schichten bestehenden Myelinscheide umgeben ist. *Unten:* Antikörper haben sich an das Myelin angeheftet, die Zerstörung hat begonnen.

mungserscheinungen bewahrt werden. Oft sind diese zu mildern, einige verschwinden sogar völlig.

Professor Wolf hat noch in seinen letzten Lebensjahren MS-Patienten auf diese Weise behandelt – obwohl er sich nicht klar darüber war, auf welchem Weg die Enzyme es schafften, bei vielen Patienten deutliche Besserung hervorzurufen. Damals kannte man noch nicht den Zusammenhang zwischen einer zu schwachen oder zu starken Aktivität des Immunsystems und den damals noch unbekannten Zytokinen und Adhäsionsmolekülen einerseits sowie den alles regulierenden Enzymen andererseits.

Mehr Gewicht erlangte die Enzymbehandlung von MS-Patienten erst durch die Arbeit einer Ärztin, die selbst an MS litt und durch die Enzymtherapie weitgehend davon befreit wurde. Die in Salzburg arbeitende Ärztin Dr. Christine Neuhofer begann, die im Selbstversuch gemachte Erfahrung auf die Behandlung ihrer Patienten zu übertragen.

Die Therapie sah vor, neben einer Umstellung auf eine Diät generell nur noch in bestimmten Abständen und in bestimmter Form die Enzyme einzusetzen. Die Diät besteht aus einer Vollwertkost mit sehr hohem Anteil an Rohkost sowie der Zufuhr von mehrfach ungesättigten Fettsäuren. Bei den Enzymen handelt es sich um Wobe-Mugos als Tablette, Klistiertablette und Injektionslösung.

Dieses Schema kann der Patient in der Regel nicht allein befolgen. Er benötigt die Hilfe des behandelnden Arztes, denn es kommt jeweils auf den individuellen Verlauf der Multiplen Sklerose an – in Abhängigkeit davon, ob es sich um eine zunächst schubhaft verlaufende Erkrankung handelt, die dann in ein chronisches, sich gleichmäßig fortschreitend verschlechterndes Stadium übergeht, sowie davon, welche Nerven bereits in der Funktion gestört sind, wie lange die Störung besteht, wie rasch sie sich verschlechtert.

Und nicht zuletzt kommt es immer darauf an, welche Therapie zuvor unternommen wurde: Ob das Immunsystem des Patienten durch den üblichen Einsatz von abwehrschwächenden Mitteln bereits beeinflußt ist – etwa durch das Azathioprin, das wohl am häufigsten gegen MS verschrieben wird, weil es tatsächlich den Verlauf der Erkrankung bremsen kann. Das geschieht allerdings mit dem Risiko bisweilen deutlicher Nebenwirkungen, da ja zugleich das gesamte Immunsystem in Mitleidenschaft gezogen wird.

Nachdem Frau Dr. Neuhofer 150 MS-Patienten nach ihrem Behandlungsschema über mehrere Jahre hinweg behandelt hatte, wurden die Ergebnisse ausgewertet:

- 107 Patienten litten an einer chronisch fortschreitenden MS. Bei 45 Patienten kam es zu einer deutlichen Besserung des Zustandes, bei 26 Patienten wurde die Verschlimmerung zumindest gebremst. 24 Patienten brachen die Behandlung ab, weil die Kosten von ihren Kassen nicht übernommen wurden. Lediglich bei zwölf Patienten verschlechterte sich der Zustand weiterhin: Das waren die Patienten, die zuvor mit dem abwehrschwächenden Azathioprin vorbehandelt worden waren.
- 43 Patienten litten an einer MS mit schubhaftem Verlauf. Hier wurde das Befinden bei 35 Patienten deutlich gebessert und bei den übrigen acht Patienten der Zustand stabilisiert. Es kam in keinem Fall zu einer weiteren Verschlechterung.

Die persönlichen Erfahrungen einer Ärztin werden von der Wissenschaft nur selten als untrüglicher Beweis für die Richtigkeit einer Maßnahme gewertet – selbst wenn das Schicksal der Ärztin darauf hinweist, daß sie nicht leichtfertig handelt. Auch die Zahl der von ihr behandelten MS-Patienten überzeugt noch nicht, obgleich sie mittlerweile – zusammen mit einigen Kollegen – über tausend MS-Patienten mit ähnlich positiven Resultaten behandelt hat.

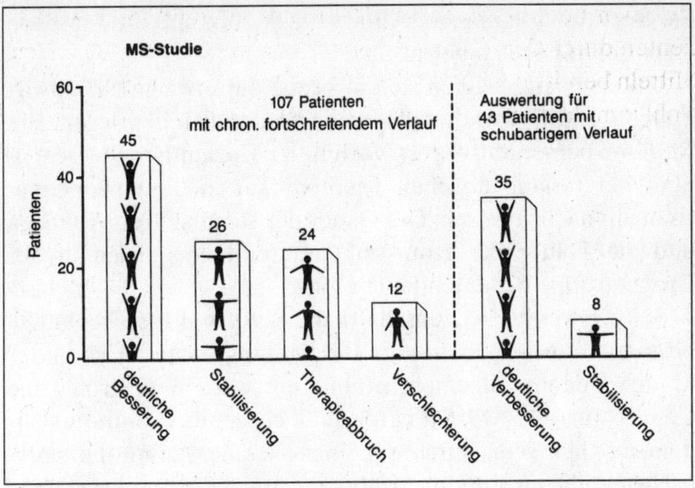


Ergebnisse der Studie zur Enzymbehandlung von MS-Patienten

Die Wissenschaft fordert mehr. Sie fordert zahlreiche experimentelle Studien und klinische Untersuchungen. Derartige langfristig angelegte Studien und Untersuchungen werden bereits durchgeführt und sollen in den kommenden Jahren in noch größerem Umfang wiederholt werden, um den Forderungen der Wissenschaft gerecht zu werden.

Klinische Untersuchungen führten beispielsweise Frau Professor Krejcova vom Neurologischen Institut der Universität Prag und Dozent Dr. Baumhackl, Chefarzt für Neurologie am Krankenhaus St. Pölten durch, der zugleich Präsident der Österreichischen MS-Gesellschaft ist.

In beiden Untersuchungen wurden MS-Patienten entweder mit Azathioprin, Kortikosteroiden bzw. Zytostatika oder aber mit den Mitteln der Systemischen Enzymtherapie behandelt. Der Vergleich zeigte, daß die Enzymtherapie in keinem Fall weniger wirksam war, was die Funktionsfähigkeit der Nerven, die Beeinträchtigung der Alltagsfähigkeiten und die Einflüsse im sozialen Bereich betraf.

Unterschiede zeigten sich in bezug auf etwaige Nebenwirkungen. Die Enzymtherapie war hier deutlich überlegen. Ein weiterer bemerkenswerter Vorteil der Enzymtherapie gegenüber der bislang üblichen Therapie war in diesen Untersuchungen nachzuweisen: Die Dauer der schubartigen Attacken und die Dauer des Krankenhausaufenthaltes fielen in der Enzymgruppe bedeutend kürzer aus.

Sollten weitere wissenschaftliche Studien diese Ergebnisse bestätigen und das neuartige Behandlungsschema sich in der Medizin damit allgemein etablieren, wäre eine großartige Chance für alle MS-Patienten endlich genutzt. Sollte es zudem möglich sein, durch ein sinnvolles Screening die genetische Prädisposition für MS bei noch nicht erkrankten Menschen zu erfassen und würden sie prophylaktisch durch die Enzyme vor dem Ausbruch dieser Autoimmunerkrankung geschützt, wäre das ein enormer Beitrag zur Erhaltung der Gesundheit von Millionen Menschen, die heute weltweit von MS bedroht sind.

## Gelenkrheuma und die belohnte Geduld

Noch umfassendere Auswirkungen sind zu erwarten, wenn in ähnlicher Weise eine frühzeitig vor dem möglichen Ausbruch rheumatischer Erkrankungen konsequent angewandte Systemische Enzymtherapie zum medizinischen Alltag zählen würde.

Die Ähnlichkeiten zwischen den rheumatischen Erkrankungen und der Multiplen Sklerose sind wirklich verblüffend. Beispielsweise ist das Gelenkrheuma, das wir auch rheumatoide Arthritis oder chronische Polyarthritis nennen, ebenfalls eine Krankheit, bei der wir noch nicht ganz genau alle Ursachen kennen. Ebenfalls autoimmun bedingt, findet man, wie Hunderte von wissenschaftlichen Arbeiten immer wieder bestätigen, bei ihnen eine erhöhte Zahl im Blut zirkulierender Immunkomplexe und andere Veränderungen der Immunaktivität. Wie meist auch bei der MS tritt zunächst ein nur schwaches Frühstadium auf, dem sich häufig ein schubartiger Verlauf anschließt. Auch hier wird generell mit immunsuppressiv wirkenden oder entzündungsunterbrechenden Medikamenten behandelt. Die Erfolge dieser Methoden sind meist höchst unbefriedigend und mit großen Risiken verbunden. Schließlich ist es ebenfalls eine Krankheit, die als weitere Autoimmunerkrankung mit hochdosierten oder langfristig eingenommenen Enzympräparaten gebessert oder zumindest in der Weiterentwicklung gebremst und im Frühstadium häufig an ihrem Auftreten gehindert werden kann.

Der gravierendste Unterschied zur MS ist natürlich der grundsätzlich geringere Leidensdruck der Rheumatiker. Das tröstet zwar keinen an Gelenkrheuma leidenden Patienten, der jeden Tag mit steifen, schmerzenden Fingergelenken aufwacht und erleben muß, wie seine Fingergelenke immer unförmiger werden, bis die Finger kaum noch zu gebrauchen sind. Doch er hat immerhin eine bessere Prognose als der MS-Kranke und kann mit dieser Krankheit uralt werden. Die Bewegungseinschränkungen und Schmerzen bedeuten wenig gegenüber dem dramatischen Verlust einer Lebensfunktion nach der anderen, den der MS-Kranke häufig hinnehmen muß.

Noch ein Unterschied: Es gibt unendlich viel mehr Rheumatiker als MS-Kranke. Die Behandlung des Gelenkrheumas betrifft daher entsprechend mehr Menschen. Allein in Europa leidet jeder hundertste Erwachsene an entzündlichem Gelenkrheuma; wir verfügen über dementsprechend mehr Erfahrungen, wissenschaftliche Untersuchungen und Veröffentlichungen.

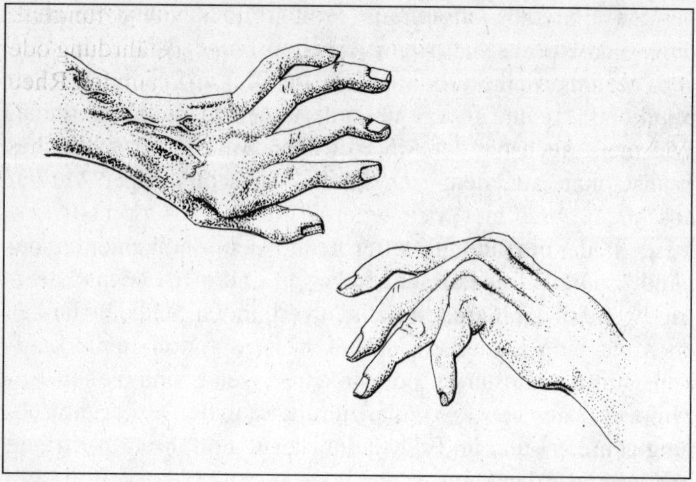

Typische Veränderung der Fingergelenke bei chronischem Gelenkrheuma

Bei allen Veröffentlichungen wurde bislang über die Ursache der Krankheit nur spekuliert. Immerhin wächst die Zahl der Arbeiten, in denen selbst von den konservativsten Ärzten anerkannt wird, daß es sich um einen autoimmun ausgelösten Vorgang handeln muß – um eine Form der Selbstzerstörung.

Natürlich bestehen gewisse Unterschiede zwischen dem Mechanismus, der zur Zerstörung unseres Myelins im Zentralnervensystem führt, und dem Mechanismus, der die Finger- oder Zehengelenke zerstört. Dennoch handelt es sich in beiden Fällen um einen irrtümlichen Angriff, der von bestimmten T-Zellen auf die Autoantigene der die Nervenscheide umgebenden Myelinzellen oder eben auf die Autoantigene der Innenhautzellen vieler Gelenke zielt.

Folge der Aktivität unseres fehlgesteuerten Immunsystems ist immer die Bildung übermäßig vieler Immunkomplexe, die aus den Autoantigenen und den Autoantikörpern des Immunsystems bestehen. Man kann daher anhand der gefundenen Immunkomplexe auch den Grad der Rheumagefährdung oder Rheumaerkrankung feststellen: durch den sogenannten Rheumafaktor.

## Die stumpfen Waffen

Die Behandlung rheumatischer Leiden, besonders des entzündlichen Gelenkrheumas, ist für den Arzt und den Patienten wenig befriedigend. Die bislang eingesetzten Waffen erwiesen sich als stumpf, und die Auswahl an Therapiemöglichkeiten ist gering. Sie ist in den letzten Jahren sogar noch mehr zusammengeschmolzen, seitdem man die langfristige Einnahme kortisonhaltiger Präparate und anderer entzündungshemmender Medikamente stark einschränken mußte. Das Steroidhormon beseitigt zwar relativ rasch manche Beschwerden des Patienten, vermag jedoch das Fortschreiten der Gelenkzerstörung nicht aufzuhalten. Zugleich wird die körpereigene Abwehr unterdrückt, wodurch langfristig schlimmere Erkrankungen als das Gelenkrheuma entstehen können.

Sogenannte nichtsteroidale Entzündungshemmer lindern vielfach ebenfalls die Schmerzen und die anderen mit dem Gelenkrheuma verbundenen Entzündungszeichen, doch auch sie beeinflussen ebensowenig die chronisch fortschreitende Gelenkzerstörung und erhöhen bei langfristiger Einnahme das Risiko, die Autoimmunerkrankung sogar noch stärker anzukurbeln.

Die Wirkung derartiger nichtsteroidaler Medikamente beruht auf der Hemmung des Stoffes Prostaglandin, der eine Mittlerrolle bei der Entstehung von Entzündungen spielt. Wird der Mittler unterdrückt, so wird damit zunächst die Entzündung gebremst. Andererseits schützt Prostaglandin die Schleimhaut des Magen-Darm-Traktes vor dem Angriff durch die Magensäure.

Wird es gehemmt, können daher im Magen-Darm-Trakt Entzündungen, Blutungen und Geschwüre durch die nunmehr im Magensaft voll wirksam werdende Salzsäure entstehen.

## Viele Leiden und wenige Hilfen

Schließlich stehen dem Arzt eine Handvoll sogenannter Basistherapeutika zur Verfügung, die auf nicht immer erkennbaren Wegen die Immunkomplexe verringern und lahmlegen. Sie werden dem Patienten möglichst langfristig intramuskulär gespritzt.

Das bekannteste Basistherapeutikum ist wohl das Gold. Bereits im Altertum wurde es in der Medizin verwendet, unter anderem gegen Tuberkulose, Lepra und Syphilis. Dann versuchten die Alchemisten, durch eine Veränderung des Goldes zum trinkbaren Gold ein von tausend Mythen umwobenes Allheilmittel zu gewinnen. Man wußte zwar nicht, wie es half, war aber felsenfest überzeugt, *daß* es half.

Heute wird Gold in der Rheumatologie in organischen Goldverbindungen dem Patienten verabreicht, wobei man noch immer nicht so recht weiß, wie es wirkt. Wird es dem Patienten muskulär gespritzt, kommt es bei jedem Dritten zu teilweise erheblichen Nebenwirkungen. Das Gold reichert sich zudem langfristig im Gewebe an, wirkt als Gefäßgift, kann allergische Hautveränderungen auslösen, zu Augenkrankheiten führen, zur Anämie und zu einer Reihe anderer Beschwerden.

Wegen dieser starken Nebenwirkungen des Goldes setzt man häufig Penicillamin ein – ebenfalls ein Basistherapeutikum, das in ähnlicher Weise beim Rheumatiker eingesetzt wird und mit ähnlichen Risiken belastet ist wie das Gold selbst.

Auf einer Rheumatologischen Fortbildungstagung hat Dr. Brückle von der Rheumatologischen Universitätsklinik Basel seinen Kollegen berichtet, was die tagtäglich in allen Praxen der Welt verordneten Basistherapeutika dem Patienten letztlich bringen.

Demnach halten die früher angegebenen Erfolgsquoten einer Besserung der Beschwerden – nämlich Besserung bei stolzen 40 Prozent der Patienten – der Nachprüfung nicht stand: Es sind deutlich weniger. Und nur bei jedem sechsten dieser Patienten hält dieser positive Zustand länger als zwei Jahre an. Genauer gesagt: Heute rechnet man eher mit einer Besserungsrate von etwa 19 Prozent durch Gold und 17 Prozent durch Penicillamin – eine Besserung, die im Durchschnitt etwa nur zehn Monate andauert. Je länger das rheumatische Geschehen bei dem Patienten bereits besteht, um so geringer ist die Chance, daß mit solchen Medikamenten außer möglicherweise der Auslösung von einigen bedrohlichen Nebenwirkungen überhaupt etwas erzielt wird.

Schreitet die Gelenkzerstörung trotz Anwendung dieser Medikamente fort, setzt man Zytostatika ein, die jede Zellneubildung hemmen. Nicht nur die Bildung neuer Zellen der körpereigenen Abwehr werden gehemmt und schwächen damit unsere Kraft gegen drohende Infektionen, sie hemmen auch die im Organismus ständig stattfindende Zellneubildung überhaupt.

Das am häufigsten bei Gelenkrheuma verordnete Zytostatikum ist jenes Azathioprin, das schon bei der Multiplen Sklerose bewiesen hat, wie stark es jeden Versuch einer enzymatischen Hilfe bei Autoimmunerkrankungen zu erschweren vermag. Die Nebenwirkungen von Azathioprin – besonders eine Störung der Blutbildung – zwingen oft zum Abbruch der Therapie.

Kein Wunder, daß viele Patienten es aufgeben, sich mit Medikamenten dieser Art länger behandeln zu lassen. So brechen, wie Dr. Brückle berichtete, im Durchschnitt etwa drei Viertel aller an Gelenkrheuma leidenden Patienten nach zwei Jahren der Einnahme von Basistherapeutika die Behandlung von sich aus ab.

Auf der Suche nach anderen Hilfen fördert man jahrhundertealte Kräuterrezepte aus den Folianten der Klosterbibliotheken zutage. Oder man freut sich, wenn so etwas wie die Omega-3-Säure auftaucht, die besonders reichlich in bestimmten Fischen enthalten ist: Diese Säure zählt zu den mehrfach ungesättigten Fettsäuren. Ein Mangel an solchen Fettsäuren kann durchaus am Entstehen von fehlerhaften Immunreaktionen mitbeteiligt sein, wie das schon bei der Multiplen Sklerose diskutiert wird.

## Wertvoller als Gold

Ob die Enzymgemische der Systemischen Enzymtherapie die so dringend gesuchten Mittel sind, rheumatische Erkrankungen wie das Gelenkrheuma sogar von der Ursache her zu bekämpfen, wird ebenfalls diskutiert und ist Gegenstand der wissenschaftlichen Forschung. Die bisher ausgewerteten Studien bestätigen die Vermutung, daß hier tatsächlich nicht nur die Symptome gebessert werden können, sondern ein Angriff auf die Ursache der Erkrankung stattfindet: Die Selbstzerstörung wird gebremst.

Die Überlegenheit von Enzympräparaten gegenüber allen bislang eingesetzten Antirheumatika hat sich dank ihrer zumindest gleich starken Wirksamkeit und ihrer fehlenden Gefährlichkeit bestätigt.

Der Leiter des Rehabilitationszentrums für rheumatische Erkrankungen und Herz-Kreislauf-Krankheiten in Saalfelden, Professor Dr. Klein, stellte in einer über den Zeitraum von sechs Monaten durchgeführten klinischen Studie fest, daß die Wirkung von eingenommenen Enzymgemischen wie Wobenzym genausogroß ist wie das wohl beste und verträglichste Basistherapeutikum, das bislang für die behandelten Gelenkrheumatiker zur Verfügung steht, nämlich ein orales, also ebenfalls einzunehmendes Goldpräparat.

Die Patienten der Gruppe, die das Wobenzym erhielt, waren häufig Rheumatiker im fortgeschritteneren Stadium; sie waren auch schon längere Zeit daran erkrankt. Es ist bekannt, daß die Chance der Besserung mit jedem Jahr der Erkrankungsdauer weiter abnimmt. Insofern bedeutete das einen besonderen Erfolg für das Wobenzym.

Was Professor Klein bei dieser Studie allerdings noch stärker beeindruckte, war die deutlich bessere Verträglichkeit des Wobenzyms. Während 25 Prozent der mit Gold behandelten Patienten über Unverträglichkeiten klagten, waren nur fünf Prozent der mit den Enzymen behandelten Patienten damit unzufrieden. Das allein sollte schon Grund genug sein, um das in der Wirkung zumindest gleichwertige, aber in der Verträglichkeit deutlich überlegene Wobenzym in die Reihe der bevorzugten Basistherapeutika aufzunehmen.

Weitere von der Medizinischen Enzymforschungsgesellschaft gesammelte wissenschaftliche Veröffentlichungen ergaben übereinstimmend immer wieder, daß proteolytische Enzymgemische nicht nur so gut wie frei von Nebenwirkungen sind, sondern auch die Symptome des entzündlichen Gelenkrheumas lindern, wie Morgensteifigkeit, Schmerz, Gelenkschwellung, verringerte Griffstärke und Beugefähigkeit der Gelenke. Wie die Enzyme in der Lage sind, bei jedem entzündlichen Vorgang im Organismus zu helfen, wurde bereits in vorangegangenen Kapiteln berichtet.

Die Enzyme sind deshalb bei so gut wie allen rheumatischen Leiden gleichermaßen mit Erfolg anzuwenden. Bereits 1983 wurde eine großangelegte Studie veröffentlicht, in der die Ergebnisse der Behandlung von 1.004 Rheumapatienten mit einem Enzymgemisch zusammengefaßt wurden. Untersucht wurden nicht nur Patienten mit Gelenkrheuma, sondern auch Patienten mit aktivierten Arthrosen, Weichteilrheumatismus und vielen anderen rheumatischen Leiden: Denn der Begriff

Rheuma umschreibt Dutzende verschiedenster Krankheiten des Bewegungsapparates bis hin zur arthritischen Wirbelsäulenverkrümmung, dem Morbus Bechterew.

Die 1.004 Patienten wurden von 141 Therapeuten mit dem Enzymgemisch behandelt. Das Ergebnis war beeindruckend. Die Therapeuten bezeichneten – je nach rheumatischer Erkrankung – die Leiden von 76 bis 90 Prozent der Patienten als gebessert oder deutlich gebessert, bei zehn bis 24 Prozent blieb der Zustand unverändert, und lediglich bei zwei Prozent kam es zu einer Verschlechterung. Das Urteil der Patienten über den Behandlungserfolg fiel ähnlich aus.

Die Verträglichkeit des Enzymgemisches wurde von der überwältigenden Mehrheit der Ärzte und Patienten als ausgezeichnet oder gut bezeichnet. Die Anzahl der Patienten, die das Enzymgemisch schlecht vertrugen, lag bei weniger als einem Prozent.

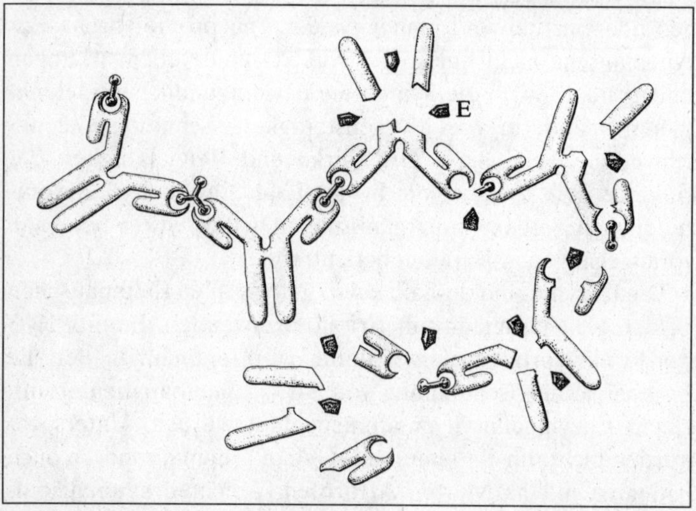


Enzyme spalten einen Immunkomplex

Studien des Institutes für Immunologie in Wien sowie der Rheumaklinik in Wiesbaden und der Rheumaklinik in Bad Wiessee bestätigten, daß durch die enzymatische Beeinflussung des Immunsystems die unterschiedlichsten rheumatischen Erkrankungen zu behandeln, die Bewegungseinschränkungen teilweise wieder aufzuheben und die Schmerzen zu lindern sind. Man vermag auf diese Weise die ständig fortschreitende Verschlimmerung zu bremsen oder ganz zu stoppen.

## Was lange währt ...

Gibt es einen Nachteil bei dieser Behandlungsmethode, die derart überlegene Ergebnisse bringt und so gut wie frei von Nebenwirkungen ist?

Der für den Patienten spürbarste Nachteil von in der Rheumatologie eingesetzten Enzymgemischen dürfte der bisweilen verzögerte Wirkungseintritt sein. Man sollte jedoch bei der Behandlung eines Krankheitszustandes, der sich über viele Jahre hinweg entwickelt hat, keine dramatische Änderung binnen vier Wochen erwarten und bitter enttäuscht sein, wenn man nicht sofort wieder gesund wird.

Es kann vorkommen, daß man über mehrere Wochen oder sogar Monate hinweg täglich Enzymdragees einnehmen muß, ehe sich die positive Wirkung einstellt. Das bedeutet, daß Patienten Tag für Tag weiterhin ihre Schmerzen ertragen und ihre Bewegungseinschränkung hinnehmen und – zunächst ohne eine ermutigende Reaktion – auch Tag für Tag diese Dragees zu schlucken haben. Manchen Patienten widerstrebt es, die erforderliche Dosis von 15 oder mehr Dragees täglich einzunehmen, weil immer wieder generell davor gewarnt wird, zuviel »Medizin« zu schlucken. Nur handelt es sich eben in diesem Fall nicht um »Medizin« im eigentlichen Sinn, sondern vielmehr um natürliche, biologische, im eigenen Körper ebenfalls hergestellte Helfer.

Deshalb wird vom Patienten bei der Enzymbehandlung seines Rheumas zunächst einmal große Geduld verlangt, außerdem Durchhaltevermögen, möglicherweise auch Geld: Unter Umständen lehnen es Kassen ab, die Kosten für diese Behandlung zu tragen. Andererseits erstatten sie problemlos die Aufwendungen für kostspieligere Medikamente, die weniger nutzen, mehr schaden und die Gesundheitskosten dementsprechend in die Höhe jagen. Beharrlichkeit des Patienten bringt bei manchen Kassen doch noch Einsicht. Sollte aber der Patient dennoch die Kosten für die Enzymbehandlung seines Gelenkrheumas selbst zu tragen haben, dann bezahlt er täglich weniger als ein normaler Raucher für seine Zigaretten.

Nachteilig ist vielleicht auch die wache Aufmerksamkeit, mit der solch eine Behandlung durchgeführt werden sollte. Ähnlich wie bei der Multiplen Sklerose ist es auch bei entzündlichem Rheuma dringend erforderlich, bereits am ersten Tag eines sich ankündigenden neuen Schubes – wenn der Patient das Gefühl einer nahenden Erkältung oder eines grippalen Infektes verspürt oder sich irgendwie unwohl fühlt – sofort zum Arzt zu gehen. Die normalerweise eingenommenen Dragees reichen dann nicht aus, die Dosis an Enzymen sollte nunmehr erhöht werden.

Das ist von großer Bedeutung für den Erfolg der Therapie, weil sich während der Schubphase extrem viele aktive Immunzellen in der Gelenkflüssigkeit, im Knorpel der befallenen Gelenke und im Blut befinden. Schickt man massenhaft Enzyme in den Organismus, können sie die fehlgesteuerte Überaktivität mit all ihren Folgen bremsen.

## Die gestörte Funktion

Eine Folge der Entzündung und Zerstörung am autoimmun erkrankten Ort wurde bisher nicht erwähnt. Auf sie muß in einem besonderen Kapitel hingewiesen werden, weil es um einen Vorgang geht, der uns mit zunehmendem Alter heimsucht, der unsere Lebensqualität senkt und zur häufigsten Todesursache beiträgt.

Unsere Regenerationsfähigkeit läßt von Kindheit an rapide nach. Es fällt unserem Organismus immer schwerer, zerstörte Zellen durch ihre Funktion übernehmende neugebildete Zellen zu ersetzen. Die Reparatur wird zunehmend durch den Ersatz mit Strukturen vorgenommen, die man zwar in Mengen herstellen kann, die aber nicht die Funktion der zerstörten Zellen ausüben können. Qualität wird durch Quantität ersetzt.

Makrophagen schicken Botenstoffe, die uns schon bekannten Zytokine, in die Umgebung aus. Man bezeichnet sie als *Transformation Growth Factor,* TGF-β. Sie aktivieren die sogenannte Matrix, jene formlose Grundsubstanz, mit der das Bindegewebe hergestellt wird. In die Matrix wandern sogenannte Fibroblasten ein. Es kommt zur Fibrosierung des Gebietes, man könnte auch sagen zur Vernarbung. Zerstörte Zellen werden dadurch nicht durch gleiche Zellen mit gleicher Funktion, sondern durch funktionsloses Narbengewebe ersetzt.

Dieser Mechanismus ist eine der wichtigsten Ursachen für das, was man als Alterskrankheit bezeichnet. Und es stellt sich die Frage: Ist die regulierende Kraft der proteolytischen Enzyme geeignet, auch den Prozeß der zunehmenden Vernarbung und Verhärtung zu unterbinden? Ist die Systemische Enzymtherapie, deren Einsatz kaum eine Grenze zu kennen scheint, damit so etwas wie ein Jungbrunnen, eine Hoffnung auf ein langes und gesundes Leben?

KAPITEL 16

# Alter: Beste Bremse

Jeder will es werden, keiner will es sein: alt. Der Gedanke, immer älter zu werden und eines Tages zu sterben, erfüllt manche Menschen mit Verzweiflung und hindert sie aus Angst vor dem Sterben daran, das Leben zu genießen. Die meisten Menschen möchten das Altern bremsen und den Tod möglichst weit hinausschieben. Insgeheim warten sie darauf, daß noch zu ihren Lebzeiten jemand kommt und sagt: »Wir haben den Mechanismus entdeckt, der jeden lebenden Organismus einmal sterben läßt. Wir können ihn ausschalten. Wir haben den Tod besiegt. Wer will, der kann ewig leben.«

Es fragt sich zwar, ob das ewige Leben wirklich so erstrebenswert ist, ob es nicht auch das Ende der menschlichen Gesellschaft bedeuten würde, aber es ist natürlich faszinierend, nach dem »Mechanismus, der jeden Organismus einmal sterben läßt« zu forschen.

Wir sind solchen Mechanismen tatsächlich bereits auf der Spur. Nicht jeder lebende Organismus stirbt. Es gibt nämlich so etwas wie ewiges Leben sogar in unserem eigenen Körper. Krebszellen beispielsweise sind primitive Wesen, denen der eingebaute Sterbemechanismus fehlt. Sie können in einem bestimmten Milieu theoretisch für immer leben.

In der Labortechnik benötigt man für verschiedene Zellkulturen solche langlebigen, sich unentwegt teilenden Organismen. Deshalb hat man beispielsweise sozusagen unsterbliche Krebszellen eines besonders stark wachsenden Gebärmutterhalskrebses mit Makrophagen gekreuzt und schuf daraus Hybridzellen vom Typ »He-La U 927«. Diese theoretisch ewig lebenden Hybridzellen sind bei vielen Forschungsvorhaben unverzichtbare Helfer.

Es bereitet längst keine Schwierigkeiten mehr, sogar in bestimmten Zellsuspensionen gehaltene Gewebe oder Organe – wie man es etwa mit einem Kükenherz durchgeführt hat – beliebig lange am Leben zu erhalten.

Normalerweise jedoch stellt jede Zelle nach einer gewissen Zeit ihre Stoffwechseltätigkeit ein und stirbt. Man nimmt an, daß die meisten Körperzellen des Menschen nach der 45. bis 50. Teilung nicht mehr in der Lage sind, fehlerfreie Kopien von sich herzustellen. Das merken die geschwächten und nunmehr für den Organismus zur Gefahr werdenden Zellen selbst. Sie sorgen – bis zuletzt dem Gesamtorganismus selbstlos dienend – freiwillig für ihren eigenen Tod, indem sie auf der Zellmembranoberfläche besondere Rezeptoren ausstülpen: Landeplätze, an die bestimmte Antikörper oder Immunkomplexe andocken können, die wiederum die als Komplementkaskade bezeichnete Enzymkettenreaktion aktivieren, an deren Ende die enzymatische Auflösung solcher altersschwachen Zellen erfolgt.

Dieser freiwillige Tod altersschwacher Zellen ist ein entscheidender Vorgang bei der Zellmauserung. Das ist die in jeder Sekunde unseres Lebens stattfindende Erneuerung des Organismus durch die Elimination alter Zellen, an deren Stelle neue, junge, einwandfrei arbeitende Zellen treten.

Bei dem Leben und Sterben jeder einzelnen Zelle gehen die Wissenschaftler der gleichen Frage nach wie bei dem Leben und Sterben des Menschen überhaupt: Endet das Leben durch sich häufende Stoffwechselfehler oder aber durch einen Mechanismus, der von einem genetisch eingebauten Signal ausgelöst wird? Die Antwort: Beide Faktoren sind gleichermaßen dafür verantwortlich.

Der Vorgang des Alterns wird genetisch gesteuert, wie es

sich bei Patienten, die am Hutchinson-Gilford-Syndrom oder am Werner-Syndrom erkrankt sind, erkennen läßt: Das ist die Frühvergreisung von Kindern oder jungen Menschen nach Beginn der Pubertät. Ein außer Kontrolle geratener genetischer Code läßt diese Patienten in wenigen Jahren zu Greisen werden, die dann rasch einer der typischen Alterskrankheiten zum Opfer fallen.

## Im Chromosom 1 wartet der Tod

Das Signal zum Altern und Sterben liegt also im genetischen Code verborgen. Aber wo? Um das festzustellen, kreuzten japanische sowie amerikanische Wissenschaftler menschliche Bindegewebszellen mit Hamsterkrebszellen und suchten in den daraus entstandenen Hybridzellen nach der Veränderung im genetischen Code, der die Hybridzellen zur unaufhörlichen Teilung und zur nicht endenden Existenz befähigt. Sie fanden heraus, daß das menschliche Gen, das unseren Alterungsvorgang steuert, in dem ersten unserer 23 Chromosome zu finden sein muß.

Rein theoretisch wäre es in Zukunft deshalb möglich, gentechnologische Veränderungen im menschlichen Chromosomensatz vorzunehmen, die den Alterungsvorgang hinauszögern. Ähnliche Versuche haben bereits dazu geführt, Schimmelpilze, Würmer, Fliegen und Mäuse so zu verändern, daß ihre Lebenszeit erheblich verlängert wird. Sie vererben diese Fähigkeit zum längeren Leben sogar auf ihre Nachkommen.

Bis jetzt können wir Menschen noch nicht mit einer derartigen Manipulation unserer Erbanlagen rechnen. Unsere beste Chance, ein hohes Alter zu erreichen, ist es, von Eltern abzustammen, deren Vorfahren besonders langlebig waren. Wir besitzen damit eine gewisse Garantie, über erst spät aktiv werdende Alterungsgene im Chromosom 1 zu verfügen.

Eine Erlösung vom Tod ist das natürlich nicht. Es ist nicht einmal die Garantie für eine längere Lebenszeit. Da ist immer noch der zweite Faktor zu beachten, der ebenfalls für Alterungsvorgänge verantwortlich ist, nämlich der Faktor sich häufender Fehler bei der gesamten Stoffwechselaktivität.

Für manche dieser Fehler können wir nichts, etwa für die aus genetisch bedingtem Enzymmangel entstehenden Stoffwechselanomalien. Aber die meisten Fehler, die den Organismus schwächen und ihn vorzeitig altern lassen, können wir glücklicherweise selbst vermeiden. Wir sollten diese Möglichkeit nutzen, wenn uns an einem gesünderen und längeren Leben liegt.

## Wenig essen, lange leben

Eine Möglichkeit, dem Organismus die Chance zu geben, länger zu leben, besteht darin, weniger zu essen. Zahlreiche Untersuchungen haben immer wieder bestätigt, was uns die Kriegs- und Nachkriegszeit in Deutschland deutlich vor Augen geführt hat: Eine stark verringerte Ernährung – mit der Betonung auf weniger Fleisch und Fett – führt tatsächlich zu einem gesünderen und längeren Leben. Daß sich die statistische Lebenserwartung in den vergangenen Jahrzehnten ständig erhöht hat, verdanken wir sicherlich der verbesserten Medizin, besonders der darin begründeten geringeren Säuglingssterblichkeit, und nicht etwa dem menschlichen Verhalten.

Wer sich mit dem Einfluß der Ernährung auf die Lebenserwartung näher beschäftigt, sollte eigentlich automatisch zur Vernunft kommen. In den Labors des National Toxicology Laboratory in Little Rock, Arkansas, leben Tausende von Mäusen und Ratten gesund und doppelt so lange wie üblich, weil man ihre Nahrungsaufnahme um 40 Prozent gesenkt hat. Prompt sind auch der Direktor des Laboratoriums und seine Mitarbeiter diesem Beispiel gefolgt.

Natürlich essen wir nicht nur zuviel. Wir essen auch falsch: zu schnell, zu heiß, zu kalt. Wir begehen alle Fehler, über die bereits in dem Kapitel über die Verdauung berichtet wurde. Wir bewegen uns zuwenig, wir schädigen uns durch das Rauchen oder andere Drogen, wir setzen uns den selbst produzierten Umweltbelastungen aus.

Würden wir statt dessen so leben, wie es uns der Verstand eigentlich sagt, kämen wir dem Ideal nahe, ein gesundes Leben bis ins hohe Alter zu führen. Man schätzt, daß allein durch eine merkliche Änderung der Lebensweise und eine merkliche Senkung der Umweltbelastungen zwei Drittel bis drei Viertel aller chronischen Erkrankungen vermeidbar wären.

Unser Fehlverhalten und die von uns zu verantwortenden Umwelteinflüsse verursachen Störungen im menschlichen Organismus, beispielsweise die massenhafte Bildung von sogenannten »Freien Radikalen«. Das sind chaotisch reagierende Moleküle, denen man die Mitschuld an zahlreichen Krankheiten vom Krebs bis zum Herzinfarkt zuschreibt und die man für viele vorzeitige Alterungsvorgänge verantwortlich macht.

Freie Radikale oxidieren unsere Zellen. Die Zellen rosten regelrecht und sind nicht mehr zu einem normalen Stoffwechsel fähig. Werden die Freien Radikale in ihrer Zerstörungswut nicht gestoppt, können sie deshalb den ganzen Organismus schwächen. Es gibt Altersforscher (Gerontologen), die in den Freien Radikalen sogar die wichtigste Ursache krankhafter Alterungsvorgänge sehen.

Freie Radikale spielen auch bei der Bildung von Quervernetzungen eine unrühmliche Rolle. Dabei – in der Medizin spricht man von Crosslinkage – handelt es sich um fehlerhafte Querverbindungen von Eiweißketten, die im Bindegewebe, aber auch in allen anderen Zellverbänden auftreten können.

Wie sie die Funktion stören, sehen wir am Elastizitätsverlust des Bindegewebes am deutlichsten. Wenn wir die Haut am

Handrücken mit zwei Fingern hochheben, dann loslassen und sie sofort wieder glatt wird, dann ist das Hautgewebe noch elastisch. Es ist durch die Quervernetzung noch nicht geschädigt und gealtert. Krähenfüße um die Augen und Falten auf der Stirn sind weitere sichtbare Zeichen von solchen Quervernetzungen des Bindegewebes.

Das Bindegewebe besteht aus riesigen, teils spiralförmig, teils parallel angeordneten Eiweißketten, die für die Zug-, Dehnungs-, Beugungs- und Druckfestigkeit des Bindegewe-

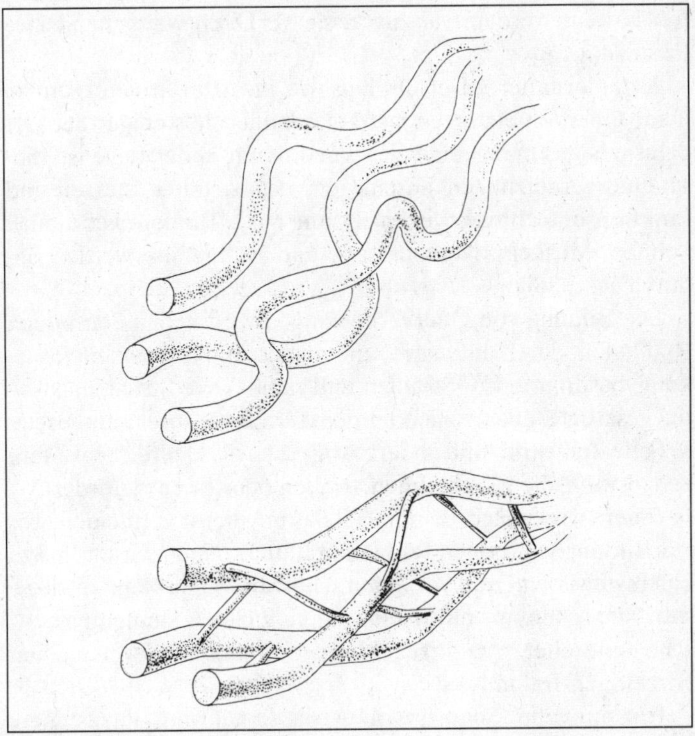

Crosslinkage: fehlerhafte Querverbindungen von Eiweißketten

bes sorgen – wie die Spiralfedern und Drahtseile einer Bettmatratze oder eines Trampolins Elastizität und zugleich Festigkeit bewirken.

Die Bewegungsfähigkeit der Eiweißketten hängt davon ab, wie sie miteinander verbunden sind, ohne sich dabei zu hemmen. Man denke an die Saiten einer Harfe: Sie sind einerseits fest eingespannt, andererseits lassen sie sich einzeln elastisch bewegen und kehren nach der Bewegung in ihre ursprüngliche Spannung zurück. Verknüpft man jedoch zwei nebeneinander liegende Harfensaiten miteinander, können sie nicht mehr so frei bewegt werden wie zuvor, sie verlieren weitgehend ihre Elastizität.

Je fehlerhafter unser Organismus im Alter arbeitet, um so mehr Quervernetzungen werden gebildet. Je weniger der Organismus aus mangelnder Enzymaktivität in der Lage ist, diese Quervernetzungen auszulösen, desto steifer, starrer und funktionsuntüchtiger wird nicht nur unser Bindegewebe, auch Sehnen, Muskeln, Nervenfasern und Blutgefäße werden dadurch geschädigt.

Die Bildung von Quervernetzungen wird neben den Freien Radikalen durch intensive und ungeschützte Sonneneinwirkung, bestimmte UV-Strahlen und radioaktive Strahlen, Nikotin, gesättigte, überhitzte oder dem Grillfeuer direkt ausgesetzte Fette, Industrie- und andere Abgase sowie zahlreiche weitere Schadstoffe, die wir einatmen, trinken oder essen, gefördert.

Indem wir zunächst einmal all das möglichst vermeiden, was zur Bildung von Freien Radikalen führt, können wir uns bis zu einem gewissen Grad vor ihnen schützen – auch wenn die meisten Menschen nur ungern darauf verzichten. Sie nehmen anscheinend eher vorzeitiges Altern und möglicherweise einen vorzeitigen Tod in Kauf.

Ein sinnvoller Schutz wäre es, die Ernährung umzustellen: langsamer zu essen, länger zu kauen, gesündere, giftfreie Le-

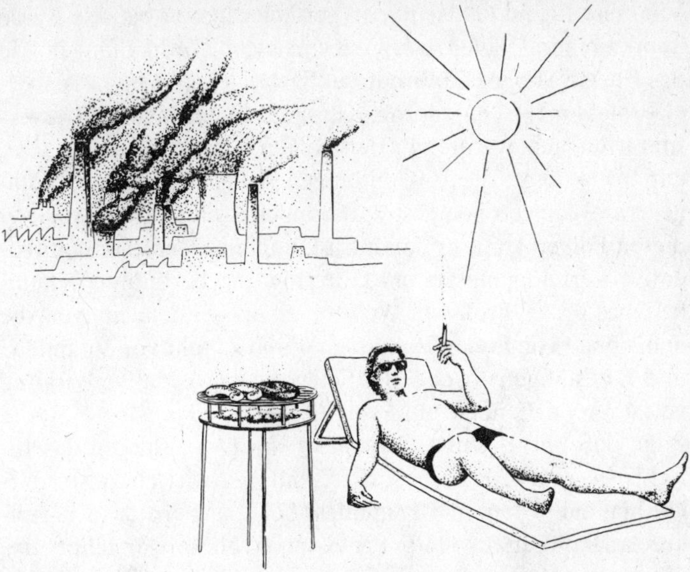

Einflüsse, die eine Bildung Freier Radikale und die Quervernetzungen fördern

bensmittel zu wählen, Fleisch- und Fettkonsum stark einzuschränken. Aber auch die vernünftigste Lebensweise genügt im höheren Alter nicht, um gegen die Einflüsse gefeit zu sein, die uns durch Umweltbelastungen in der Luft, im Wasser und in der Erde unvermeidlich schädigen: indem sie besonders zur Bildung Freier Radikale im Organismus beitragen.

Aus diesem Grund ist bei jedem älteren Menschen (etwa ab dem fünften Lebensjahrzehnt) die Zufuhr proteolytischer Enzyme wichtig, die eine die Alterung bremsende Wirkung auszuüben vermögen.

Die verheerende Wirkung der Freien Radikale können wir nicht nur mit den proteolytischen Enzymen eindämmen. Es gibt weitere »Rostschutzmittel«: Antioxidantien wie etwa die

Vitamine E und C, das nur in geringen Dosen einzusetzende Spurenmineral Selen oder enzymatische Radikalfänger wie das Enzym Superoxiddismutase (SOD).

Professor Dr. G. Wolfram, Klinikum Innenstadt der Universität München, warnte vor den Folgen »überschießender Oxidationsprozesse, die Entzündungen sowie atherogene, mutagene und kanzerogene Veränderungen auslösen können«. Zu diesen Folgen kann es demnach kommen, wenn das »antioxidative Verteidigungssystem (Enzyme und bestimmte Vitamine)« gestört ist. Professor Wolfram zitiert Untersuchungen, die den Abbau von Freien Radikalen durch Zufuhr von Vitamin C und E bestätigen – wobei das Selen die antioxidative Wirkung von Vitamin E noch unterstützt. Eine großangelegte Studie zeigt, daß hochdosiertes Vitamin E nach vier Jahren das Infarktrisiko um 41 Prozent senkte. Andere Arbeiten weisen darauf hin, daß Vitamin A zumindest bei Rauchern das Lungenkrebsrisiko senkt. Und Professor Wolfram erwähnt das »Französische Paradoxon«: Denn es ist paradox, daß in Frankreich einerseits ein reichlicher Verzehr von tierischem Fett und andererseits eine erstaunlich niedrige Herzinfarktrate zu verzeichnen ist. Was allem Anschein nach daran liegt, daß die Franzosen regelmäßig mehr Rotwein trinken, als es bei uns üblich ist. Das würde bedeuten: Sogar ein Glas Rotwein am Tag stellt für ältere, nichtalkoholabhängige Menschen eine zusätzliche Sicherung für Herz und Kreislauf dar. Diese Sicherung verdanken wir dabei allerdings nicht dem Alkohol, sondern einem für die rote Farbe verantwortlichen Stoff, den wir auch in Heidelbeersaft, Kirschsaft oder in Rote Bete finden.

Schließlich sollte noch eine Substanz erwähnt werden, die in der Öffentlichkeit wie eine Art Wundermittel angepriesen wird und unter anderem vor all den Risiken schützen soll, die unsere Gesundheit gerade im höheren Alter bedrohen. Es geht um das Co-Enzym Q 10. Es wird bisweilen als Vitamin bezeichnet und dann wiederum als Enzym. Genauer gesagt ist es ein Molekül, das bei zahllosen enzymatischen Auf- und Abbauprozessen im Körper als ergänzende Hilfe benötigt wird. Es ist eben eines der berühmten Co-Enzyme. Für die Entdeckung der durch das Co-Enzym Q 10 geförderten Prozesse erhielt 1987 der britische Biochemiker Peter Dennis Mitchell den Nobelpreis für Chemie.

In kurzer Zeit wurde klar, daß das Co-Enzym Q 10 tatsächlich unverzichtbar ist und gerade auf Herz und Kreislauf gesundheitsfördernd wirken kann. Es wurde auch klar, daß ältere und abwehrgeschwächte Menschen erheblich weniger Co-Enzym Q 10 besitzen als jüngere und gesunde Menschen. Seitdem japanische Wissenschaftler es geschafft haben, Co-Enzym Q 10 massenhaft und kostengünstig herzustellen, kann man diesen Mangel ausgleichen. Allerdings muß man dann das Co-Enzym Q 10 nicht nur täglich einnehmen, sondern auch in einer höheren Dosis, als es bei den meisten im Handel befindlichen Präparaten empfohlen wird.

Aber auch mit der gesündesten Lebensweise und dem besten Schutz vor Quervernetzungen und Freien Radikalen kann der Alterungsvorgang natürlich nur gebremst, aber nicht völlig aufgehalten werden.

## Macht nur keinen Fehler

Nur wenige Wissenschaftler beschäftigen sich ausschließlich mit dem Alterungsvorgang, obwohl jeder Mensch mit ziemlicher Sicherheit einmal erkrankt und zuletzt mit absoluter Sicherheit stirbt. Die wenigen Gerontologen sind sich immerhin darin einig, daß zur langfristigen Erhaltung der Gesundheit und Verlängerung der Lebenszeit ein Eingriff in den genetischen Code und vor allem eine Senkung der Fehlerrate im Stoffwechsel der Menschen beitragen kann.

Kein Organismus arbeitet absolut fehlerfrei. Denn in unserem Körper befinden sich immer, auch bei der Lektüre dieser Zeilen in diesem Augenblick, ständig etwa eine Milliarde Zellen im Umbau. Sie teilen sich, sterben ab, werden erneuert. In jeder Sekunde entstehen beim gesunden Erwachsenen auf diese Weise etwa 230.000 neue Zellen; das sind ungefähr 20 Milliarden Zellen pro Tag. Zum Umbau jeder einzelnen Zelle sind wiederum Millionen ganz bestimmter einzelner biochemischer Schritte erforderlich, die nur durch die Anwesenheit exakt geformter Enzyme möglich sind und zudem in einer kaum noch meßbaren Geschwindigkeit vollzogen werden müssen.

Natürlich kommt es dabei zu Fehlern, die im jungen und gesunden Organismus vom Immunsystem zuverlässig korrigiert werden. Da diese Fehler jedoch im gesamten Organismus entstehen können, kommt es auch zu Fehlern im Immunsystem, dessen Aufgabe es ist, sie wieder auszubügeln. Das bedeutet, daß im Laufe der Lebensjahre genau das System fehlerhaft wird, das zum Schutz, zur Reparatur und zur Gesunderhaltung da ist. Hier machen sich Fehler also besonders gravierend bemerkbar.

Wir sollten deshalb so leben, wie wir es eigentlich immer schon vorhatten, wie es unsere Vernunft längst fordert – und wie es die Mehrheit der Menschen leider nicht tut. Es wäre die einfachste, billigste und wirksamste Altersbremse.

Sonst bleibt uns nur der Reparaturdienst am geschädigten Organismus, der sich besonders um zwei Schäden, die generell im Alter auftreten, kümmert: die durch Durchblutungsstörungen und durch Abwehrschwäche entstehenden Krankheiten. Hauptsächlich Herz- und Kreislauferkrankungen und Krebserkrankungen stellen die Todesursachen für vier von fünf Bundesbürgern dar. Aber auch die typischen chronischen Krankheiten gehören dazu, die das Altern zur Bürde machen.

Die Durchblutungsstörungen im Alter entstehen durch nachlassende Plasminaktivierung. Das verhindert die optimale Blutverflüssigung, die Bildung der Blutklebstoffe nimmt überhand. Daraufhin kommt es zur stärkeren Blutgerinnung mit den Folgen der Verstopfung von Arterien und zur Sklerodierung, zur »Verkalkung« – all dem, was im Kapitel über die Gefäße und die Rolle der Enzyme bei der Erhaltung des Blutfließgleichgewichtes beschrieben wurde.

Ebenso gültig ist die Forderung, uns vor den Auswirkungen des im höheren Alter nicht mehr so leistungsfähigen Abwehrsystems zu schützen. Der bedeutendste Schaden ist ein wegen der zu schwachen Abwehr entstehender, nicht mehr kontrollierbarer Tumor. Krebs gilt eigentlich im Alter, wie auch die Atherosklerose, als naturgegebener Zustand. Jeder in unserer zivilisierten Welt lebende Mensch bekommt »seinen Krebs«, wenn er nur alt genug wird, um ihn zu erleben. Der Alterskrebs wird zumindest beim Menschen – nicht beim wilden Tier – als unumgängliche Folge seiner nicht mehr artgerechten Lebensweise hingenommen.

Die mit dem zunehmenden Altern verbundene Immunschwäche erklärt auch die erhöhte Anfälligkeit gegenüber Infektionskrankheiten.

Ein Kind oder ein junger Mensch reagiert auf eine virale oder bakterielle Infektion vehement mit Fieber, Schwellung, Schmerzen, Krankheitsgefühl. Die massive Reaktion führt dazu, daß der Körper des jungen Menschen relativ schnell mit der Krankheitsursache – etwa den Bakterien oder Viren – fertig wird und rasche Gesundung bringt. Das Krankheitsgefühl und das Fieber sind dabei nicht so sehr Folgen der Bakterien und Viren, sondern vielmehr Folgen der heftigen Abwehrreaktion unseres Immunsystems.

Beim älteren Menschen fällt diese Abwehrreaktion viel schwächer aus. Das Fieber ist geringer, neben einer allgemeinen Niedergeschlagenheit spürt der Betroffene nur wenig, dafür ist jedoch die Zeit bis zur Ausheilung wesentlich länger. Häufig werden die Infektionen chronisch oder klingen erst viel später ab. Das liegt an der viel schwächeren Abwehrleistung des Körpers gegen die Infektionsursache. Die Auseinandersetzung mit dem Fremden verläuft viel weniger aggressiv und dauert deshalb natürlich auch viel länger.

## Warum nimmt im Alter die Immunschwäche zu?

Schon seit langem weiß man, daß die Abwehrzellen im Alter geschwächt sind. Das gilt nicht nur für die Freßzellen, sondern auch für spezielle Lymphozyten wie die sogenannten Killerzellen sowie jene Zellen, die spezifische Abwehrmoleküle herstellen – beispielsweise der Tumor-Nekrose-Faktor TNF und Botenstoffe wie das $\alpha$-Interferon und Interleukine.

Lange hat man nach der Ursache dafür gesucht. Erst in jüngster Zeit wurde dieses Rätsel zumindest teilweise gelöst. Eine der Hauptursachen ist die viel stärkere Freisetzung von sogenannten Wachstumsfaktoren während des Alterns. Einer der wichtigsten Vertreter dieser Wachstumsfaktoren ist der nun schon mehrfach angeführte TGF-$\beta$. Er wird gebildet, wenn irgendwo in unserem Körper Verletzungen oder Entzündungen bestehen, die ausheilen müssen. Die Wachstumsfaktoren stellen das Material zur Verfügung, das zur Ausheilung und Vernarbung einer Verletzung oder einer Entzündung erforderlich ist und bewirkt, daß bestimmte Zellen in unserem Körper Klebstoffe und Matrixproteine absondern, um das verletzte und entzündete Gewebe abzudichten. In dieses von Klebstoff durchsetzte Gewebe werden Narbengewebszellen in großer Zahl eingelagert.

Allmählich entsteht ein Narbengewebe, das zwar den vorher bestehenden Gewebsdefekt abdichtet und repariert, aber viel weniger funktionell ist. Es kann nicht die Aufgaben des zugrunde gegangenen Gewebes übernehmen. Die Funktion des betroffenen jeweiligen Gewebes ist vermindert und dadurch geschwächt.

Die mit den Wachstumsfaktoren zustande kommende Narbengewebsbildung ist eminent wichtig, damit unser Körper Verletzungen oder auch Entzündungen überleben kann. Während der lebensrettenden Reparaturvorgänge setzen die Wachstumsfaktoren die Fähigkeit unserer körpereigenen Abwehr, mit Fieber, Schwellung und aggressiver Attacke feindliche Viren und Bakterien abzuwehren, während dieser Phase deutlich herab.

Mit zunehmendem Alter sind diese Wachstumsfaktoren ständig deutlich erhöht und verursachen somit quasi permanent eine verringerte Abwehrqualität. Die erhöhte Zahl und Aktivität der Wachstumsfaktoren sind die wichtigsten Auslöser von Altersleiden, Ursache für die erheblich verstärkte Narbengewebsbildung und Sklerosierung der Gefäße. In fast allen Organen, vor allem aber in den Nieren, der Leber, der Lunge und in den Gefäßen, finden während des Alterungsvorganges mehr und mehr Narbengewebseinlagerungen statt. Der Mediziner nennt das Fibrose und Sklerose, wobei ein Teil der funktionellen Zellen durch Narbengewebszellen mit niedrigerer Funktionalität ersetzt wird.

Um es nochmals zu betonen: Dieser Vorgang der Fibrosierung ist das wichtigste Element des im Verlauf des Alterns immer stärker werdenden Funktionsverlustes des jeweils betroffenen Organs.

Von großer Bedeutung ist dabei sicherlich folgender Vorgang: In der Gefäßwand unserer Arterien, der Innenauskleidung der Arterien und auch in den tieferliegenden Gewebsschichten werden durch solche Narbengewebszellen starke Veränderungen hervorgerufen. Dies führt zur gleichzeitigen

Einlagerung von Blutklebstoff und Fett, vor allem des »bösen« Cholesterins (LDL). Schreitet dieser Prozeß weiter fort, so entsteht eine Atherosklerose, die den entscheidenden Auslöser für die Entstehung der meisten Alterserkrankungen, vor allem der Herz- und Kreislauferkrankungen, darstellt.

Die nunmehr vorliegenden Forschungsergebnisse beweisen den Zusammenhang. Man kann diese Wachstumsfaktoren im Blut und auch in den entsprechenden Geweben untersuchen. Hohe Konzentrationen solcher Wachstumsfaktoren sind ein Beweis dafür, daß im Körper vermehrt Narbengewebe und Gefäßsklerose entsteht.

Viele Ärzte vertreten bereits die Meinung, daß die Intensität der Wachstumsfaktoren im Alter ein zuverlässiger Wert für die Bestimmung des biologischen Alters darstellt: Je höher die Zahl der Wachstumsfaktoren ist, um so mehr funktionsgemindertes Gewebe entsteht im Körper und um so biologisch älter ist der Organismus.

Dieser Zusammenhang wurde auch bei der Entstehung von Nierenerkrankungen untersucht. Besonderes Augenmerk wurde dabei auf die durch die Zuckerkrankheit verursachte Nierenerkrankung gelegt.

Bei den meisten Menschen entsteht diese Erkrankung im Gefolge von mehreren Gesundheitsstörungen, die wir als Metabolisches Syndrom bezeichnen. Besonders ältere Menschen sind von erhöhten Blutzuckerwerten, hohem Blutdruck und Übergewicht betroffen. Die meisten rauchen zudem und bewegen sich zuwenig. Mehrere dieser Faktoren zusammen erhöhen besonders das Risiko, an Gefäßkrankheiten und Nierenschwäche zu erkranken.

Die meisten der 45.000 in Deutschland lebenden dialyseabhängigen Patienten sind als Folge dieser Summe all ihrer kleinen Laster nierenkrank geworden. Man fand heraus, daß erhöhte Blutzuckerwerte und Bluthochdruck zu einer massiven

Bildung der Wachstumsfaktoren führen, die wiederum für die Entstehung einer Nierenfibrose und der Arteriosklerose von Gefäßen verantwortlich sind.

Dieses Schicksal wäre vielfach zu vermeiden gewesen, wenn die Patienten rechtzeitig das Rauchen aufgegeben, den Blutdruck durch ACE-Hemmer gesenkt, Übergewicht vermindert und sich körperlich sinnvoll betätigt hätten. Nebenbei erwähnt bezahlt die Solidargemeinschaft der Krankenkassenmitglieder jährlich immerhin ca. 3,5 Milliarden DM für die Behandlung der 45.000 Dialysepatienten.

Durch präventive Schritte hätten viele Patienten die Entstehung der Niereninsuffizienz verhindern können. Schon die blutdrucksenkende Wirkung der ACE-Hemmer hat das Risiko von Patienten mit Metabolischem Syndrom, an Niereninsuffizienz zu erkranken, deutlich vermindert und zeitlich verzögert.

Die Enzymbehandlung hat sich hier als sehr wirksam erwiesen. Indem die Enzyme in erheblichem Umfang die Wachstumsfaktoren vermindern, entstehen weniger Fibrose und Sklerose in Nieren und Gefäßen.

Professor Heidland, Nephrologe an der Universität Würzburg, hat sowohl im Tierversuch als auch in einer klinischen Untersuchung eindeutig nachgewiesen, daß die Enzymbehandlung zu einer Verringerung der Niereninsuffizienz führt. Vor allem die Proteinausscheidung im Urin und die Kreatininausscheidung werden durch die Enzymbehandlung erheblich verbessert. Dadurch verbessert sich auch die Filtrationsrate der Nieren, und die Nierenfunktion bleibt in einem erhöhten Umfang erhalten. Auch die Entwicklung der Sklerose in den Arterien der Niere wird weitgehend verhindert, so daß auch die Durchblutung der Niere verbessert wird. Diese Wirkung ist natürlich nicht nur auf die Nierenarterien begrenzt, sondern betrifft die Arterien im gesamten Körper und besonders die Herzkranzarterien.

Diese Forschungsergebnisse lassen erkennen, daß ein wesentlicher Teil der mit dem Altern einhergehenden Erkrankungen durch eine sinnvolle Enzymbehandlung günstig beeinflußt wird. Mehr als 50 Prozent der Todesursachen während des Alterns geht auf Sklerosen des Gefäßapparates zurück. Die Arterien des Herzens, der Leber, der Nieren und des Gehirns, aber auch aller übrigen Gefäße sind davon betroffen. Eine Enzymbehandlung über lange Zeit verringert sowohl die Entstehung der arteriellen Gefäßerkrankungen als auch die Entstehung von Fibrosierung in den wichtigen Organen insgesamt. Dazu zählen insbesondere der Herzmuskel, die Lunge, die Leber, die Bauchspeicheldrüse, das Gewebe der Blase und, wie schon erwähnt, die Nieren. In all diesen Organen führt die Fibrosierung und die Sklerosierung der Arterien zu einem frühzeitigen Funktionsverlust während des Alterns.

Da die Hauptursachen der Altersbeschwerden und auch des frühzeitigen Todes darauf zurückgehen, kann eine konsequente und auf lange Zeit eingehaltene Enzymbehandlung zur erheblichen Lebensverbesserung und Lebensverlängerung beitragen.

## Nicht sterben, sondern nur aufhören zu leben

Wir sollten wirklich alles dazu beitragen, das Siechtum im Alter und das frühzeitige Sterben möglichst zu verhindern. Wir allein sind verantwortlich für unsere Gesundheit. Durch eine gesündere Lebensweise und die jeweils erforderliche Zufuhr aller zusätzlich benötigten Mittel können wir unserem Organismus helfen, so lange wie nur möglich optimal zu funktionieren und das in unseren Genen bereits vorgegebene eigentliche Lebensende zu erreichen.

Man nimmt an, daß unser Organismus darauf eingerichtet ist, etwa 115 Jahre lang zu leben, ehe das genetisch eingebaute

Signal das Ende auslöst. Jeden Tod vor diesem Alter könnte man deshalb als ein vorzeitiges Ende bezeichnen. Daß viele der Menschen in grauer Vorzeit tatsächlich viel länger gelebt haben als wir heutzutage, lassen die überlieferten Sagen, Mythen oder auch die Berichte aus dem Alten Testament vermuten.

In den indischen Geheimlehren, die in den sogenannten *Upanishaden* niedergelegt wurden, heißt es, die natürliche Lebensdauer des Menschen betrage 100 Jahre. Als der Philosoph Arthur Schopenhauer in Weimar diese indischen Lehren kennenlernte, beeinflußten die in den Upanishaden verkündeten Erkenntnisse von nun an sein gesamtes Denken. So glaubte auch er daran, daß wir eigentlich mindestens 100 Jahre lang leben sollten:

»Ich glaube mit Recht. Weil ich bemerkt habe, daß nur die, die das 90. Jahr überschritten haben, der Euthanasie teilhaftig werden, das heißt: ohne alle Krankheit, auch ohne Apoplexie, ohne Zuckung, ohne Röcheln, ja bisweilen ohne zu erblassen, meistens sitzend, und zwar nach dem Essen, sterben oder vielleicht gar nicht sterben, sondern nur zu leben aufhören. In jedem früheren Alter stirbt man bloß an Krankheiten, also vorzeitig.« Schopenhauer selbst starb allerdings bereits mit 72.

KAPITEL 17

# Zukunft: Heile Welt?

Die Möglichkeiten, durch natürliche Behandlungsmethoden wie die Systemische Enzymtherapie die Gesundheit wiederherzustellen und erhalten zu können, klingt wie eine Vision von einer heilen Welt: Gesunde Menschen, frei von chronischen Krankheiten, leben bis in ein biblisches Alter hinein und beenden dann ihr langes und erfülltes Leben rasch und leicht.

Zehntausende hochqualifizierter Wissenschaftler arbeiten an der Verwirklichung dieses Idealzustandes. Sie haben bereits großartige Erfolge erzielt und wissen in der Theorie ziemlich genau, wie so ein gesundes und langes Leben zu erreichen ist.

Besonders beschäftigt sind damit jene Wissenschaftler, die sich dem jüngsten Zweig der Medizin widmen: der Immunologie. Denn für ein gesundes und langes Leben kann nur der Mensch selbst durch sein intaktes Abwehrsystem sorgen. Es ist das Gebiet der Medizin, auf dem zur Zeit mehr neue und die gesamte Medizin beeinflussende Erkenntnisse gewonnen werden als auf jedem anderen Gebiet. Für den Immunologen ist die Funktion des intakten Abwehrsystems abhängig von der optimalen Versorgung mit den zu jedem Lebensvorgang erforderlichen Enzymen. Das bringt die Immunologie dazu, sich mehr und mehr den Themen zuzuwenden, die in diesem Buch behandelt wurden.

Längst sind nicht alle Fragen beantwortet, nicht alle Versuche unternommen, nicht alle Probleme gelöst, nicht alle Beweise geliefert, nicht alle Möglichkeiten ausgeschöpft. Doch wir können erwarten, daß es in absehbarer Zukunft beispielsweise möglich sein wird, die chronisch entzündlichen Krankheiten unter Kontrolle zu bekommen und durch Immunstärkung viele Krebs- und Viruserkrankungen zu verhindern oder zumindest zum Stillstand zu bringen.

Gewiß ist das nicht allein durch einen zusätzlich zur medizinischen Grundversorgung konsequent genutzten Einsatz einer weiterhin perfektionierten Systemischen Enzymtherapie zu erzielen. Erforderlich ist auch die Umstellung auf eine gesunde Lebensweise – von der Ernährung über den Verzicht auf Nikotin und andere Gifte bis zu ausreichender körperlicher Betätigung – und eine Verringerung der Umweltbelastung. Voraussetzung ist außerdem, alle schützenden Maßnahmen bereits vorbeugend zu ergreifen, wenigstens im Frühstadium der Erkrankung.

Wir nähern uns so einem Idealzustand: Die wichtigsten Gefäßerkrankungen verschwinden weitgehend – die Arteriosklerose, die Venenentzündungen, die Thrombosen und Embolien sowie die koronaren Herzerkrankungen, die Durchblutungsstörungen des Gehirns, der Lungen, der Nieren, der Leber und andere Krankheiten.

Es gäbe dann kaum noch senile, geistig verwirrte, desorientierte, gehbehinderte oder nach wenigen Schritten schmerzgeplagte ältere Menschen. Sie würden besser sehen und hören, wären körperlich und geistig fit, beweglich und aktiv bis in das neunte Lebensjahrzehnt.

Die Enzyme verhindern Ablagerungen in den Gefäßen und im Gewebe und verhelfen zu einer gewaltigen Verbesserung der Lebensqualität und einer deutlichen Verlängerung der Lebenszeit. Schon jetzt hat sich die Enzymtherapie in der Behandlung von stumpfen Verletzungen und Zerrungen, Schmerzen, Hämatomen und Ödemen bewiesen. Sie hat einen günstigen Einfluß auf die meisten chronisch entzündlichen Krankheiten und kann auf mehrfache Weise bei allen Krebs- und Viruserkrankungen wirkungsvoll eingesetzt werden.

Wer sich mit der Erforschung der Enzymwirkungen intensiv beschäftigt, weiß, daß dies erst der Anfang ist. Die deutliche Beherrschung der meisten chronisch entzündlichen und degenerativen Krankheiten durch einen weiterhin optimierten Einsatz oraler Enzymgemische ist keine Utopie, da es bald noch besser als heute möglich sein wird, das Immunsystem auf diese Weise in seiner Funktion abzusichern. So können nicht nur die zahlreichen Krankheiten, die in Verbindung mit gestörten Abwehrmechanismen entstehen, wirksam behandelt, sondern auch ihre Entstehung bereits weitgehend verhindert werden.

Die Zukunft der Enzymtherapie steht in engem Zusammenhang mit der weitgehenden Enträtselung des Immunsystems. Täglich neue Erkenntnisse und deren Veröffentlichung auf dem Gebiet der Immunologie führen zu neuen Konsequenzen in der Medizin: Bereits nach einem Monat können sie ergänzungsbedürftig sein, um dem neuesten Stand der Wissenschaft zu entsprechen.

Die Geschwindigkeit, in der das Wissen über die Möglichkeiten der Enzymtherapie anwächst, ist wirklich atemberaubend. Die Umsetzung, die zur Gesundung von Millionen vielfach völlig unnötig leidender Menschen beitragen kann, vollzieht sich dagegen erschreckend langsam.

Alles muß geschehen, damit diese Chance zu deren Gesundung genutzt wird. Wie es zu Beginn des Buches bereits hieß: Wir können es uns nicht leisten, dazusitzen und abzuwarten. Man kann nicht leidende Menschen, denen bereits jetzt geholfen werden kann, auf die Zukunft vertrösten.

# Anhang

## Glossar fachmedizinischer Ausdrücke

*Adhäsionsmoleküle*

Sei es bei der Immunabwehr, sei es bei lokalen entzündlichen Prozessen: Immunzellen sammeln sich am Ort des Geschehens und verständigen sich. Erst vor wenigen Jahren erkannte man, daß diese Ansammlung von Zellen, aber auch die Zell-zu-Zell-Kommunikation über spezielle Moleküle erfolgt, die man als die Adhäsionmoleküle bezeichnete.
Die Adhäsionsmoleküle regeln quasi wie beim Wählen einer Telefonnummer zunächst, wer mit wem kommuniziert. Das, was geschehen soll, wird dann durch Botenstoffe zwischen den beteiligten Zellen mitgeteilt, ist sozusagen das »Telefongespräch«.

*Adhäsionsmoleküle/ Metasierung CD44*

Tumorzellen können den Oberflächenmarker-CD44 tragen. Dieses Molekül ermöglicht normalerweise den Lymphozyten, im Lymphknoten anzudocken (deswegen bezeichnet man CD44 auch als »homing factor«). Tumorzellen, die CD44 tragen, können leicht im Lymphknoten metastasieren. Die Onkologen beschäftigten sich als erste mit Adhäsionmolekülen, bot sich doch hier eine Erklärung für das Phänomen der Metastasierung (dem Adhärentwerden) in ganz bestimmten Geweben.

*Adhäsionsmoleküle/ Immunantwort*

Bei immunologischen Prozessen steht der Zell-zu-Zell-Kontakt und nicht eine Adhärenz an bestimmte Gewebe im Vordergrund. Erst die Beobachtung, daß beim Entzündungsgeschehen und bei der Immunabwehr ganz definierte Adhäsionsmoleküle (besonders ICAM-1 und LFA-1) auf den beteiligten Zellen zusammenwirken, daß diese Adhäsionmoleküle häufig wiederum durch Botenstoffe induziert werden oder aber, daß der Kontakt ICAM-1/LFA-1 zur Ausschüttung von Botenstoffen führt, zeigte die Schlüsselstellung der Adhäsionsmoleküle für das immunologische Geschehen.

*Anämie* — Blutarmut: gemeinsame Bezeichnung für Krankheiten, die auf einer Verminderung des Farbstoffes der roten Blutkörperchen selbst beruhen

*Antikoagulantien* — die Blutgerinnung hemmende oder verzögernde Mittel

*Apoptose* — Man bezeichnet die Apoptose als kontrollierten Zelltod, ein derzeit intensiv untersuchtes Phänomen. Dabei ist »Zelltod« eine eher unglückliche Bezeichnung.
Bei der Embryonalentwicklung sind z. B. die Finger zunächst noch durch Gewebe verbunden, das dann apoptotisch eingeschmolzen wird. Die ursprünglichen Zellen »verschwinden« zwar individuell, aber sie sterben nicht ab, sondern werden sehr kontrolliert in kleinere Bausteine zerlegt, die weiterverwendet werden. Dabei entstehen auch keine Abfallprodukte zerstörter Zellen.
Die Apoptose spielt eine große Rolle bei der Entfernung falsch programmierter Abwehrzellen (die etwa den Körper angreifen würden) und der Entfernung erkannter Tumorzellen oder besser von Zellen, die zu Tumorzellen werden würden.
Zellen, die zu Tumorzellen wurden, sind teils nicht als fremd erkannt worden, erhielten den

Befehl zur Apoptose nicht (z. B. Mangel an tumorzidalem TNF-β), oder aber es fehlt ihnen der Schalter (Rezeptor), um den Befehl zur Apoptose zu empfangen.

*Arteriosklerose* — Arterienverkalkung: häufigste Arterienerkrankung durch fortschreitende Entartung arterieller Blutgefäße mit Veränderung (Verhärtung) der Gefäßwand

*Bechterew* — siehe Morbus Bechterew

*Botenstoffe; Zytokine* — Die Verständigung von Immunzellen und Zellen, die entzündliches Geschehen steuern, usw. erfolgt durch Botenstoffe oder Zytokine. Die bekanntesten sind Interleukine, Interferone, TNF oder Wachstumsfaktoren wie TGF-β. Die meisten dieser Botenstoffe wirken nur im unmittelbaren Zell-zu-Zell-Kontakt. Die Adhäsionsmoleküle sorgen dabei dafür, daß der erforderliche räumliche Kontakt zustande kommt.

Welche Wirkung so ein Botenstoff verursacht, ist je nach Situation, Zeitpunkt und beteiligten Zellen unterschiedlich. Botenstoffe regen die Bildung von Adhäsionsmolekülen an – Zellen treten in Kontakt, und es werden wiederum andere Botenstoffe ausgeschüttet usw.

Das ist einer der Gründe, welche eine Therapie mit Botenstoffen wie Interferon so erschweren. Zum einen werden sie nur lokal benötigt, und dann stellt sich noch die Frage, wann welcher Botenstoff wirkt.

*CD Cluster of differentiation; Basis für beispielsweise die Differenzierung in* — In zahlreichen Experimenten hatte man seit den 70er Jahren herausgefunden, daß die am Immungeschehen beteiligten Zellen ganz bestimmte Oberflächenmoleküle

*CD4, CD8 tragenden Lymphozyten* besitzen. Teilweise kennzeichnen diese einzelne Zellpopulationen, teilweise zeigen sie Aktivierungs- oder Reifestadien an. Jede Arbeitsgruppe wählte dafür zunächst vorläufige Namen, die sich aus dem Experiment ergaben. Die WHO vergab auf mehreren Konferenzen nach einem Schema (cluster of differentiation) einheitliche »CD«-Nummern für diese Moleküle.

*Circulus vitiosus* – Teufelskreis, bei dem sich mehrere Störungen gegenseitig ungünstig beeinflussen

*Colitis ulcerosa* – chronische Schleimhautentzündung des Dickdarms mit geschwürigen Zerstörungen der Darmwand

*Doppelblindstudie* – Wirkungsprüfung eines Mittels, wobei weder die Versuchsperson noch der Arzt und der Versuchshelfer erfahren, ob das verabreichte Mittel echt oder ein Plazebo (Scheinpräparat) ist

*Embolie* – plötzlicher Verschluß eines Blutgefäßes durch einen Blutpfropf

*Exsudat* – Flüssigkeit, die bei einer Entzündung aus betroffenen Gefäßen austreten kann

*Fibrinolyse* – durch eiweißspaltende Enzyme erfolgende Auflösung des zur Blutgerinnung gebildeten Blutfaserstoffes Fibrin

*Hämodialyse* – Blutwäsche: künstliche, die Nierenfunktion ersetzende Entfernung von Stoffwechselschlacken und Giften, meist über die »künstliche Niere«

*Hämophilie* – Bluterkrankheit: erblicher, genetischer Schaden, der zur Hemmung der Blutgerinnung führt

*ICAM-1 / LFA-1* — Auf einen entzündungsauslösenden Reiz hin erscheint auf Endothelzellen (das Endothel ist die innere Schicht der Gefäße) das Adhäsionsmolekül ICAM-1 (**i**nter**c**elluläres **A**dhäsions**m**olekül 1). Weiße Blutzellen wie Makrophagen, Lymphozyten usw. docken über das Adhäsionsmolekül LFA-1 (**L**eukozyten**f**unktions**a**ntigen-1) an. Diesem Paar von Adhäsionsmolekülen kommt eine Schlüsselstellung bei der Auslösung von Entzündungen und bei der Antigenerkennung zu.

*Immunkomplex* — Verbindung von körperfeindlichen Antigenen mit den zur Abwehr dieser Antigene gebildeten Antikörpern, die bei fehlender Auflösung krankheitserregende Reaktionen hervorrufen kann

*Immunsuppressiva* — Medikamente zur künstlichen Unterdrückung der natürlichen Abwehrkräfte des Organismus

*infundieren* — Zufuhr von Flüssigkeiten, meist durch die Venen, in den Organismus

*Klonen* — Vermehrung genetisch einheitlicher Nachkommen einer Mutterzelle

*Lungenfibrose* — krankhafte Bindegewebsvermehrung in der Lunge, die zur Einschränkung der Organfunktion führt

*Lupus erythematodes* — durch nichtaufgelöste Immunkomplexe entstandene Gefäßentzündung, die besonders zu Veränderungen der Haut, aber auch von Gelenken und inneren Organen führt

*Lymphödem* — Ansammlung von Gewebsflüssigkeit, die aus chronisch gestörten und dadurch gestauten und entzündeten Lymphgefäßen austritt

*Lymphopherese* — künstliche Ableitung (Dränage) über den Hauptlymphstamm des Körpers (Brustmilchgang oder Ductus thoracicus), die unter anderem den Entzug von Lymphozyten ermöglicht

*$\alpha_2$-Makroglobulin / aktiviertes $\alpha_2$-Makroglobulin* — Um Bakterien abzutöten, Schadstoffe abzubauen, aber auch für Reparaturen schüttet der Körper eiweißabbauende Enzyme, Proteasen aus. Deren Aktivität muß streng reguliert werden. Zum einen schwimmen solche Proteasen als inaktive Vorstufen im Blut und werden nur bei Bedarf durch spezielle Signalstoffe aktiviert (so bei der Blutgerinnung oder der entgegengesetzten Fibrinolyse).

Einmal aktiviert, müssen die Enzyme auch wieder gebremst werden und dazu gibt es sogenannte Inhibitoren. Einer der wichtigsten dieser Inhibitoren ist das $\alpha_2$-Makroglobulin. Das $\alpha_2$-Makroglobulin ist weitaus mehr als nur ein Inhibitor. Die Enzyme werden auf einen bestimmten Reiz (bakterielle Infektion, Entzündung) hin ausgeschüttet und binden sich nach einiger Zeit an das $\alpha_2$-Makroglobulin, das sich dabei zum aktivierten $\alpha_2$-Makroglobulin umwandelt. Dieses aktivierte $\alpha_2$-Makroglobulin ist dann selbst ein Alarmstoff und leitet Zellaktivierung, Differenzierung von Abwehrzellen usw. in die Wege. Zusätzlich ist es in der Lage, bei einer Entzündung im Überschuß ausgeschüttete Botenstoffe abzufangen und ihrer Elimination zuzuführen. Es ist einer der Regulatoren von Entzündung, Immungeschehen usw. Eine ganz besondere Rolle spielt das $\alpha_2$-Makroglobulin bei der Entfernung von zuviel gebildetem TGF-β.

*Makrophagen* Das sind unspezifische Abwehrzellen, Freßzellen, die sozusagen die Streifenpolizisten des Körpers darstellen. Tatsächlich tragen sie die Hauptlast aller Art von Immunabwehr, Tumorüberwachung usw. Das ist genauso, wie in unserem Alltag, wo die Geheimpolizei und Kripo selten eine Rolle spielen, wir aber häufig den Streifenpolizisten benötigen. Nicht nur unerwünscht beim Falschparken, sondern auch bei Unfällen, Diebstahl, lärmenden Nachbarn – kurzum für alle Routinefälle. Erst wenn es kritisch wird, werden die Spezialisten (Landeskriminalamt o. a.) hinzugezogen. Bei der Immunabwehr sind es die Makrophagen, die entweder die Sache selbst in den Griff bekommen oder aber die Zellen der spezifischen Abwehr hinzuziehen. Die Makrophagen erscheinen nicht, wie man früher dachte, am Schluß der Immunabwehr nur noch als Freßzellen, sondern stehen von Anfang an im Zentrum und steuern dann als »antigenpräsentierende Zellen« (sie erstellen und verteilen sozusagen die Fahndungsbilder) das Abwehrgeschehen.

*Matrixproteine* Zwischen den Zellen von Geweben befinden sich meist faserartige Moleküle, die man als extrazelluläre Matrix bezeichnet. Sie glätten den Übergang von Zelle zu Zelle, stellen sozusagen den Mörtel zwischen den Zellbausteinen dar. Die Bildung und der Abbau von Matrixproteinen steht normalerweise in einem Gleichgewicht. Durch ein Zuviel an TGF-β überwiegt die Neubildung von Matrix; diese verklebt dabei unkontrolliert, und es kann zur Fibrosierung des Gewebes kommen.

*Morbus Bechterew* chronische, entzündliche, immunkomplexbedingte Krankheit der Wirbelsäulengelenke, der Bandscheiben und wirbelsäulennahen Gelenke

*Morbus Crohn* meist schubweise chronisch verlaufende Entzündung des Dünndarms als Folge immunkomplexbedingter Lymphstauung

| | |
|---|---|
| *multizentrische Studie* | Studie, die zur Klärung des gleichen Sachverhaltes gleichzeitig in mehreren Arztpraxen und/oder Kliniken durchgeführt wird |
| *Mutation* | sprunghafte Änderung der Struktur und Wirkung eines oder mehrerer Erbfaktoren, die danach bestehen bleibt |
| *oral* | durch den Mund, hier im Sinne der Einnahme von Medikamenten |
| *Pankreatitis* | akute oder chronische Entzündung der Bauchspeicheldrüse |
| *Phlebitis* | Entzündung eines Venengefäßes mit unterschiedlicher Beteiligung der Gefäßwand |
| *Photosynthese* | die Herstellung energiereicher Verbindungen durch Umsetzung von Licht in chemische Energie |
| *Plasmapherese* | nach Blutentnahme erfolgende Abtrennung des flüssigen Plasmas von den festen Bestandteilen des Blutes, die dann mit Fremdplasma oder Kochsalz wieder in den Blutkreislauf gebracht werden |
| *Rebound-Effekt* | überschießende Produktion und Ausschüttung bestimmter körpereigener Stoffe (z. B. Hormone) nach Beendigung einer Unterdrückung der Funktion dieser Stoffe |
| *SLE* | systemischer Lupus erythematodes, siehe Lupus erythematodes |
| *systemisch* | die systemische Wirkung ist die ein Organsystem oder auch den Gesamtorganismus betreffende Wirkung |
| *TGF-β* | Transforming-growth-factor-beta oder TGF-β. Nach seiner Aufgabe müßte er eigentlich |

Wundheilungsfaktor 1 heißen. TGF-β wird von allen Geweben gebildet und ist als latenter Faktor ständig vorhanden. Kommt es zu Verletzung und Gewebsschädigung, regt der TGF-β Zellen zur Bildung von sogenannten Matrixproteinen an. Gleichzeitig werden weniger abbauende Proteasen gebildet und vermehrt Proteaseinhibitoren. Das ganze Gleichgewicht verschiebt sich in Richtung der Bildung von mehr Matrixmaterial bzw. einem Zuviel an Matrixmaterial. Es kommt zur Fibrosierung und Sklerosierung (Lungenfibrose, Lebersklerose, Arteriosklerose usw). TGF-β wird an aktiviertes $\alpha_2$-Makroglobulin gebunden und dabei rasch aus dem Kreislauf entfernt.

*TNF-α* Tumor-Nekrose-Faktor-alpha (TNF-α). Dieser Botenstoff kann u. a. das Absterben von Tumorzellen bewirken, daher der Name. TNF-α spielt eine entscheidende Rolle bei der Abwehr gramnegativer Bakterien. TNF-α hat aber vielfältige Funktionen und ist auch am Entzündungsgeschehen usw. beteiligt, wobei es dabei wiederum Immunzellen zur Ausschüttung entzündungsfördernder Botenstoffe anregt (es vermittelt sozusagen die Botschaft »Ich bekämpfe gerade Bakterien, bitte helft mir«).

*Thrombose* teilweiser oder völliger Verschluß eines Blutgefäßes durch einen ortsständigen Blutpfropf (Thrombus)

*Thrombozytenaggregation* in zwei Phasen ablaufende Zusammenballung der Blutplättchen (Thrombozyten), die bei der Blutgerinnung und auch der Bildung von Thromben eine wichtige Rolle spielt

*Thrombozytenaktivierung* Die Thrombozytenaktivierung erfolgt durch einen von der aktivierten Zelle dafür abgegebenen Faktor, der die Blutplättchen zur Abgabe von bestimmten Eiweißen und zum Teil auch zur Zusammenballung (Thrombozytenaggregation) veranlaßt.

*Toxoplasmose* — durch meist von Tieren auf Menschen übertragene Parasiten verursachte, angeborene oder erworbene Infektionskrankheit

*Traumatologie* — die Lehre von der Entstehung, Verhütung und Behandlung von Verletzungen

*Vaskulitis* — allgemeine Bezeichnung für Gefäßentzündungen aller Art

*Wachstumsfaktoren* — Diese Gruppe von Botenstoffen spielen zunächst bei der Heranreifung des Organismus und später bei der Wundheilung und Zellerneuerung eine entscheidende Rolle. Bei solchen Reparaturprozessen werden nach und nach verschiedene Wachstumsfaktoren ausgeschüttet. So, wie wir beim Hausbau auch nacheinander Maurer, Dachdecker, Installateur, Elektriker und Maler benötigen.

Die Wachstumsfaktoren regen zum einen noch undifferenzierte Zellen (Fibroblasten) dazu an, in das beschädigte Gewebe einzuwandern und sich dort in die benötigten Zellen zu differenzieren, wie etwa in Endothelzellen usw.

Wachstumsfaktoren wirken aber auch auf die Ablesung der Erbinformation ihrer Zielzellen (sie binden an spezielle Fängermoleküle, Rezeptoren) und führen so dazu, daß durch diese Zellen entweder bestimmte Moleküle (Matrixmoleküle, Inhibitoren) gebildet werden oder die Bildung anderer Moleküle abgeschaltet wird (Proteasen).

# Literaturverzeichnis

*Cernaj, I., Cernaj, J.:* Gesund und schön durch Enzyme. Südwest Verlag, München (1995)

*Dittmar, F. W., Loch, E.-G., Wiesenauer, M.:* Naturheilverfahren in der Frauenheilkunde und Geburtshilfe, 2. Auflage. Hippokrates Verlag, Stuttgart (1998)

*Gräfenstein, K.:* Klinische Rheumatologie, 3. Auflage. ecomed Verlag, Landsberg (1997)

*Gräfenstein, K.:* Rheuma. Falken Verlag, Niedernhausen (1996)

*Gräfenstein, K.:* Therapie rheumatischer Erkrankungen. ecomed Verlag, Landsberg (1996)

*Heidland, A., Sebekova, K., Paczek, L., Teschner, M., Dämmrich J., Gaciong Z.:* Renal fibrosis: Role of impaired proteolysis and potential therapeutic strategies. Kidney int. 52 (1997)

*Klaschka, F.:* Neue Perspektiven in der Tumortherapie. Forum Medizin Verlag, Gräfelfing (1996)

*Klein, G., Kullich, W., Schwann, H.:* Doppelblinde, randomisierte Einjahresstudie zur Wirksamkeit und Verträglichkeit von oralen Enzymen versus Gold bei Patienten mit chronischer Polyarthritis. CliniCum 3/Suppl (1995)

*Kunze, R.:* Die Moleküle der Immunglobulin-Superfamilie – ein zentraler Angriffspunkt der Enzymtherapie. In: Immunologie im Spannungsfeld individueller Disposition und Exposition: Beiträge zum XII. Kumpfmühler Symposium 1991. Forum Medizin Verlag, Gräfelfing (1992)

*Lehmann, P. V.:* Beeinflussung der autoimmunen T-Zell-Antwort durch hydrolytische Enzyme. Forum Immunologie (1995)

*Lehmann, P. V.:* Immunomodulation by proteolytic enzymes. Nephrol. Dial. Transplant. 11, 953–955 (1996)

*Mertin, J., Stauder, G. and the ESEMS Working Group:* Use of oral enzymes in multiple sclerosis patients. Int. N. Tiss. Reac. 19, 95 (1997)

*Milz, F., Pollman, A., Schirmer, K.-P., Wiesenauer, M.:* Naturheilverfahren bei orthopädischen Erkrankungen. Hippokrates Verlag, Stuttgart (1998)

*Neuhofer, C.:* Multiple Sklerose. Falken Verlag, Niedernhausen (1996)

*Paczek, L., Gaciong, Z., Bartlomiejczk, I.,Czyzyk, A., Heidland, A:.* Beneficial effect of Proteases on TGF-beta production in glomeruli from Streptozotocin induces Diabetes Mellitus in rats. Int. J. Tiss. Reac. 19 (1997)

*Vollmer, H.:* Enzyme für die Frau. Verlag Sport und Gesundheit, Berlin (1995)

*Wiest-Ladenburger, U., Richter, W., Manfras, B., Moeller, P. Boehm, B. O.:* Protease Treatment delays diabetes onset in NOD Mice. Int. J. Tiss. Reac. 19, 89 (1997)

*Wrba, H.:* Krebstherapie mit proteolytischen Enzymen. In: Wrba, H. (edit.): Kombinierte Tumortherapie. Hippokrates Verlag, Stuttgart (1995)

*Wrba, H., Kleine, M. W., Miehlke, K., Dittmar, F. W., Weissenbacher, R. E. (Hrsg.):* Systemische Enzymtherapie. MMV Medizin Verlag, München (1996)

*Wrba, H., Pecher, O.:* Enzyme – Wirkstoffe der Zukunft. ecomed Verlag, Landsberg (1998)

# Register